Trastornos de ansiedad y depresión

SANT100PO Sanidad

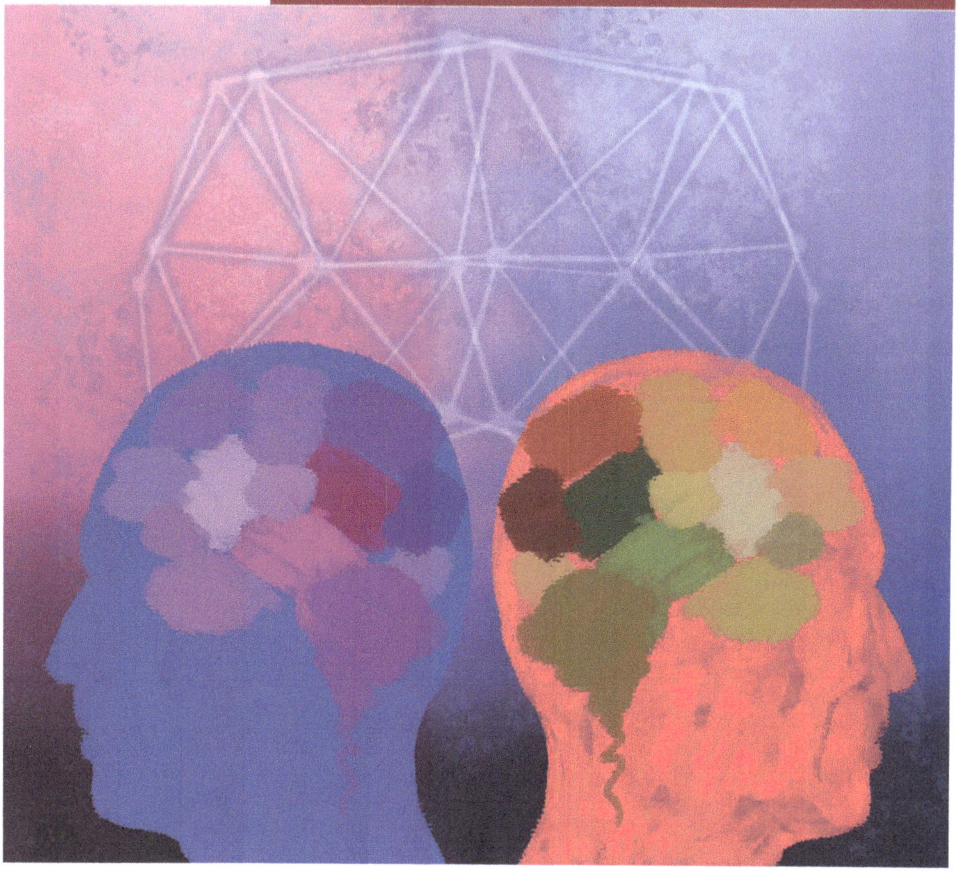

EF/SANT100PO/SEPT/25

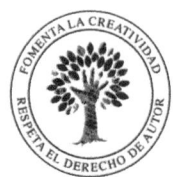

Anagrama «LUCHA CONTRA LA PIRATERÍA», propiedad de Unión Internacional de Escritores.

Consejo de redacción

Sara Monge Pascual
Noelia Berlanga Sánchez

Maquetación

Verónica Seoane López

Ilustración de cubierta

Ignacio Velasco Marugán

© Centro de Estudios ADAMS. Ediciones Valbuena
C/ Narciso Serra, 14
28007 Madrid
adamsediciones@adams.es
www.adams.es

ISBN: 978-84-1116-900-4
Depósito legal: M-20513-2025
Editado en septiembre de 2025
Imprime: Ediciones Valbuena, S.A.
Impreso en España. Printed in Spain

PRESENTACIÓN

Comprometidos por ofrecer una propuesta formativa ajustada a las necesidades de la sociedad y del mercado de trabajo, Ediciones Valbuena presenta este manual para la Especialidad formativa de **Trastornos de ansiedad y depresión**, perteneciente a la Familia profesional de **Sanidad.**

Esta **Especialidad Formativa**, con una duración asociada de 100 horas, se integra en el Catálogo de especialidades con el código SANT100PO.

En la elaboración de los contenidos hemos pretendido garantizar la **adquisición, mejora y actualización de las competencias profesionales** requeridas en el mercado laboral, así como fomentar el **aprendizaje**.

En nuestra página web **www.adams.es** estarás al día de todo en cuanto a información sobre cursos, productos y servicios se refiere, además tendrás la opción de dirigirnos cualquier consulta o sugerencia a través de **adams@adams.es**

Esperando haber cumplido el objetivo propuesto, te expresamos nuestros mejores deseos de éxito.

Ediciones Valbuena

ÍNDICE

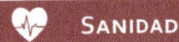
Test de Unidades

ICONOS DE INFORMACIÓN

Recuerda

Definición

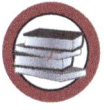

Ejemplo

Nota

Importante

Más información

Resumen

Lectura recomendada

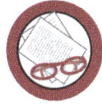

Vocabulario

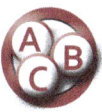

Audios

Actividad

Marco legal

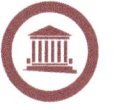

UNIDAD DIDÁCTICA 1

Evolución histórica y causas de la depresión. Definición y tipos de depresión

Contenido & Objetivos

Introducción

1. **Evolución histórica**

2. **Sistemas de clasificación de los trastornos mentales**

3. **Concepto y tipos de depresión**

Los **objetivos** de esta unidad son:

1. Conocer la historia de la depresión, las denominaciones que ha tenido a lo largo del tiempo y las causas a las que se ha hecho referencia.

2. Descubrir algunos de los autores más relevantes en el estudio de la depresión.

3. Entender las teorías más recientes y sus planteamientos acerca del origen y las causas de la depresión.

4. Aprender qué se entiende por depresión en la actualidad.

5. Saber cuáles son los diferentes tipos de depresión.

6. Aprender sobre los tipos de instrumentos diagnósticos existentes.

7. Conocer las clasificaciones diagnósticas más relevantes de la actualidad.

Introducción

El estudio de la depresión ha estado presente desde el tiempo de los antiguos griegos y romanos. A lo largo de los años ha recibido diferentes nombres y su origen ha sido atribuido a múltiples factores y explicado en base a creencias diversas.

Hoy por hoy, disponemos de distintas teorías que ponen el foco en diferentes aspectos del individuo, pero existe un consenso bastante amplio en cuanto a qué es la depresión y los síntomas y signos característicos de cada tipo de depresión.

A lo largo de esta unidad estudiaremos cómo el concepto de depresión y su fundamentación han ido variando a lo largo de los siglos, así como las perspectivas actuales y los sistemas de clasificación utilizados mayoritariamente en el presente.

1.   Evolución histórica

1.1.   Edad Antigua

Desde el inicio de los tiempos el ser humano ha sido aquejado de enfermedades, tanto físicas como mentales, las cuales ha tratado de entender, evaluar y tratar.

Ya entorno al **400 a. C.**, pensadores como Hipócrates se sintieron atraídos por el estudio de estos menesteres. Realizó descripciones de algunos trastornos o desórdenes mentales tales como la depresión posparto, los delirios producidos por algunas infecciones de la época, como la tuberculosis, problemas de memoria promovidos por enfermedades como la disentería o episodios epilépticos. Así, y considerando que la raíz de estos problemas y del razonamiento en sí mismo se hallaban en el cerebro, elaboró una primera clasificación de lo que hoy conocemos como enfermedades mentales, entre las que se incluía la epilepsia, la manía, la melancolía o la paranoia.

Como vemos, el término utilizado para la depresión era, por aquel entonces, el de "melancolía", proveniente del griego y que significa "bilis negra", siguiendo la teoría basada en el desequilibrio entre los humores del cuerpo propuesta por él mismo. Según este planteamiento, cualquier enfermedad o cambio de comportamiento se basaba o estaba determinado por la fluctuación de cuatro líquidos corporales denominados "humores": la sangre, la flema, la bilis negra y la bilis amarilla. El exceso de sangre propiciaba conductas hiperactivas, que es lo que actualmente entendemos como manía. Por su parte, el exceso de bilis negra determinaba actitudes apáticas y sentimientos de tristeza, y de este modo "bilis negra" o "melancolía" se convirtió en sinónimo de tristeza.

Desarrollando esta idea, Hipócrates consideraba que los dos elementos determinantes de la melancolía eran el temor y la tristeza, que interactúan de la siguiente manera: la tristeza generaría odio hacia los elementos externos, que a su vez provocaría sentimientos de miedo hacia el exterior. También pensaba que existía una estrecha relación entre la melancolía y la epilepsia, considerando que ambas eran consecuencia de la misma enfermedad y que lo que las diferenciaba es si la enfermedad atacaba el cuerpo (epilepsia) o al espíritu (melancolía).

Siguiendo esta teoría, el cuerpo se hallaba en "crasis" cuando los cuatro humores se hallaban en equilibrio, y en "crisis" cuando debían eliminarse dichos humores, proceso que se producía a través de mecanismos fisiológicos tales como el sudor, los vómitos, la orina o las heces. La función del médico en tales casos era averiguar el momento óptimo para la eliminación de tales humores con el fin de ayudar al paciente a su eliminación.

Partiendo de este concepto surgió otro término, también en el pueblo romano, debido a que llamaban a esta bilis negra "atra bilis" o bilis oscura, expresión originaria de la palabra "atrabiliario" que no significa otra cosa que "que tiene mal carácter y se irrita con facilidad" (acepción recogida por la Real Academia de la Lengua).

Uno de los más importantes médicos del pueblo romano del **siglo I**, Areteo de Capadocia, también hizo referencia a la melancolía, en este caso definiéndola como una frialdad del ánimo, la obsesión del pensamiento y la tendencia hacia la tristeza y la pena.

Uno de sus contemporáneos, Celso, proponía técnicas para su tratamiento tales como el entretenimiento a través de cuentos o juegos, viajar a lugares desconocidos y, en un plano más farmacológico, realizar sangrías o purgas estomacales.

La escuela metodista y Sorano de Éfeso, en concreto, también describió en el siglo I la melancolía, considerándola consecuencia de un organismo demasiado fluido y laxo. Sorano desechaba la teoría de los humores y, en cambio, creía que el origen de esta dolencia se encontraba en el estómago.

Otro de los detractores de la teoría humoral fue Rufo de Éfeso, representante de la escuela neumática. Estos consideraban la vida del ser humano como un flujo constante de partículas en constante movimiento. Postulan una diferenciación entre melancolías congénitas y adquiridas, además de aportar una descripción de lo que consideraban era el aspecto de una persona melancólica: ojos saltones, labios finos, piel oscura y exceso de vello corporal. También plantean otro tipo de melancolía que denominan de los hipocondrios o hipocondría, originada en un exceso de pensamiento. Los seguidores de esta postura seguían vinculando la melancolía con el aparato digestivo y afirmaban que la dolencia era menor en invierno, ya que la digestión era mejor en esa época del año.

Pero no todos abandonaron la teoría humoral. Areteo de Capadocia, representante de la escuela ecléctica, continuó defendiendo esta teoría y aportó un nuevo término, la "melancolía amorosa". También estableció una relación entre la melancolía y su opuesto, la manía.

En el **siglo II d. C.** las ideas de Hipócrates siguen presentes en grandes médicos romanos como Claudio Galeno de Pérgamo, incidiendo de nuevo en la relación con el miedo y la tristeza.

1.2. Edad Media

Durante la Edad Media se mantiene bastante la teoría humoral, pero el cristianismo influye mucho en la interpretación y concepción de la enfermedad, por lo que vamos a encontrar nuevas líneas de pensamiento. En esta época, tres culturas son las más influyentes en cuanto al estudio que nos ocupa: el Imperio de Bizancio, heredero del Imperio Romano de Oriente, el mundo islámico y la Europa occidental, muy influenciada por la religión cristiana.

Dentro del **Imperio de Bizancio**, Oribasio de Pérgamo recoge nuevamente las teorías de Hipócrates y establece como base de la melancolía el miedo y la tristeza. Este médico, siguiendo las ideas de Rufo de Éfeso, plantea la idea de que el mejor tratamiento para aliviar la depresión no es otro que el coito, al ayudar al paciente a eliminar pensamientos obsesivos y aplacar las pasiones desmedidas.

Alejandro de Tralles la incluye dentro de un abanico mayor de locuras, pero también se apoya en la idea de los humores, si bien plantea diversas opciones que pueden desencadenar en melancolía, a saber: el exceso de sangre provocaría la ascensión de vapores al cerebro; la obstrucción del flujo sanguíneo determinaría la obstrucción en el cerebro; la transformación de la sangre provocaría un excedente de bilis negra que igualmente generaría vapores hacia el cerebro.

Por su parte, Pablo de Egina realiza una distinción interesante para la época diferenciando la melancolía de la posesión demoníaca. A su parecer, las personas aquejadas de melancolía sufrían un trastorno del intelecto caracterizado por sentimientos de miedo, desesperación y misantropía. También tendría un papel relevante la idea de la muerte, ansiada para algunos de los pacientes, pero temida para otros. Asimismo, consideraba que otras de las manifestaciones eran la risa o el llanto desconsolado. La malinterpretación de los síntomas con la posesión demoníaca venía determinada por que algunos de estos sujetos se sentían impelidos por instancias superiores o se creían capaces de vislumbrar el futuro gracias a la acción divina.

En el contexto de la **medicina árabe medieval** nos encontramos con Ishaq Ibn Imran que, en el siglo X, escribe su *Tratado de la melancolía*. En él plantea que las personas que la sufren presentan angustia y soledad, como consecuencia de una idea irreal, y hace referencia a síntomas como la pérdida de peso y el sueño. La raíz de la melancolía se encontraría, según sus creencias, en sentimientos como el miedo, el aburrimiento o la ira. Siguiendo esta idea, establece una distinción entre tristeza, ansiedad, angustia, trastornos psicosomáticos y somatopsíquicos. Para su tratamiento postula tanto intervenciones ambientales fundamentadas especialmente en la psicoterapia, como farmacéuticas. A pesar de que mantiene la concepción establecida por la teoría humoral, aporta ideas nuevas al plantear que determinadas acciones propias de la razón como el pensamiento arduo, el recuerdo o las fantasías pueden ser la causa de que el alma se vea atrapada por la melancolía, tal y como les ocurre a los enamorados, los sibaritas o los eruditos que leen demasiado.

En Bagdad nos encontramos con uno de los primeros hospitales en poseer una sección dedicada a los enfermos mentales. Su médico jefe, Al-Razi, hablaba acerca de la importancia de realizar una valoración psicológica de los pacientes como parte de su valoración global. Sus recomendaciones de tratamiento pasaban por la idea de realizar trabajos que evitaran la ociosidad y las conversaciones con personas racionales que les mostraran lo injustificado de sus preocupaciones.

En la zona de **Europa occidental**, Constantino el Africano, de la Escuela Médica Salernitana, fue el encargado de traducir la obra de Ishaq Ibn Imran. Constantino defiende la idea de que la melancolía es capaz de afligir el espíritu con más fuerza que otras enfermedades físicas. Distingue varios tipos en función de su ubicación corporal: la hipocondría, por ejemplo, estaría anclada en la boca del estómago, mientras que otras quedarían asociadas a alguna zona profunda del cerebro. Siguiendo nuevamente la línea de pensamiento de Hipócrates, todo esto acabaría traducido en temor y tristeza. En este caso la tristeza se va a entender como la pérdida de aquello que se ama. Afirmaba, pues que "cuando los efluvios de la bilis negra suben al cerebro y al lugar de la mente, oscurecen su luz, la perturban y sumergen, impidiéndole que comprenda lo que solía comprender, y que es menester que comprenda. A partir de lo cual la desconfianza se vuelve tan mala que se imagina lo que no debe ser imaginado y hace temer al corazón cosas temibles. Todo el cuerpo es afectado por estas pasiones, pues necesariamente el cuerpo sigue al alma. Por consiguiente, se padece vigilia, malicia, demacración, alteración de las virtudes naturales, que no se comportan según lo que solían, mientras estaban sanas". Los remedios eran ciertas pócimas y jarabes.

Como hemos comentado antes, la religión está muy presente en esta época, y consideraba la melancolía como un "demonio" con una significación de tentación o pecado. En este sentido aparecieron nuevos términos como la apatía o la desidia. San Isidoro de Sevilla determinó las consecuencias que tenían la tristeza y la desidia. En el primer caso, aparecerían sentimientos de rencor, pusilanimidad, amargura y desesperación. Por su parte, la desidia (o acedia) se manifestaría a través de la ociosidad, la somnolencia, la indiscreción, el desasosiego, la inestabilidad, la verborrea y la curiosidad. En todos los casos, la religión apunta a la unión de esta desidia con la falta de diligencia del paciente.

1.3. Edad Moderna

En esta época tampoco se pierde de vista la idea de la desproporción de bilis negra en los pacientes melancólicos, si bien se asocia esta condición con una especial capacidad artística y creativa, por lo que se pensaba que podía ser utilizada para inducir al sujeto hacia la filosofía o la poesía.

Es en 1621, gracias a la obra *La anatomía de la melancolía*, de **Robert Burton**, cuando la depresión deja de considerarse una consecuencia de la bilis negra. Según este autor, el origen estaría en el desbordamiento de pasiones relacionadas con la comprensión, la intención, la ideación violenta, la vergüenza, el miedo o el infortunio. Así, la causa puede provenir de ámbitos tan distintos como el amor, la religión, las estrellas o el mero aburrimiento. La localización física se encontraría en la cabeza, el cuerpo o los hipocondrios. La propuesta de intervención o tratamiento se basa precisamente en el cambio o rectificación de estos sentimientos a través de medidas como la conversación con personas allegadas, cambios en los hábitos de vida cotidianos, divertirse o escuchar música. Es interesante observar que se vuelve a incidir no solo sobre los aspectos más físicos o fisiológicos, sino que toma relevancia el ambiente y los aspectos sociales como variables influyentes en la salud mental y capaces de mejorar condiciones clínicas adversas.

También el médico **Thomas Willis** rechazó la teoría humoral, indicando como causa procesos químicos del cerebro o del corazón. Siguiendo esta idea, define cuatro tipos diferentes de melancolía que dependen de alteraciones en cuatro lugares diferentes del cuerpo, a saber: el cerebro, el bazo, el cuerpo en su totalidad o el útero. A esta última la denominó "melancolía histérica". Como añadido a la ya teoría clásica de su fundamentación en el miedo y la tristeza, añade la idea de "afectación de la conciencia" en contraposición con la idea de afectación de la conducta.

Por su parte, **A. Pitcairn** achacaba la melancolía a la aparición de pensamientos confusos y delirios que tenían su origen en el desequilibrio del flujo sanguíneo en el organismo.

Con el descubrimiento de la electricidad, los experimentos y teorías dan un giro y estudiosos como **William Cullen**, que seguía a su vez los preceptos de Newton, planteó que la causa última podría ser un estado de menor energía cerebral o "anergia". Desarrolló una extensa clasificación de enfermedades, incluyendo la melancolía dentro de las enfermedades nerviosas. Es en esta época cuando se da por finalizada la idea de la teoría humoral como fundamentación de la depresión.

Ahora bien, el término "depresión" propiamente dicho no se encuentra registrado hasta el año 1725, cuando **Richard Blackmore**, médico de Guillermo III de Inglaterra, habla de "estar deprimido en profunda tristeza y melancolía".

Poco después, en 1764, **Robert Whytt** habla de la relación entre "depresión mental con espíritu bajo, hipocondría y melancolía".

1.4. Edad Contemporánea

1.4.1. Introducción

No es hasta el siglo XIX cuando se populariza el uso del término "depresión" en detrimento del término "melancolía". Otros fueron uniéndose al uso del nuevo término:

Wilhelm Griesinger habló de "estados de depresión mental", **Emil Kraepelin** utilizó la nomenclatura "locura depresiva" y **Adolf Meyer** se postuló a favor de la utilización del término "depresión" y el abandono del término "melancolía".

Por su parte, otro término muy relacionado con la depresión y que estudiaremos en profundidad más adelante, la "ciclotimia", fue utilizado por **Karl Ludwig Kahlbaum** en 1863 para hacer referencia a aquellos estados en los que se alternan de forma reiterada estados depresivos y maníacos. **Philippe Pinel** aporta una perspectiva diferente. Este médico, muy formado en el área de las matemáticas y padre de la psiquiatría moderna, pone el foco de atención sobre la percepción y las sensaciones, defendiendo la idea de que hay que actuar sobre la causa moral de la melancolía, que podía ser religiosa o amorosa, entre otras.

Siguiendo sus enseñanzas, su discípulo, **Jean-Étienne-Dominique Esquirol** propuso que el origen de las enfermedades mentales estaba en las pasiones del alma y que la locura no tenía por qué afectar completamente la razón del paciente. Gracias a sus viajes e investigaciones en manicomios y centros para "lunáticos" consiguió impulsar una reforma en estas instituciones de Francia para mejorar la vida de los internos. Señaló también a una posible relación entre la enfermedad y algunos actos delictivos.

Siguiendo las enseñanzas de ambos, **Jean-Pierre Falret** realiza una descripción de lo que él llamó "locura circular", consistente en la alternancia de ciclos de excitación maníaca con ciclos de depresión. Esta podría ser la primera referencia a lo que hoy conocemos como trastorno bipolar. Este autor también defendía la separación de cuerpo y alma y consideraba que el origen de las enfermedades mentales se hallaba en la interacción entre la enfermedad y el alma. Como tratamiento consideraba que eran necesarios tanto métodos somáticos como psíquicos. Continuó con la corriente humanista de sus antecesores, luchando por un trato más digno para las personas con enfermedad mental y defendiendo la idea de que "los enfermos mentales podían curarse y que proporcionarles su lugar en la sociedad y en el lugar de trabajo garantizaría su seguridad". Siguiendo esta línea de pensamiento fundó la Sociedad de Patronato para los Enfermos Mentales Curados en el Hospital Salpêtrière.

Con el paso del tiempo la terminología se va aclarando y se vuelve más específica. Ya en el siglo XX, la OMS (Organización Mundial de la Salud) comienza a distinguir términos como depresión, ansiedad, histeria, fobia o distimia. Actualmente, se siguen manejando teorías diversas que ponen el foco sobre diferentes variables como origen de la depresión: ambiental, bioquímico, genético, etc. Si bien, en general, se asume que hay una confluencia de varias de ellas, la mayoría de posturas difieren en la relevancia o preponderancia de unos factores sobre otros. A continuación, vamos a estudiar las más relevantes.

1.4.2. Teorías conductuales

En torno a 1930 y 1940, la tendencia que se convirtió en predominante en el campo de la psicología era la conductista. La teoría conductista defiende que el objeto de medida y análisis debería ser la conducta observable, al igual que el objeto del trata-miento. Desde el conductismo, la depresión es explicada, generalmente, como algo aprendido, consecuencia de interacciones negativas entre la persona y su entorno.

Siguiendo este modelo, **Ferster** desarrolla una explicación de la depresión conside-rándola como una reducción de la aparición de conductas adaptativas que tienen la capacidad de recibir un refuerzo positivo. Consecuentemente, las propias conductas adaptativas reducirían su capacidad de recibir refuerzos positivos, terminando por extinguirse.

Otra de las teorías conductuales más conocidas es la de la **disminución del refuerzo positivo**, elabo-rada por **Lewinsohn** y completada posteriormente por **Youngren, Grosscup, Muñoz y Zeiss**. Para estos estudiosos, la depresión es la resul-tante de la reducción del refuerzo positivo que obtiene el sujeto con sus conductas. Esta cantidad de refuerzo positivo obtenido varía en función de tres variables: por un lado, la cantidad de sucesos poten-cialmente generadores de refuerzo

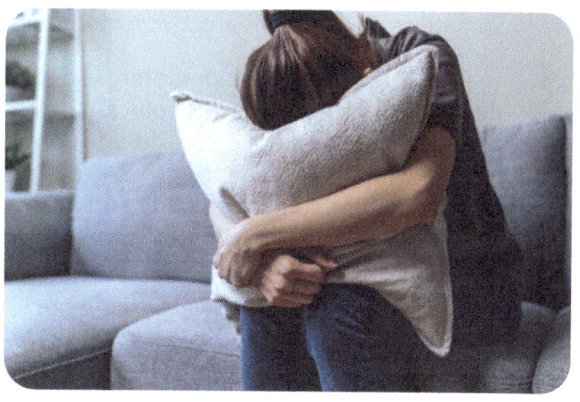

para la persona; por otro, la cantidad de acontecimientos potencialmente reforzado-res que efectivamente suceden; y, por último, la capacidad de la que dispone el propio sujeto para generar refuerzos en el ambiente.

En una persona con depresión, el ciclo comenzaría con una cantidad baja de refuer-zos sociales positivos. Esta baja tasa de reforzadores provocaría, a su vez, una dismi-nución de la cantidad de conductas motoras y verbales que emite la persona, junto con un aumento de comportamientos depresivos y sentimientos de disforia (estado de ánimo de tristeza, ansiedad o irritabilidad). Por último, las respuestas del entorno a la persona que muestra signos depresivos ayudan a mantener esos signos depresi-vos. Es decir, que la atención, el interés o la simpatía que el entorno proporciona a la persona depresiva actúan como reforzadores de esa conducta depresiva. Asimismo, los aspectos cognitivos asociados a la depresión, como la baja autoestima, la culpabi-lidad o el pesimismo se explicarían, siguiendo esta teoría, como la explicación que el propio sujeto otorga a ese sentimiento de disforia.

Las reformulaciones valoran como parte importante las habilidades sociales de las personas, suponiendo que las de las personas con depresión son inadecuadas en comparación con las de la población general. Estas **habilidades sociales** se entienden como la capacidad de la persona de generar comportamientos capaces de desencade-nar un refuerzo positivo por parte de otros. La secuencia, por tanto, sería la siguiente:

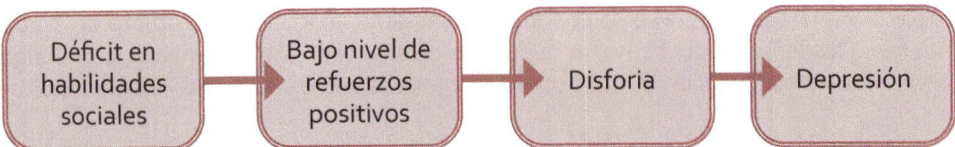

Déficit en habilidades sociales → Bajo nivel de refuerzos positivos → Disforia → Depresión

Así, la variable ambiental determinante en todo el proceso es ese nivel de reforzamiento que la persona es capaz de obtener del exterior y que desencadena, cuando es bajo o nulo, los signos propios de la depresión como la culpabilidad, el cansancio, la ausencia de actividad o la tristeza. Vemos, pues, que la teoría se centra en los síntomas somáticos obviando los afectivos, motivacionales o cognitivos.

Para **Nezu** y sus colaboradores, la depresión se origina y se mantiene en base al déficit en sus **habilidades de solución de problemas**. Siguiendo esta línea, apuntaron a que las buenas habilidades de solución de problemas podrían funcionar como un amortiguador de los efectos de las experiencias de vida negativas. Esta estrategia de solución de problemas se puede entender como la suma de varios factores: orientación hacia el problema, definición y formulación del problema, generación de soluciones alternativas, toma de decisiones y, por último, puesta en práctica de la solución y verificación. La depresión sería, por tanto, consecuencia del déficit en alguno de estos factores.

Siguiendo la teoría de Nezu, la secuencia sería la siguiente:

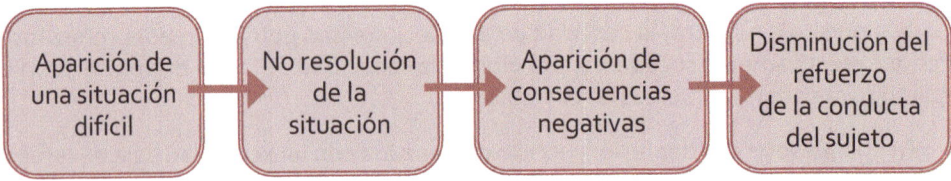

Aparición de una situación difícil → No resolución de la situación → Aparición de consecuencias negativas → Disminución del refuerzo de la conducta del sujeto

1.4.3. Teorías cognitivas

A) Introducción

Ya en la década de los 50, la psicología empieza a incluir otro paradigma más, el **cognitivismo**, corriente de pensamiento que considera que el factor más determinante del comportamiento humano reside en sus cogniciones, enfatizando el papel activo del sujeto en la generación de la depresión, aunque sin perder de vista las variables ambientales. Las teorías cognitivas

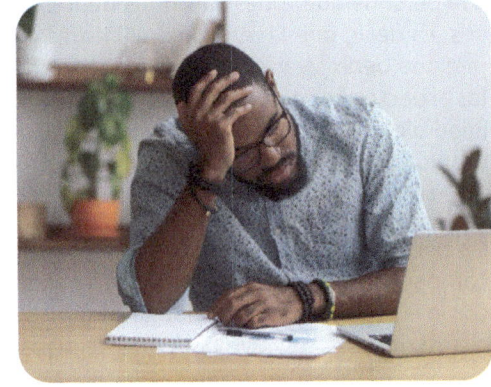

tratan de entender y explicar los procesos que median entre el ambiente exterior y la posterior conducta, a través de datos objetivos. En esta época destacan autores como Allen y Simon con su "máquina de teoría lógica" o Chomsky con sus "tres modelos de lenguaje".

> La psicología cognitiva se centra en dar explicación a los procesos internos del sujeto como la percepción, la atención, la codificación, la memoria, la toma de decisiones, el pensamiento o el lenguaje.
>
> Por consiguiente, estos modelos explicarán la depresión desde el entendimiento de los procesos cognitivos que subyacen al comportamiento del sujeto. Así, la interpretación de un suceso sería más relevante que el suceso en sí mismo y, por consiguiente, la percepción errónea de uno mismo, de los otros o de los sucesos, puede ser lo que ocasione un trastorno depresivo.

B) La indefensión aprendida

Seligman, con su modelo de **indefensión aprendida**, basa su teoría en los experimentos realizados en el laboratorio con animales. En estos experimentos, generaba experiencias aversivas e incontrolables con el fin de generar una indefensión aprendida sobre los animales y estudiar sus efectos sobre la depresión. Junto con sus colaboradores, observó que una historia vital marcada por derrotas repetidas y esfuerzos que no conducen a refuerzos positivos, conducen al sujeto al negativismo y la pasividad.

Esta situación de indefensión provoca en el sujeto una **percepción de no control** sobre lo que ocurre a su alrededor y, por ende, la sensación de que sus acciones no se corresponden con las respuestas del exterior ni con los refuerzos recibidos. Sintetizando, el término de "indefensión aprendida" aludiría al estado de pasividad derivado de la falta de percepción de contingencia entre el comportamiento y sus consecuencias.

Como vemos el centro de esta teoría sería la expectativa de no contingencia (de falta de relación causal), que es la que provoca la diminución de respuestas en la persona y genera, a su vez, varios déficits:

- En el plano de las emociones, la sensación de falta de contingencia produciría el aumento de la ansiedad y el miedo y, finalmente, de la depresión.

- En cuanto a la motivación, se vería reducida al no encontrar el sujeto refuerzos a sus respuestas o conductas.

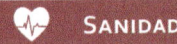
- A nivel cognitivo, el sujeto no aprende a relacionar la emisión de conductas con las consecuencias o las respuestas.

El **proceso** según esta teoría sería:

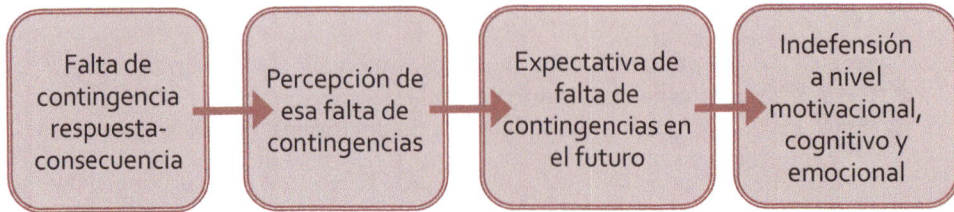

En **revisiones posteriores** de esta teoría, Abramson, Seligman y Teasdale añaden el concepto de "dimensiones atribucionales", formas de pensamiento de los sujetos que se relacionan con las circunstancias ambientales. Las dimensiones atribucionales serían:

⇨ El lugar de control se refiere a si la persona atribuye la causalidad o contingencia de los sucesos que le ocurren a un proceso interno (uno mismo) o externo (el mundo).

⇨ La dimensión de estabilidad diferencia entre si la persona atribuye la no contingencia a causas estables o inestables.

⇨ Si el sujeto percibe que su falta de contingencia está determinada por causas estables, los déficits de indefensión se manifestarán de forma crónica. Si el sujeto atribuye esa no contingencia a causas inestables o azarosas, los déficits de indefensión aparecerán solo de forma transitoria.

⇨ La especificidad distingue entre la atribución específica o global de la no contingencia. Si es específica, el déficit se restringirá a una situación concreta, mientras que, si es global, la sensación de no control se extenderá a varias tareas y situaciones.

⇨ Podemos observar que las personas con depresión tienden a atribuir los acontecimientos negativos de su vida a factores internos (consigo mismas), estables (irreversibles) y globales (que afectan a todo).

La secuencia en este modelo revisado sería:

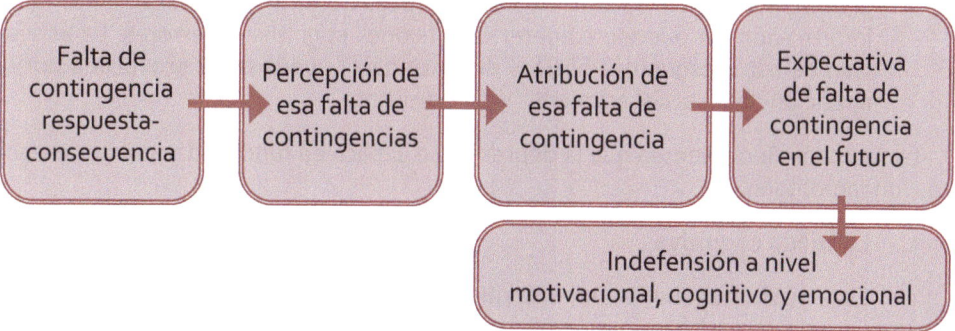

C) Teoría cognitiva de Beck

Por su parte, la teoría cognitiva de Beck, reconocida y ampliamente seguida y utilizada en la actualidad, defiende que la depresión es fruto de la interpretación errónea de las situaciones que tiene que afrontar el sujeto. Se enfatiza pues el papel activo de la persona en el desarrollo de la depresión, sin dejar de lado los factores ambientales. Para Beck, la cognición es la precursora del estado emocional, y los trastornos emocionales o conductuales tienen su base en una alteración en el procesamiento de la información como consecuencia de la activación de ciertos esquemas latentes.

Tres conceptos conforman la teoría de Beck:

⇨ La **cognición** hace referencia al contenido, proceso y estructura de la percepción, del pensamiento y de las representaciones mentales.

⇨ El **contenido cognitivo** es el significado que la persona otorga a los pensamiento e imágenes de su mente. Este punto sería el fundamental en esta teoría.

⇨ Los **esquemas** son creencias que funcionarían a modo de filtro de la información recibida del exterior. Este concepto parte de la idea de que la respuesta de los individuos ante el medio no es automática, sino que hay un proceso de percepción, interpretación y evaluación previo a la respuesta emocional o conductual, la cual se daría precisamente en función o bajo la influencia de esos esquemas. Se sugiere que los esquemas erróneos podrían haber sido generados a través del aprendizaje, seguramente en experiencias tempranas. Los esquemas depresivos estarían vinculados a situaciones como la desaprobación o la pérdida de los progenitores. Podría extrapolarse también la idea de que las personas con depresión episódica tendrían menos esquemas depresivos que las personas con depresión crónica o, lo que es lo mismo, que estas personas serían vulnerables en menos áreas.

Por consiguiente, se plantea que, durante el periodo de la infancia, los individuos desarrollan una serie de esquemas que organizan el sistema cognitivo.

Los pensamientos o representaciones mentales no requieren de razonamiento previo y funcionan de un modo automático. Durante el procesamiento de la información, se pueden cometer distorsiones cognitivas y errores. La activación de estos esquemas básicos disfuncionales puede estar provocada por la aparición de un acontecimiento vital estresante.

La teoría de Beck plantea que la depresión se explica en función de cuatro elementos fundamentales:

1. **La triada cognitiva**

   Es la visión negativa sobre uno mismo, el mundo y el futuro. La persona con depresión tendrá una visión negativa de sí misma, percibiéndose como incompetente, desgraciada o inadecuada, percibirá el mundo como un lugar lleno de problemas sin solución, que la demanda en exceso, no le ofrece nada interesante y del que no obtiene nada gratificante. Tendrá una visión de futuro negativa y sin esperanza, debido a la creencia de que el presente se mantendrá inalterable y solo cambiará para aumentar las dificultades y el sufrimiento. Estos tres patrones cognitivos conforman la base desde la que derivarán el resto de síntomas presentes en la depresión, tales como la pasividad, la falta de energía, la falta de motivación y la ideación suicida.

2. **Los pensamientos automáticos**

   Los pensamientos automáticos son cogniciones negativas específicas, automáticas, repetitivas, involuntarias e incontrolables. Estos pensamientos pasan desapercibidos para el sujeto, pero generan emociones relacionadas con la depresión, ya que la gran mayoría de estos son negativos. Aparecen sin que medie razonamiento previo alguno, son irracionales e inadecuados, aunque, a ojos del sujeto, son totalmente plausibles y válidos.

   Estos pensamientos automáticos pueden ser mensajes muy específicos, como la palabra "inútil" repetida en la cabeza de la persona que los sufre. El mensaje aparece sin elaboración o deducción previa y se acepta sin más consideración. También, pueden manifestarse como una imagen que funciona a modo de síntesis de una cadena más completa de pensamientos automáticos. Este tipo de pensamientos suelen contener distorsiones cognitivas, que veremos a continuación.

3. **Errores en la percepción y en el procesamiento de información**

   Se dan cuando el sujeto interpreta de forma errónea o sesgada la realidad, aplicando de manera rígida e inapropiada los esquemas prexistentes y desencadenando respuestas desadaptativas. Las distorsiones cognitivas sistemáticas serían las responsables de una autoestima baja del sujeto, lo que, a su vez, provoca una evaluación negativa y desencadena sentimientos de tristeza y abatimiento.

Los sesgos más relevantes, en base a las investigaciones de Beck y otros autores cognitivos posteriores como Freeman, de Wolf y Oster, son:

- Inferencia arbitraria: llegar a una conclusión sin evidencia que la sostenga. Tender a un tipo de interpretación cuando sería más apropiada una interpretación neutra o incluso en sentido contrario.

- Catastrofismo: evaluar el peor resultado posible de lo que ocurrirá o ya ha ocurrido.

- Comparación: tendencia a compararse con los demás llegando habitualmente a la conclusión de ser inferior o mucho peor que el resto.

- Descalificación de lo positivo: rechazar o descalificar las experiencias, rasgos o atributos positivos.

- Razonamiento emocional: formar opiniones o llegar a conclusiones sobre uno mismo, los otros o las situaciones en base a las emociones que se experimentan.

- Construir la valía personal en base a opiniones externas: conformar y mantener la propia valía basándose en las opiniones de los demás.

- Adivinación: vaticinar el resultado negativo de comportamientos, emociones o sucesos futuros y creerse que esas predicciones son indudablemente ciertas.

- Etiquetado: etiquetarse a uno mismo o a los demás de forma despectiva.

- Leer la mente: pensar, sin ninguna evidencia, que alguien está pensando de forma negativa sobre uno mismo.

- Abstracción selectiva: llegar a una conclusión a partir de una parte sesgada de la información. La atención se orienta a aquella parte de la información que encaja con el esquema disfuncional, obviando la parte que lo contradice.

- Sobregeneralización: concluir que existe una regla general en base a un hecho o hechos aislados.

- Magnificación: sobreestimar el significado negativo y la importancia de un suceso, rasgo, persona o situación.

- Minimización: infravalorar el significado de un suceso, rasgo o circunstancia.

- Perfeccionismo: esforzarse continuamente en el cumplimiento de la perfección referida por uno mismo u otros sin someter esas normas de perfección a una valoración racional, a menudo con el objetivo de evitar experiencias subjetivas de fracaso.

- Personalización: considerar que los fenómenos externos tienen que ver con uno mismo sin evidencia que lo sostenga.

- Pensamiento dicotómico: valoración de la realidad y de las propiedades cualidades personales en base a dos categorías contrapuestas y extremas.

- Afirmaciones "debería": aplicar de modo rígido reglas sobre las obligaciones que tiene el propio sujeto o los demás, creando expectativas sobre las demandas internas acerca de capacidades o comportamientos, sin analizar su adecuación o no al contexto.

Estos sesgos no son sino consecuencia de los esquemas cognitivos disfuncionales.

4. **Disfunción en los esquemas**

Los esquemas son las creencias sobre las que el sujeto organiza y estructura la información proveniente del mundo exterior, las estructuras cognitivas que permiten que integremos y demos sentidos a los hechos. Sesgan la entrada de información condicionando aquello que se considera importante y aquello a lo que se debe atender a la hora de tomar una decisión. Según Beck y Freeman, las características de estos esquemas difieren si comparamos una persona con un trastorno con una de la población normativa. Los esquemas de esta última serían más flexibles y proclives a integrar nueva información proveniente de la realidad.

El funcionamiento disfuncional de estos esquemas provoca errores en el procesamiento de la información, lo que genera, a su vez, una vulnerabilidad hacia la depresión. Del mismo modo, las propias distorsiones cognitivas mantienen los esquemas disfuncionales.

De forma ejemplificada sería de la siguiente manera:

El sujeto tiene un esquema o creencia disfuncional del tipo "si recibo críticas en mi trabajo, soy un fracaso como persona y no merezco ser feliz"; a su vez, tiene una percepción sesgada del mundo que hace que perciba de forma desproporcionada o errónea la cantidad de críticas que recibe; por último, ese procesamiento de información erróneo confirma su propia creencia, tiende a fijarse más en las críticas y magnifica la importancia de las mismas, sosteniendo su esquema disfuncional.

Para Beck y sus colaboradores, la predisposición a la depresión pudo haberse fraguado a partir de experiencias tempranas que generaron esquemas disfuncionales. En este sentido proponen un modelo de diátesis-estrés. La diátesis hace referencia a estos esquemas con contenido negativo que son potencialmente generadores de depresión. Dichos esquemas se pondrían en funcionamiento ante un estímulo estresante o, en otras palabras, un factor precipitante, como un evento negativo.

Así, se plantea una interacción entre una predisposición del individuo y un factor ambiental como origen de la depresión. El estilo cognitivo alterado conformado por expectativas negativas del ambiente, los pensamientos irracionales y negativos, sumado a la desesperanza (expectativa de que lo que deseo probablemente no ocurrirá y de que lo que no deseo probablemente ocurrirá), sería el caldo de cultivo de este trastorno, que se desencadenaría ante la aparición de un evento estresante.

Según sus estudios, las personas deprimidas no tienen como objetivo fracasar o generarse sufrimiento, sino que distorsionan la realidad adoptando puntos de vista negativos sobre sí mismas o su potencial para alcanzar bienestar o felicidad. Esto conlleva que estas personas tengan una tendencia mayor a evitar conductas que puedan generar desaprobación social y llevarán a cabo, en mayor medida que las personas no deprimidas, comportamientos que generen aceptación.

En resumen, los esquemas básicos, acompañados o activados por acontecimientos vitales estresantes, provocarán pensamientos automáticos distorsionados que, a su vez, generarán un desajuste emocional y/o conductual.

D) Teoría racional-emotiva de Ellis

La teoría racional-emotiva de Ellis se basa en la idea de que la mayoría de los problemas psicológicos se deben a la presencia de patrones de pensamiento desadaptativos o irracionales. Son los valores y creencias de las personas los que orientan el camino que siguen. El modelo que plantea este autor en el A-B-C:

— A corresponde con el acontecimiento activador, un suceso real y externo que se le presenta al sujeto.

— B se refiere a la creencia (*belief* en inglés), es decir, a la serie de pensamientos o autoverbalizaciones que la persona utiliza como respuesta a A.

— C supone la consecuencia emocional o conductual del sujeto.

Estas consecuencias no serían directamente atribuibles a los acontecimientos, sino que dependen de las creencias; es la interpretación (B) que hace el sujeto de la situación (A) lo que genera las consecuencias emocionales (C). Por consiguiente, lo esencial para que se produzcan unas u otras consecuencias emocionales y conductuales reside en las creencias que se activan en el sujeto en presencia de un acontecimiento determinado.

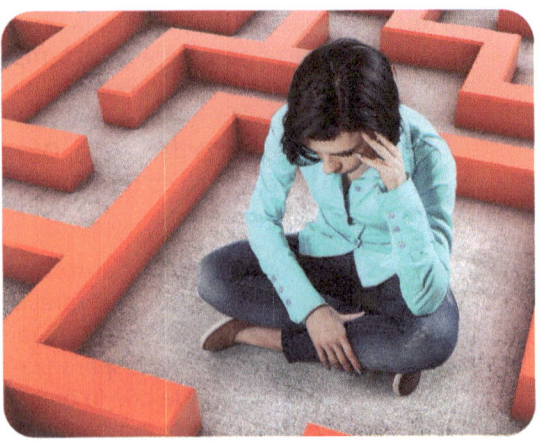

Según este autor, la gente, por lo general, realiza la inferencia de que C es consecuencia de A en vez de serlo de B. A su parecer, la sociedad en la que vivimos, la familia y otras instituciones, nos influencian directa o indirectamente haciéndonos creer en una serie de ideas supersticiosas o faltas de sentido que acaban generando trastornos emocionales en las personas. Estas creencias irracionales básicas y sus consiguientes consecuencias conforman el origen de la mayoría de las perturbaciones emocionales, según Ellis.

E) Teoría de Rehm

Siguiendo una línea cognitivo conductual, Rehm plantea que la depresión se origina en una falta de reforzamiento consistente de la conducta o, lo que es lo mismo, que las personas con trastornos depresivos no consiguen obtener estímulos positivos suficientes por parte del entorno. Este déficit de refuerzos positivos se basa, a su vez, en la incapacidad del individuo para generar conductas que conlleven su obtención o en su incapacidad de autogestión.

Las personas con trastornos depresivos tendrían una serie de peculiaridades internas que complicarían su capacidad de autocontrol y adecuación de su conducta al medio. La pérdida de refuerzo consecuencia de todo ello generaría los síntomas depresivos.

Según este autor, los pacientes depresivos acusarían déficits en las habilidades básicas que controlan la conducta. Este control conductual se llevaría a cabo a través de los siguientes procesos:

1. **Automonitorización**

   Las personas con depresión tienden a prestar más atención a las consecuencias inmediatas del comportamiento, además de focalizarse en mayor medida hacia la información negativa.

2. **Autoevaluación**

La fijación de objetivos excesivamente elevados y a menudo inalcanzables muestra una visión sesgada hacia lo negativo que, acompañada por la atención focalizada hacia los elementos negativos, provoca en la persona sentimientos de frustración.

3. **Autorrefuerzo**

El fracaso ante los objetivos irreales fijados les conduce hacia el autocastigo o a la ausencia de reforzadores positivos ante el logro de objetivos.

Las personas con depresión tienden, por tanto, a ser perfeccionistas y demasiado autoexigentes, lo que genera expectativas y metas demasiado elevadas y a menudo inalcanzables. La imposibilidad de conseguir estos logros genera críticas hacia sí mismos y bajas tasas de refuerzo que provocan una disminución de la emisión de conductas y en última instancia, producen la ausencia de reforzadores.

El sesgo hacia lo negativo genera evaluaciones negativas de sí mismos y una baja autoestima.

1.4.4. Teorías biológicas

Los modelos biologicistas se enfocan en encontrar diferencias a nivel cerebral y a estudiar la genética como base en la explicación de los trastornos mentales. La mayoría de estas teorías plantean la hipótesis de que el origen de la depresión se halla en determinadas alteraciones neuroquímicas del cerebro. En concreto, los estudios se centran en ciertos **neurotransmisores** del sistema nervioso central: las catecolaminas noradrenalina y dopamina, la indolamina serotonina y la acetilcolina.

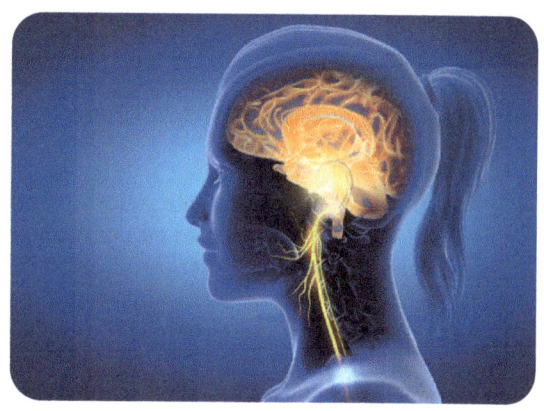

En este sentido, **Friedman y Thase** defienden que la depresión se basa en un funcionamiento anormal en alguno de estos sistemas: facilitación conductual, inhibición conductual, grado de respuesta al estrés, ritmos biológicos o procesamiento ejecutivo cortical de la información. Este mal funcionamiento podría ser innato o adquirido o, incluso, consecuencia de la interacción de una vulnerabilidad biológica con un factor estresante o precipitante.

Los **estudios con fármacos** han relevado la respuesta positiva del cerebro a algunos de ellos y, por ende, la relación entre las enfermedades mentales y determinadas características físicas. Así, sabemos que las alteraciones en la actividad de los diversos neurotransmisores pueden asociarse a diferentes trastornos mentales. En el caso de la depresión, autores como Siever, Davis y Gorman, en 1991, o Sandín y Schildkraut, en 1965, apuntaron a un déficit en la actividad de las catecolaminas y la serotonina.

Siguiendo esta tendencia de pensamiento, también se estudia la prevalencia de los trastornos mentales en los parientes biológicos, hallando cierta **predisposición genética** en trastornos como la esquizofrenia, la depresión o el alzhéimer.

En la actualidad, existe una extensa cantidad de datos bibliográficos que describen los correlatos neuroanatómicos, neuroendocrinos y neurofisiológicos del trastorno depresivo mayor. Sin embargo, no existen pruebas de laboratorio que hayan probado tener suficiente sensibilidad y especificidad para usarse como herramienta diagnóstica. En relación con los episodios de depresión mayor, se ha investigado en profundidad la alteración ocasionada por la hiperactividad del eje hipofisiario-hipotalámico-adrenal, que parece asociado con la melancolía, los rasgos psicóticos y el riesgo de un posible suicidio. Los estudios moleculares también han encontrado factores periféricos, como variantes genéticas de factores neurotróficos y de citoquinas proinflamatorias.

También se han llevado a cabo **estudios con resonancia magnética funcional** que han mostrado, en adultos con depresión mayor, signos de alteraciones funcionales en los sistemas neurales que soportan el procesamiento emocional, la búsqueda de recompensa y la regulación emocional.

Ahora bien, las posturas que tratan de explicar la depresión (y el resto de trastornos mentales) en base única y exclusivamente a la biología, se ven achacadas por múltiples problemas.

Uno de ellos es la **investigación con animales** que trata de extrapolar los resultados al ser humano. En muchos estudios que tienen como fin el estudio de la bioquímica y la neurociencia de estas enfermedades, los sujetos de estudio son animales, por lo que la generalización de resultados tiene grandes limitaciones. Del mismo, los estudios que se apoyan en la genealogía o la genética se encuentran con múltiples variables que pueden interferir, por lo que los resultados pueden ser interpretados desde varios ángulos y es difícil saber a ciencia cierta cuál de las variables ha sido la más influyente, o si el trastorno se debe más bien a una convergencia de variables ambientales y biológicas.

Otro de los aspectos más criticados de las teorías que tratan de basarse únicamente en la biología es el hecho de que **consideran al individuo de una forma completamente pasiva**, con un papel insignificante en su desarrollo y recuperación.

La evidencia también demuestra que si bien en muchos trastornos mentales se encuentran alteraciones de tipo orgánico, muchos otros trastornos psicológicos no muestran evidencia de variaciones en ese sentido.

1.4.5. Otras teorías

Los **modelos de terapia interpersonal** plantean la relación entre factores biológicos y psicosociales. Aunque estos modelos no ahondan en las causas de origen de la depresión, sí que plantean que las relaciones interpersonales pueden originarla o mantenerla. Muchos autores han desarrollado sus teorías a partir de este modelo, poniendo el énfasis en conceptos más psicoanalíticos, unas, y más cognitivo-conductuales, otras.

Desde la perspectiva de la **activación conductual**, se plantea que el contexto es una variable más explicativa de la depresión que otros elementos internos como los factores neurobiológicos o los psicológicos. Por tanto, la terapia se enfoca en intervenir sobre este contexto. Además, desde este enfoque las conductas emitidas por los sujetos deprimidos deben considerarse como elementos significativos y relevantes en el desarrollo de la enfermedad.

Dos aspectos conforman la esencia de esta teoría: por un lado, el contexto, entendido como las condiciones que generan la conducta y, por otro lado, las consecuencias funcionales que tiene esa conducta para el sujeto.

Desde la perspectiva de la activación conductual, se sostiene que un gran número de comportamientos en los sujetos deprimidos son reflejo de una evitación conductual de situaciones de la vida al considerar estas personas que no hay nada que les resulte interesante y que solo van a encontrar situaciones poco agradables. Así, la persona rompe con sus rutinas y disminuye la cantidad de reforzadores positivos que recibe. La evitación conductual provocará aislamiento y rumiaciones.

A la vista de las innumerables teorías y estudios que han tratado de dar respuesta a cuáles son las causas de la depresión, debemos concluir que la depresión es el resultado de **complejas interacciones** entre factores sociales, psicológicos y biológicos. En cualquier caso, más allá de la explicación del origen del propio trastorno, hay un consenso bastante extendido sobre la forma en que se manifiesta y, por tanto, sobre los síntomas a los que habremos de atender con la finalidad de diagnosticarlo. Así, nos encontramos con sistemas de clasificación que van a tratar de listar y describir los síntomas definitorios de un trastorno en concreto.

2. Sistemas de clasificación de los trastornos mentales

2.1. Objetivos

La primera clasificación de los trastornos mentales data de 1840 en Estados Unidos. Era una forma de categorización muy inespecífica, ya que todos los trastornos mentales se hallaban agrupados bajo el diagnóstico de "idiocia" o locura.

Con el paso del tiempo, los sistemas de clasificación también han ido mejorando, siendo cada vez más precisos y recogiendo grandes cantidades de información para un diagnóstico correcto y consensuado con el resto de la comunidad científica.

Precisamente, el objetivo principal de cualquier **sistema de clasificación** no debe ser otro que el de referenciar con un lenguaje común un conjunto de signos o una sintomatología concreta. Esto permite que cualquier profesional que tenga que elaborar un diagnóstico de una persona llegue a la misma conclusión y otorgue el mismo diagnóstico. Del mismo modo, cualquier profesional que tenga que tratar o intervenir con un paciente previamente diagnosticado dentro de uno de estos sistemas de clasificación, va a tener una idea del problema y las necesidades a las que va a tener que hacer frente.

Los objetivos de cualquier sistema de clasificación serán:

⇨ Utilizar un lenguaje común para las comunicaciones en el ámbito de la salud.

⇨ Analizar el curso natural de los trastornos y desarrollar tratamientos eficaces.

⇨ Aumentar el entendimiento sobre las causas de los trastornos mentales.

2.2. Tipos de sistemas de clasificación

Para que un sistema de clasificación cumpla con estos objetivos debe ser válido, fiable, sencillo de usar y abarcar todos los trastornos. Podemos distinguir tres tipos:

1. **Sistemas categoriales**

    Los sistemas de este tipo se basan en la idea de Kraepelin de que para cada trastorno se puede identificar su **causa biológica**. Se entiende cada trastorno como diferente de los demás, con unas causas y características determinadas. Cada categoría está formada por una serie de criterios determinados y el diagnóstico en esa categoría viene definido por el cumplimiento de todos los criterios específicos que la componen. Es decir, un sujeto tendría depresión si cumple todos y cada uno de los síntomas descritos.

2. **Sistemas dimensionales**

La categorización en estos casos es cuantitativa y en base a la **estadística**. Lo que en este tipo de herramientas se presenta es un perfil dimensional de cada diagnóstico. El conjunto de los síntomas no se valora en cuanto a la presencia o ausencia del trastorno, como en el caso anterior, sino que forman un continuo y cada persona tendrá una posición dentro de ese continuo. Todas las personas tendríamos una puntuación o valoración dentro del continuo no depresión-depresión severa.

3. **Sistemas prototípicos**

Estos sistemas de clasificación **combinan características** de los dos anteriores. Para cada trastorno se identificarían una serie de síntomas básicos y otros tantos optativos. Por ende, sí que se establece un prototipo o listado de síntomas definitorios para un trastorno determinado, pero, a diferencia del caso del sistema categorial, aquí no es necesario cumplir exhaustivamente todos ellos. Como veremos más adelante, los dos sistemas clasificatorios más utilizados, el sistema de clasificación DSM (Diagnostic Statistical Manual of Mental Diseases) y el CIE (Clasificación Internacional de Enfermedades) podían ser incluidos en este tipo de sistema clasificatorio.

2.3. Ventajas y desventajas

Los sistemas de clasificación prototípicos tienen las siguientes **ventajas**:

- Facilitan la comunicación entre los profesionales de la salud.

- Son los más utilizados en el ámbito de la investigación epidemiológica y en el área de la investigación clínica, tanto en el ámbito de la psicopatología como en el de la evaluación, el diagnóstico y el tratamiento.

- Suponen una herramienta de sistematización y una guía muy completa de evaluación y tratamiento.

- Sirven de base para la formulación clínica.

- Permiten la comparación de la efectividad de distintos tratamientos aplicados a personas con un mismo diagnóstico.

Sin embargo, no están exentos de **inconvenientes**:

- El establecimiento de una graduación concreta dentro del continuo del trastorno supone una dificultad a la hora de establecer el diagnóstico.

- La base teórica subyacente es aún escasa.

- Se ha mostrado cierta falta de claridad en casos más complejos.

- Sería factible que un mismo sujeto pudiera ser clasificado de varias formas diferentes o, lo que es lo mismo, que su cuadro clínico encajara en varios trastornos diferentes.

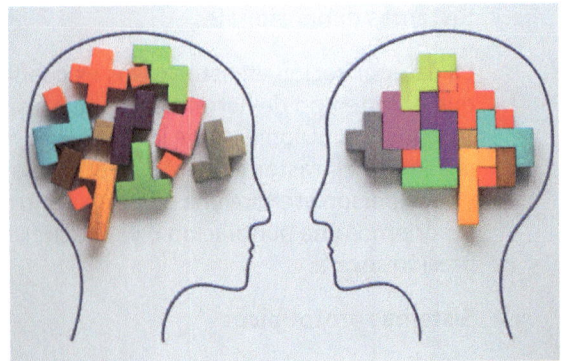

- Se puede caer en el error de convertir en un problema psiquiátrico problemas cotidianos.

2.4. DSM. Manual diagnóstico y estadístico de los trastornos mentales

2.4.1. Características

El DSM es el manual diagnóstico desarrollado por la Asociación Psiquiátrica Americana (APA). La primera versión del mismo data del año 1952. En las dos primeras versiones la clasificación adolecía de estar sesgada por la corriente psicológica imperante del momento, ya que las enfermedades se describían por observadores subjetivos y los síndromes se entendían como reacciones psicológicas.

El formato que hoy en día conocemos no se desarrolla hasta el DSM-III (Spitzer y colaboradores). Es ya en esta edición cuando se presenta cada trastorno junto con una serie de criterios basados en los hechos y no en las causas. De este modo, todos los trastornos cuentan con unos criterios propios que no se ven condicionados por las teorías que tratan de explicar las causas subyacentes. Lo que sí marcan las sucesivas versiones, actualizaciones y revisiones son los hallazgos de investigación.

Como se indica en el propio manual, "es una clasificación de trastornos mentales con criterios asociados" y añade que "ya que no es posible una descripción completa de los procesos patológicos subyacentes en la mayor parte de los trastornos mentales, es importante destacar que los criterios diagnósticos actuales son la mejor descripción que existe sobre cómo se presentan los trastornos mentales y cómo pueden los clínicos reconocerlos. El DSM pretende servir de guía práctica, funcional y flexible para organizar la información que pueda ayudar en el diagnóstico preciso y el tratamiento de los trastornos mentales. Es un instrumento para los clínicos, una fuente educativa fundamental para los estudiantes y una referencia para los investigadores en este campo".

El DSM es utilizado por profesionales de la salud con todo tipo de orientaciones clínicas y terapéuticas, en un intento de utilización de un "idioma" común comprensible por todos. Su uso está extendido a ámbitos ambulatorios, hospitalarios, clínicos o de investigación, entre otros. Asimismo, cada versión es utilizada en estudios epidemiológicos y muestra datos sobre mortalidad y morbilidad de los trastornos mentales.

Las características más destacadas de este manual son las siguientes:

⇨ **Criterios diagnósticos operacionales:** cada categoría diagnóstica incluye criterios de inclusión y exclusión que permiten clasificar al sujeto dentro o fuera. El listado de criterios no tiene por qué cumplirse en su totalidad, sino que se marca un mínimo.

⇨ **Jerarquía:** a lo largo del manual vamos a encontrarnos con frecuencia síntomas comunes a algunos trastornos. El concepto de jerarquía hace referencia a que algunos de estos síntomas o trastornos se incluyen dentro de otros trastornos y, por tanto, el diagnóstico que se daría es el del jerárquico superior. Por ejemplo, muchos trastornos incluyen una categoría "con depresión". Una persona con un trastorno determinado acompañado con depresión será diagnosticada en base al trastorno primario, no en base a la depresión.

⇨ **Descriptivo:** el DSM basa su información para el diagnóstico en criterios descriptivos y en síntomas o signos de los trastornos, dejando a un lado las teorías psicológicas o psiquiátricas que pretendan explicar tales fenómenos.

⇨ **Evaluación no axial:** históricamente, el DSM ha presentado el diagnóstico en cinco ejes separados, incluyendo en los primeros los síndromes y trastornos y en los siguientes información relativa a las condiciones médicas, ambientales, psicosociales y al funcionamiento global. En el DSM-5 encontramos un gran cambio en la estructuración del manual, al desaparecer los ejes. Ahora, el diagnóstico principal se cita en primer lugar y el resto por orden de necesidad de atención y tratamiento. Se incluyen también factores contextuales y psicosociales.

2.4.2. Mejoras respecto a versiones anteriores

En su última versión, el DSM-5 especifica que su elaboración está "coordinada con la Clasificación Internacional de Enfermedades (CIE) de la Organización Mundial de la Salud y el sistema de codificación oficial que se utiliza en Estados Unidos, de forma que los criterios del DSM definen trastornos que se identifican con los nombres y códigos diagnósticos de la CTE". Siguiendo este afán de inclusión y tendencia a un lenguaje único, el DSM indica, para cada uno de los trastornos presentes en sus manuales, el código CIE correspondiente.

Debemos tener en cuenta que en el caso que nos ocupa (depresión y ansiedad), además de desarrollar por sí mismos varios diagnósticos, vamos a encontrarlos como síntoma en múltiples categorías diagnósticas. Esto es indicativo de que estas dolencias podrían suponer un factor de vulnerabilidad hacia un amplio conjunto de trastornos.

Atendiendo a este hecho, esta última versión del DSM indica que ha implementado varias mejoras con respecto a versiones anteriores, concretamente:

⇨ **Representación de aspectos del desarrollo relacionados con el diagnóstico:** los capítulos han cambiado su organización, situándolos según el desarrollo evolutivo de las personas. Así, los trastornos más frecuentemente diagnosticados en niños y niñas están situados en los capítulos iniciales del manual, seguidos por los más habituales en adultos y concluyendo con los que más se aplican en adultos mayores. Además, en cada trastorno, se hace referencia a cómo puede variar a lo largo de la vida y las variables relacionadas con la edad que pueden ser influyentes o específicas del mismo o, incluso, en algunos casos, conforman un criterio diagnóstico en sí mismo.

⇨ **Integración de los hallazgos científicos más recientes de la investigación genética y de técnicas de neuroimagen:** se han tomado en consideración las últimas investigaciones en el campo de la neurociencia y la genética a la hora de elaborar las categorías. En este sentido, cobran relevancia conceptos como el riesgo genético, el riesgo fisiológico o los indicadores de pronóstico, considerando así los circuitos cerebrales y la vulnerabilidad genética.

⇨ **Consolidación del trastorno autista, del trastorno de Asperger y del trastorno generalizado del desarrollo dentro del trastorno del espectro autista:** dentro de este espectro, se ha eliminado la distinción de varios trastornos diagnósticos y se han unificado las distintas patologías dentro de un mismo continuo, graduadas de leves a graves. Esta graduación se establece dentro de dos dominios: la comunicación social, por un lado, y las conductas repetidas, por otro. Este cambio mejora la sensibilidad y la especificidad del diagnóstico y, por tanto, permite mejores tratamientos.

⇨ **Clasificación perfeccionada de los trastornos bipolares y depresivos:** como vamos a poder constatar a lo largo de esta unidad, estos son los diagnósticos que se dan con más frecuencia en psiquiatría. Versiones anteriores del DSM definían separadamente los conceptos de episodios maníacos, hipomaníacos, depresión mayor, trastorno bipolar I, trastorno bipolar II y trastorno depresivo mayor. En esta nueva actualización, se ha decidido incluir, dentro de cada uno de los trastornos, todos sus elementos de diagnosis. Más adelante estudiaremos en profundidad los criterios diagnósticos concretos que este manual presenta. Dentro de esta tipología también se ha perfeccionado la explicación relativa a la diferenciación entre el duelo y el trastorno depresivo mayor. También nos vamos a encontrar las especificaciones de "con ansiedad" y "con rasgos mixtos". Todos estos cambios nos van a permitir hacer un diagnóstico más efectivo y conciso.

⇨ **Restructuración de los trastornos por consumo de sustancias por motivos de coherencia y claridad:** dejan de existir las categorías de "abuso de sustancias" y "dependencias de sustancias", apareciendo una nueva condición de "trastornos por consumo de sustancias". Se incide también en la terminología aclarando las diferencias entre "dependencia" y "adicción", considerando que la primera es una respuesta habitual del sistema nervioso central y no implica, necesariamente, la existencia de una adicción.

⇨ **Mejora de la especificidad de los trastornos neurocognitivos mayor y leve:** trastornos anteriormente considerados como "demencias" se han desglosado y especificado en mayor medida en base a los recientes estudios e investigaciones en el ámbito de la neurociencia, la neuropatología y las neuroimágenes, especialmente en lo referente a los marcadores biológicos de los trastornos cerebrales vascular y traumático y los hallazgos a nivel de genética molecular de las enfermedades de Alzheimer y Huntington.

⇨ **Transición en la conceptualización de los trastornos de la personalidad:** si bien se indica que existen beneficios en un cambio de paradigma desde el sistema categórico de clasificación hacia un modelo más dimensional, este cambio no está aceptado por todos, por lo que el DSM-5 mantiene en esencia una clasificación de los trastornos de forma categórica. Ahora bien, de forma complementaria, en la Sección III se incluye un "modelo híbrido alternativo" que tiene el objetivo de ser soporte o guía de futuras investigaciones. En esta sección se separa la evaluación del funcionamiento interpersonal y la expresión de los rasgos patológicos de la personalidad en seis trastornos específicos, además de proponer un perfil más dimensional de cada uno de los rasgos de personalidad.

⇨ **Sección III, nuevos trastornos y características:** como comentábamos, se ha añadido una nueva sección que pretende reunir aquellos trastornos que todavía requieren de investigación para poder formar parte de la clasificación oficial. Se incluye también una medida de la gravedad de los síntomas aplicable a los distintos diagnósticos y se incorpora el cuestionario para la evaluación de la discapacidad de la Organización Mundial de la Salud (WHODAS).

⇨ **Mejoras en el material de acceso:** se incluye material *online* y *offline* en relación a medidas de gravedad diagnóstica y adaptaciones culturales.

2.5. CIE. Clasificación internacional de las enfermedades y problemas de salud conexos

Esta clasificación elaborada por la Organización Mundial de la Salud es "la norma internacional relativa al registro, notificación, análisis, interpretación y comparación de datos de mortalidad y morbilidad", según se indica en el propio manual. Supone un lenguaje común para hacer referencia a enfermedades, traumatismos, lesiones y causas de mortalidad, y permite la estandarización y la monitorización de los problemas de salud.

A día de hoy, se utiliza la **CIE-11**, la última y más actualizada versión. Esta herramienta permite tanto realizar diagnósticos clínicos como mostrar la realidad de los países en cuanto a las afecciones de salud y accidentes que se producen en los mismos, lo que la convierte en una gran ayuda a la hora de elaborar políticas de salud pública.

La CIE-11 contiene registros de datos clínicos, estadísticas sobre mortalidad y morbilidad, investigaciones epidemiológicas, estudios de casuística, intervenciones en materia de calidad y seguridad, y planificación y atención primaria, entre otros.

Implementa una mejora importante con respecto a anteriores versiones: el acceso a toda la información de forma electrónica. Da acceso a 17.000 categorías de diagnóstico, con más de 100.000 términos de diagnóstico médico indexados. Es una herramienta indispensable en el diagnóstico clínico, ya que se elabora a partir de la información clínica y sanitaria de multitud de países a escala internacional.

Algunas de sus ventajas son:

⇨ **Conocimiento científico actualizado:** con más de 55.000 entidades únicas y más de 120.000 términos derivados del conocimiento más reciente y de las revisiones realizadas a partir de los profesionales de la salud.

⇨ **Uso sencillo y calidad en la codificación:** es posible realizar una búsqueda diagnóstica a partir del lenguaje natural, ya que la propia herramienta se encargará de su vinculación con el término técnico.

⇨ **Gran utilidad y especificidad:** se incluyen secciones propias relativas a fenómenos muy concretos relacionados con medicamentos, causas de traumatismos o cánceres, entre otros. Del mismo modo, sus áreas de aplicación son diversas, incluyendo la atención primaria, la epidemiología, la investigación o la seguridad del paciente, entre otras.

⇨ **Uso electrónico:** se puede utilizar con cualquier *software* y permite a los profesionales de la salud codificar de manera sencilla. Además, incluye instrumentos y orientaciones sobre su aplicación, así como herramientas de traducción que facilitan a los usuarios la obtención de traducciones fieles al original.

2.6. Conclusión

Como hemos visto, los sistemas de clasificación van a ser una herramienta imprescindible a la hora de enfrentarnos a un posible caso de depresión o ansiedad, ya que son los que nos van a permitir dar un "nombre" concreto a lo que le sucede al sujeto y, por ende, nos abren la puerta hacia el subsiguiente tratamiento o intervención.

Ahora bien, como cualquier herramienta, estas tienen ventajas e inconvenientes.

Las **ventajas** de la utilización de sistemas de clasificación diagnóstica son:

⇨ Permiten la estandarización de los criterios diagnósticos y de investigación.

⇨ Facilitan la comunicación eficaz entre los distintos profesionales de la salud.

⇨ Establecen unos criterios diagnósticos muy claros y concretos, lo que ayuda mucho al diagnóstico especialmente para estudiantes o especialistas menos experimentados.

⇨ Sirven de guía ante problemas difíciles de diagnosticar.

⇨ Aportan información acerca de la probabilidad de aparición de los trastornos.

Algunos de los **posibles riesgos** son:

⇨ Obviar a la persona en su totalidad y centrarnos únicamente en la etiqueta diagnóstica, olvidando hacer una evaluación integral del individuo.

⇨ Estigmatizar al paciente por su etiqueta, a pesar de lo útil que supone esa etiqueta para la comunicación a nivel profesional.

⇨ No poder clasificar a un grupo importante de sujetos al no cumplir todos los criterios necesarios para un diagnóstico específico.

⇨ Perder de vista los factores que están sosteniendo los síntomas.

⇨ Realizar una intervención igual para dos sujetos que presentan un mismo diagnóstico, obviando otras variables individuales como la personalidad de cada cual.

⇨ Que el sujeto se base en su "etiqueta" para buscar información por su cuenta, recurriendo en ocasiones a fuentes no fiables o confusas.

En conclusión, podemos afirmar que los sistemas de clasificación son un instrumento muy útil a la hora de elaborar un diagnóstico, si bien es recomendable que utilicemos más herramientas para tener una visión más amplia del problema. Más adelante veremos otras herramientas de evaluación y diagnósticas que podemos utilizar.

También es fundamental que utilicemos las etiquetas con precaución, lo que evitará que se conviertan en un estigma para la persona. Otro punto fundamental al que hay prestar especial atención es al diagnóstico diferencial, es decir, asegurarnos de diferenciar trastornos con síntomas similares. En el caso de la depresión y la ansiedad, veremos los diagnósticos diferenciales de cada tipo de trastorno más adelante.

3. Concepto y tipos de depresión

3.1. Definición

Vemos que la historia y la denominación de la depresión es larga y antigua y que los sistemas de clasificación nos permiten poner en un lenguaje común varios síntomas que conforman un criterio diagnóstico y la calificación de un trastorno. Ahora bien, más allá de los criterios diagnósticos dentro de un sistema clasificatorio, ¿qué entendemos por depresión?, ¿de qué hablamos cuando decimos que una persona sufre depresión?

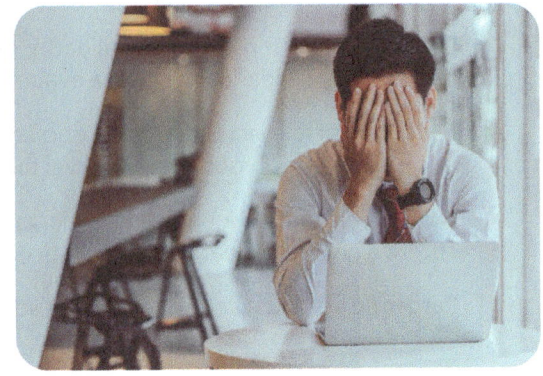

Todos y todas nos hemos sentido tristes alguna vez a lo largo de nuestra vida. Normalmente, debido a la pérdida de un reforzador importante para el individuo, como un desengaño amoroso, la pérdida de un ser querido o un fracaso laboral. En la mayoría de las ocasiones, estos sentimientos que asociamos con la palabra depresión cambian con el tiempo o con la aparición de nuevos reforzadores y consideramos que superamos la tristeza. Pero hay casos en los que la persona no supera esos sentimientos negativos o estos son tan intensos o disfuncionales que requieren de intervención terapéutica.

Hemos de partir de la idea de que la depresión en sí misma no puede verse físicamente. Es un constructo teórico o una construcción mental. Es un trastorno mental o del comportamiento. Es un problema **biológico, psicológico y social**.

También debemos diferenciar entre los pensamientos negativos o los sentimientos de tristeza o desesperanza que todos y todas experimentamos alguna vez a lo largo de la vida y aquellos que realmente podemos incluir dentro del constructo de la depresión. Las emociones que consideramos negativas son inherentes al ser humano y fundamentales para el mismo. Por el contrario, la depresión tenemos que considerarla como un trastorno o enfermedad mental.

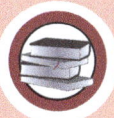 Con depresión hacemos referencia a sentimientos que causan un malestar importante en una o varias áreas de la vida cotidiana que se presentan de forma continua o casi continua a lo largo de un tiempo superior a dos semanas.

La Organización Mundial de la Salud la entiende como un trastorno mental común que implica un estado de ánimo deprimido o la pérdida del placer o el interés por actividades durante largos periodos de tiempo. La depresión es un proceso diferente al de los cambios normales de la vida cotidiana y puede influir a todas las esferas de la persona, como las relaciones familiares, de amistad o comunitarias. Puede tener su origen o ser consecuencia de problemas académicos o laborales, entre otros.

Según el DSM-5, el rasgo común a todos los trastornos depresivos es la presencia de un ánimo triste, vacío o irritable, acompañado de cambios somáticos y cognitivos que afectan significativamente a la capacidad funcional del individuo. Las diferencias entre ellos tienen que ver con la duración, la presentación temporal o la supuesta etiología.

Por su parte, la CIE-11 especifica que los trastornos depresivos se caracterizan por un estado de ánimo depresivo (por ejemplo, tristeza, irritación, sensación de vacío) o pérdida de placer, acompañado por otros síntomas cognitivos, conductuales o neurovegetativos que afectan significativamente la capacidad del individuo de funcionar.

La depresión, como la mayoría de las enfermedades mentales, no está originada únicamente en un factor o causa, sino que son múltiples los mecanismos y variables implicados, tal y como veremos a lo largo de las siguientes unidades.

Es importante tener en cuenta que hay ocasiones en las que el propio individuo no es consciente de que está sufriendo una depresión, probablemente porque el proceso está siendo paulatino y trata de rebatir sus sentimientos negativos esforzándose más en sus tareas cotidianas y luchando por no sentir tales emociones. A menudo, las consecuencias de esta lucha no son otras que la aparición de estrés y fatiga, acompañados de dolores físicos, como pueden ser el dolor de cabeza o el insomnio. En determinados casos, estos pueden ser los signos de alarma que nos hagan darnos cuenta de que existe un problema.

Otro aspecto fundamental que no debemos perder de vista a la hora de trabajar con pacientes con depresión o con cualquier otro trastorno o enfermedad mental, es que no se tratan de "debilidades" de la persona ni son "llamadas de atención" ni formas de "escaquearse". Es imprescindible que seamos muy conscientes (y así se lo transmitamos a los demás) de que las enfermedades mentales son problemas que requieren una atención especializada, que pueden afectarnos a todos y a todas, y que no son algo de lo que avergonzarse; al contrario, invitemos a las personas a pedir ayuda cuando la necesiten.

3.2. Baja médica: cuándo solicitarla

3.2.1. Casos habituales en los que es necesaria una baja

Como decimos, la depresión puede ser considerada como una enfermedad más y, como tal, puede requerir en ocasiones que el paciente solicite la baja médica. Son tres los casos más habituales en los que es necesaria:

⇨ Cuando los propios síntomas de la depresión no permiten desarrollar al sujeto su actividad profesional o inciden negativamente de forma significativa en la capacidad de la persona para concentrarse, atender o relacionarse con otros.

⇨ Cuando parte del tratamiento que recibe el paciente es farmacológico y este puede impedir la realización de algunas actividades relacionadas con el trabajo del individuo.

⇨ Cuando el propio trabajo tiene una influencia negativa sobre la depresión, al ser la causa de la misma o constituir un factor estresante o de mantenimiento de la misma.

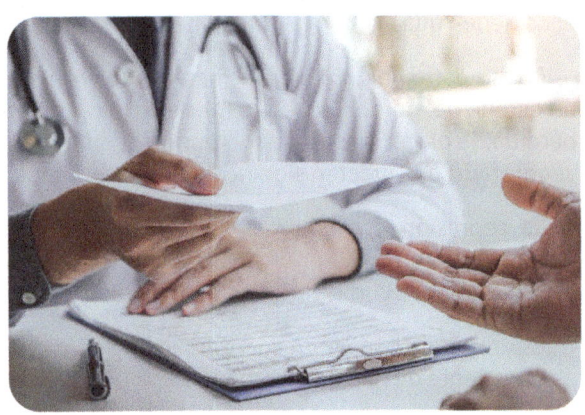

⇨ En cualquier caso, el objetivo es que la baja laboral, de producirse, no dure en exceso, ya que las relaciones sociales y el mantenimiento de la vida cotidiana van a ser factores favorables a la recuperación de la persona.

3.2.2. Qué puntos debemos recordar si son reacios a dar una baja

Si nos encontramos con un sujeto reacio a pedir ayuda, podemos recordar lo siguiente:

⇨ La depresión es tratable. No hay necesidad de seguir sufriendo.

⇨ Los tratamientos actuales para la depresión son capaces de reducir o eliminar el sufrimiento de la persona, ya que son altamente efectivos y tienen una gran tasa de éxito.

⇨ Cuanto antes se inicie el tratamiento o terapia, mayor es la probabilidad de éxito y mayores las posibilidades de que sea menos grave y menos recurrente.

⇨ El tratamiento de la depresión puede ser clave para prevenir consecuencias irreparables como el suicidio que, como luego veremos, está asociado muy estrechamente con la depresión.

⇨ Aunque el primer tratamiento elegido no revista todo el éxito deseado, en casi todos los casos, se encuentra uno que se adecue a la persona y le sea efectivo.

Por tanto, el tratamiento profesional es indispensable para el futuro éxito del viaje que recorrerá una persona con depresión hasta su desaparición. Ahora bien, la intervención de un profesional no exime a la persona de una participación activa en el proceso. Es fundamental que ambas partes se involucren en el proceso, se comuniquen y sigan una vía de actuación con la que ambos se sientan cómodos. Es también una muy buena fuente de apoyo el entorno del paciente, que puede ser un gran soporte para el individuo durante el proceso.

3.2.3. Puntos de apoyo del sistema sanitario

El sistema sanitario siempre será el gran apoyo para una persona que esté pasando por una situación de depresión. Aporta su ayuda en diversos ámbitos:

⇨ Orientación, información y soporte: cualquier profesional de la salud al que se decida acudir en primer lugar va a ser capaz de proporcionar a la persona la información necesaria para su correcta atención, poniendo a su disposición los recursos de los que puede disponer y los caminos que puede seguir, indicándole los diferentes tipos de tratamiento o intervención a su disposición.

⇨ Mantenimiento de la confidencialidad: los pacientes deben tener claro que todo lo que hablen con un profesional sanitario es información confidencial y, por tanto, no deben tener ningún reparo en contar sus síntomas y preocupaciones con la mayor honestidad posible.

⇨ Especialización: si el primer especialista al que acude no dispone de la preparación suficiente (situación habitual, ya que suele tratarse del médico de cabecera), será derivado a un sistema más especializado.

3.3. Tipos de depresión

3.3.1. Según el DSM-5

Como hemos visto, los sistemas de clasificación más utilizados en la actualidad son el DSM-5 y la CIE-11. A continuación, vamos a ver los tipos de depresión que incluye cada uno. En unidades posteriores desarrollaremos los síntomas que definen a cada uno.

Los tipos de depresión según el DSM-5 son los siguientes:

⇨ Trastorno de desregulación disruptiva del estado de ánimo.

⇨ Trastorno de depresión mayor (incluye el episodio depresivo mayor).

⇨ Trastorno depresivo persistente (distimia).

⇨ Trastorno disfórico premenstrual.

⇨ Trastorno depresivo inducido por una sustancia/medicamento.

⇨ Trastorno depresivo debido a otra afección médica.

⇨ Otro trastorno depresivo especificado.

⇨ Otro trastorno depresivo no especificado.

Cabe destacar que, en esta última edición, a diferencia de ediciones anteriores, se han separado en capítulos diferentes los "trastornos depresivos" y el "trastorno bipolar y trastornos relacionados". Consideramos que es importante incluir también los trastornos de este capítulo, debido a su estrecha relación con los trastornos depresivos y de ansiedad que nos ocupan. Así pues, más adelante encontrarás los síntomas definitorios de estos trastornos.

3.3.2. Según la CIE-11

En la CIE-11 encontramos los trastornos depresivos dentro de la categoría de trastornos mentales, del comportamiento y del neurodesarrollo/trastornos del estado de ánimo. Las distintas categorías que recoge la CIE-11 son:

⇨ Trastorno depresivo de episodio único.

⇨ Trastorno depresivo recurrente.

⇨ Trastorno distímico.

⇨ Trastorno mixto de depresión y ansiedad.

⇨ Trastorno disfórico premenstrual.

⇨ Otros trastornos depresivos especificados.

⇨ Trastornos depresivos sin especificación.

En el caso de la CIE-11 también encontramos una clasificación diferenciada dentro de los trastornos del estado de ánimo referida a los trastornos bipolares u otros trastornos relacionados.

La melancolía, acedía o depresión, como la conocemos en la actualidad, es inherente a la historia del ser humano y ha recibido explicaciones de muy diversa índole, desde los humores del cuerpo hasta los neurotransmisores cerebrales. Actualmente, los enfoques cognitivo-conductuales son los más extendidos a la hora de dar explicación al origen de los sentimientos asociados con este trastorno.

La depresión supone un trastorno mental caracterizado por sentimientos de tristeza, vacío o desesperanza. Dentro del constructo de depresión encontramos diferentes trastornos más específicos, cada cual con sus rasgos definitorios y diferenciales.

Estos rasgos o síntomas que conforman cada trastorno depresivo se encuentran listados en los sistemas clasificatorios que los profesionales de la salud utilizan en su práctica clínica, destacando el Manual diagnóstico y estadístico de los trastornos mentales (DSM-5) y la Clasificación Internacional de Enfermedades (CIE-11).

Si nos encontramos ante un posible caso de depresión, es muy importante que la persona se sienta escuchada y acompañada, se le suministre la atención especializada que necesite o bien le derivemos al servicio adecuado.

La depresión puede y debe ser tratada. La multitud de tratamientos disponibles aseguran casi al cien por cien la recuperación del paciente.

UNIDAD DIDÁCTICA 2

Síntomas. Historia y curso natural.
Depresión según edad y sexo.
Epidemiología y
aspectos económicos

Contenido & Objetivos

Introducción

1. **Síntomas**

2. **Tipos de trastornos**

3. **Síntomas según la CIE-11**

4. **Trastorno bipolar y otros trastornos relacionados según el DSM-5**

5. **Trastornos bipolares u otros trastornos relacionados según la CIE-11**

6. **Variables diferenciales de género**

7. **Trastornos en relación a la edad, género, prevalencia o factores de riesgo**

Los **objetivos** de esta unidad son:

1. Determinar la esencia sintomática de cada uno de los síndromes.

2. Aprender cuáles son los signos que determinan cada uno de los trastornos.

3. Estudiar la forma de detectar los síntomas y las características que deben tener para cumplir con el criterio.

4. Conocer cuál es la cantidad de síntomas necesarios para otorgar un diagnóstico.

5. Saber diferenciar las particularidades de los criterios diagnósticos.

6. Entender cuál es el curso y desarrollo habitual de los trastornos.

7. Conocer y tener en cuenta las variables que hacen más o menos probable que una persona en concreto desarrolle un trastorno depresivo.

Introducción

A lo largo de esta unidad vamos a estudiar en profundidad cuáles son los síntomas y criterios diagnósticos que conforman cada uno de los trastornos. Se especificarán los signos que conforman cada uno de los cuadros clínicos, la cantidad de ellos que deben cumplirse, la indicación de cuáles no son opcionales y las especificaciones que nos ayudarán a corroborar si debemos o no tenerlos en cuenta.

Además, aprenderemos cuáles son las variables diferenciales en los trastornos depresivos, incidiendo en las diferencias existentes en cuanto al género, la edad o el nivel socioeconómico.

1. Síntomas

Como hemos visto, los sistemas de clasificación recogen los síntomas asociados a cada uno de los trastornos. En los siguientes epígrafes se recogen los criterios diagnósticos de los dos sistemas de clasificación más utilizados.

El DSM-5 define y explica cada uno de los trastornos que presenta, mostrando un listado de síntomas que deben producirse para considerarse que el sujeto padece el trastorno en cuestión. Además de los signos específicos característicos de cada uno, nos vamos a encontrar especificaciones con respecto a la duración de los mismos, su contexto, su periodicidad y variables similares, así como información acerca de la historia, el desarrollo y el curso de cada trastorno.

Además, se determinan algunas excepciones y algunas precauciones que debemos tener en cuenta antes de dar por válido el diagnóstico del trastorno. Estas consideraciones se exponen más adelante, en el apartado de diagnóstico.

El punto de unión en todos estos trastornos es, según el manual, la presencia de un ánimo triste, vacío o irritable, acompañado de cambios somáticos y cognitivos que afectan significativamente a la capacidad funcional del individuo.

2. Tipos de trastornos

2.1. Trastorno de desregulación disruptiva del estado de ánimo

2.1.1. Concepto

El trastorno de desregulación disruptiva del estado de ánimo ha sido diseñado ante las dudas de que se estuviera diagnosticando a los niños con un trastorno bipolar de forma desmedida.

A pesar de que algunos investigadores consideran la irritabilidad grave no episódica como una característica del trastorno bipolar, el DSM-5, como ya hacía el DSM-IV, exige episodios delimitados de manía o hipomanía para otorgar un diagnóstico de trastorno bipolar I.

En esta última versión, además de reservarse el término de trastorno bipolar únicamente para las presentaciones episódicas de los trastornos bipolares, se incluye esta nueva categoría precisamente pensada para el diagnóstico de jóvenes con síntomas relacionados con una irritabilidad muy marcada y no episódica. Se hace así una distinción de trastornos con el fin de superar una época donde los pacientes pediátricos eran altamente diagnosticados con trastorno bipolar, probablemente por la consideración dentro de este trastorno de ambos cuadros clínicos.

El trastorno de desregulación disruptiva del estado de ánimo hace referencia a la presencia de **irritabilidad persistente** y episodios frecuentes de **descontrol conductual** extremo en niños de hasta 12 años de edad. Su rasgo central es una irritabilidad crónica, grave y persistente que se manifiesta en dos vertientes:

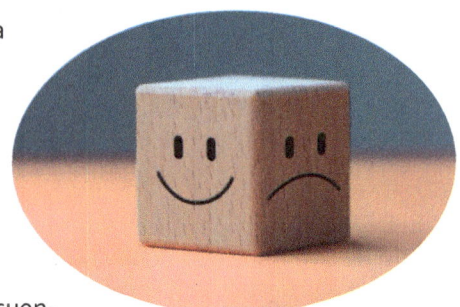

⇨ Por un lado, con accesos de cólera frecuentes que suelen aparecer como respuesta a la frustración y manifestarse de forma verbal o conductual.

⇨ Por otro lado, la irritabilidad grave se muestra como un estado de ánimo persistentemente irritable o de enfado crónico entre los episodios de cólera.

Su ubicación dentro de los trastornos depresivos se debe a la comprobación de que los niños que sufren este trastorno desarrollarán en la adolescencia y adultez trastornos depresivos unipolares o trastornos de ansiedad con más probabilidad que los trastornos bipolares.

2.1.2. Características

Las características del trastorno de desregulación disruptiva del estado de ánimo son:

a) Accesos de cólera graves y recurrentes que se manifiestan verbalmente (por ejemplo, rabietas verbales) y/o con el comportamiento (por ejemplo, agresión física a personas o propiedades) cuya intensidad o duración son desproporcionadas a la situación o provocación.

b) Los accesos de cólera no concuerdan con el grado de desarrollo.

c)   Los accesos de cólera se producen, en término medio, tres o más veces por semana.

d)   El estado de ánimo entre los accesos de cólera es persistentemente irritable o irascible la mayor parte del día, casi todos los días, y es observable por parte de otras personas (por ejemplo, padres, maestros, compañeros). Es decir, este estado de ánimo irritable o enfadado debe ser característico del niño.

e)   Los criterios A–D han estado presentes durante 12 o más meses. En todo este tiempo, el individuo no ha tenido un periodo que durara tres o más meses consecutivos sin todos los síntomas de los criterios A–D.

f)   Los criterios A y D están presentes al menos en dos de tres contextos (es decir, en casa, en la escuela, con los compañeros) y son graves al menos en uno de ellos.

g)   El primer diagnóstico no se debe hacer antes de los 6 años o después de los 18.

h)   Por la historia o la observación, los criterios A–E comienzan antes de los 10 años.

i)   Nunca ha habido un periodo bien definido de más de un día durante el cual se hayan cumplido todos los criterios sintomáticos, excepto la duración, para un episodio maníaco o hipomaníaco.

j)   Los comportamientos no se producen exclusivamente durante un episodio de trastorno de depresión mayor y no se explican mejor por otro trastorno mental (por ejemplo, trastorno del espectro del autismo, trastorno por estrés postraumático, trastorno por ansiedad de separación, trastorno depresivo persistente [distimia]).

k)   Los síntomas no se pueden atribuir a los efectos fisiológicos de una sustancia o de otra afección médica o neurológica.

En cuanto a su **desarrollo y curso**, se establece que el comienzo del trastorno de desregulación disruptiva del estado de ánimo ha de producirse antes de los 10 años de edad, fijándose en 6 años la edad señalada por debajo de la cual no debería producirse el diagnóstico aún, aunque se desconoce si la dolencia se limita realmente a este rango de edades.

El diagnóstico debería darse en un margen de edad de entre los 7 y los 18 años, periodo donde se ha establecido su validez, ya que es posible que los síntomas cambien al madurar el niño.

Aproximadamente, la mitad de los niños con irritabilidad grave crónica tendrá una presentación que va a continuar cumpliendo los criterios para el trastorno un año después. Las tasas de conversión de la irritabilidad grave no episódica en trastorno bipolar son muy bajas. Sin embargo, los niños con irritabilidad crónica tienen mayor riesgo de desarrollar trastornos depresivos unipolares y trastornos de ansiedad en la edad adulta.

2.2. Trastorno de depresión mayor

El rasgo fundamental del trastorno de depresión mayor es la aparición de episodios de, al menos, dos semanas de duración, si bien en la mayoría de los casos este tiempo es mayor. Estos episodios deben implicar cambios claros en el afecto, la cognición y las funciones neurovegetativas. Otro punto característico es que entre episodios encontraremos remisiones.

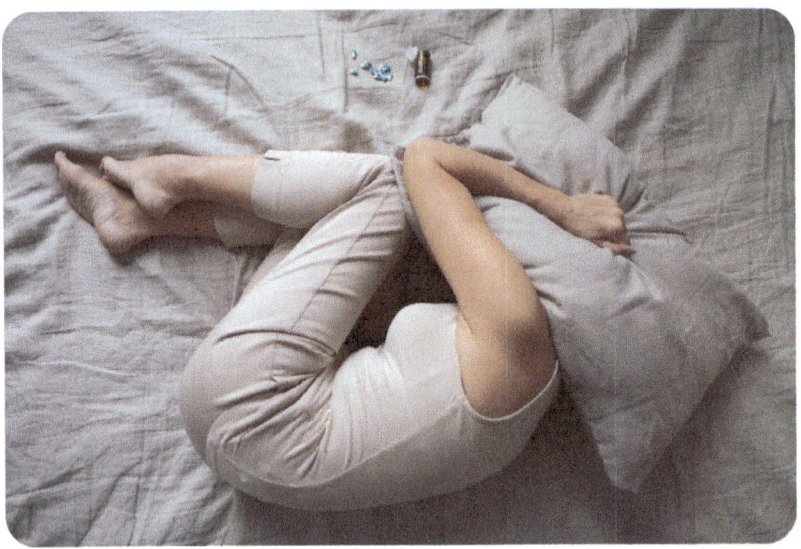

Aunque es posible realizar el diagnóstico en base a un solo episodio, en la mayoría de los casos, el trastorno es recurrente.

A la hora de valorar la tristeza de la persona que estamos evaluando, es imprescindible atender a la diferencia entre tristeza normal y tristeza de un episodio depresivo mayor. En el caso de estar sufriendo un duelo, este generará sufrimiento, pero en general no desencadenará un episodio depresivo mayor.

Los **síntomas** asociados a los criterios diagnósticos del trastorno depresivo mayor deberían estar presentes prácticamente a diario para poderlos considerar, a excepción del cambio en el peso y de la ideación suicida. Sería precisa la presencia de ánimo deprimido la mayor parte del día, además de casi cada día. Habitualmente los síntomas más característicos son el insomnio y la fatiga, lo que puede provocar la falta de diagnóstico al no reconocer el resto de los síntomas asociados.

Es importante tener en cuenta que el paciente podría **manifestar verbalmente que no se encuentra triste**, por lo que habremos de atender a lo que podamos indagar en una entrevista o fijarnos en su expresión facial o conducta. También podríamos encontrarnos con una queja somática, ante la cual deberíamos estudiar su posible asociación con síntomas depresivos específicos.

La **fatiga y la alteración del sueño** son síntomas recurrentes en una amplia cantidad de casos. En contraposición, las alteraciones psicomotoras y los sentimientos de culpa delirantes o casi delirantes son mucho menos frecuentes, si bien son indicadores de una mayor gravedad global.

Para dar un **diagnóstico** de trastorno depresivo mayor o, en su caso, de episodio depresivo mayor, el sujeto debe cumplir con lo siguiente:

a) Cinco (o más) de los síntomas siguientes han estado presentes durante el mismo periodo de dos semanas y representan un cambio del funcionamiento previo; al menos uno de los síntomas es (1) estado de ánimo deprimido o (2) pérdida de interés o de placer. Este criterio supone el rasgo principal del episodio depresivo mayor; el paciente presenta ánimo depresivo o bien pérdida de interés durante, al menos, dos semanas y, además, cuatro síntomas adicionales de los que se presentan a continuación. Cabe resaltar que para que un síntoma se considere parte del trastorno ha de ser nuevo o debe haber empeorado claramente en comparación con el estado de la persona antes del episodio.

- **Estado de ánimo deprimido** la mayor parte del día, casi todos los días, según se desprende de la información subjetiva o de la observación por parte de otras personas. La persona suele describir su estado como deprimido, triste, desesperanzado, desanimado, por los suelos, "soso" o sin sentimientos. También podremos deducir su estado de ánimo en base a su conducta (por ejemplo, está a punto de llorar durante la entrevista). Algunos de los pacientes enfatizarán su estado en aspectos somáticos como dolores o sufrimientos corporales, y otros referirán sentimientos de irritabilidad que se manifiestan en forma de ira, respuestas de culpabilización hacia otros o una exagerada frustración ante acontecimientos menores.

- **Disminución importante del interés o el placer** por todas o casi todas las actividades la mayor parte del día, casi todos los días (como se desprende de la información subjetiva o de la observación). La pérdida del interés o del placer aparece casi siempre, al menos, en algún grado. Podemos encontrarnos con sujetos que informan de un menor interés por sus aficiones o que expresan que ya no les importan actividades que antes consideraban placenteras. Algunos pacientes también refieren una disminución significativa en el interés o deseo sexual en comparación con la respuesta habitual. Si recabamos información de familiares o allegados, será habitual encontrar alusiones a un mayor aislamiento social o el abandono de pasatiempos que antes le resultaban satisfactorios.

53

- **Pérdida importante de peso** sin hacer dieta o aumento de peso (por ejemplo, modificación de más del 5% del peso corporal en un mes) o disminución o aumento del apetito casi todos los días. Como vemos, la alteración puede ocurrir en ambas direcciones. Algunos sujetos informan de que tienen que forzarse a sí mismos a la hora de comer, mientras que otros aumentan su ingesta y tienen una especial predilección por determinados alimentos como los dulces o los hidratos de carbono.

- **Insomnio o hipersomnia** casi todos los días. Al igual que con el criterio anterior, el síntoma puede manifestarse en ambas direcciones. Cuando lo que aparece es la dificultad para dormir, normalmente aparece en forma de insomnio medio, es decir, que el sujeto se despierta a lo largo de la noche y le cuesta volverse a dormir o en forma de insomnio precoz, esto es, teniendo dificultades para quedarse dormido. En el polo opuesto, la hipersomnia se manifiesta en periodos prolongados durante la noche o en un aumento de sueño durante el día. Este es uno de los síntomas que pueden llevar al individuo a buscar tratamiento y, por tanto, es importante que siempre que estemos ante una queja de este tipo ahondemos en la posibilidad de que exista un problema de depresión.

- **Agitación o retraso psicomotor** casi todos los días. Las alteraciones psicomotoras incluyen la agitación, que puede manifestarse a través de la incapacidad de estarse quieto, la necesidad de caminar de un lado a otro, la acción de retorcerse las manos o tocarse la piel o algún objeto; y la lentificación, que puede mostrarse en el discurso, el pensamiento, el movimiento, en el aumento de las pausas a la hora de dar una contestación, la disminución del volumen al hablar, la disminución en la cantidad o variedad del discurso o el mutismo. Estas alteraciones deben poder ser observables por parte de otras personas, no es suficiente con una sensación subjetiva por parte del sujeto.

- **Fatiga o pérdida de energía** casi todos los días. El paciente puede sentirse fatigado de manera continua en el tiempo sin haber realizado ningún esfuerzo físico y pequeñas tareas parecen requerir esfuerzos enormes o conllevar gran cansancio. En consecuencia, el paciente puede sentir que tareas cotidianas le resultan más trabajosas y le conllevan más tiempo de lo habitual.

- **Sentimiento de inutilidad o culpabilidad** excesiva o inapropiada casi todos los días. Este síntoma puede manifestarse en forma de evaluaciones negativas sobre sí mismos no correspondientes con la realidad, preocupaciones de culpa y rumiaciones sobre pequeños errores del pasado. Es habitual que se interpreten de forma sesgada los acontecimientos cotidianos que son neutros o triviales, considerándolos como una constatación de los propios defectos, a la par que se siente una responsabilidad desmedida hacia los acontecimientos inapropiados. Estos sentimientos de falta de utilidad y de culpa pueden llegar a desarrollar ideas delirantes. Aunque también es frecuente la aparición de culpa hacia uno mismo por estar enfermo y como consecuencia fracasar en el desempeño de sus responsabilidades laborales o interpersonales, este pensamiento no debe considerarse por sí mismo suficiente para el cumplimiento de este criterio, a no ser que estas ideas sean delirantes.

- **Disminución de la capacidad para pensar o concentrarse, o para tomar decisiones**, casi todos los días, en base a la información proporcionada por el propio paciente o por otros. Los sujetos pueden parecer distraídos o manifestar que tienen problemas de memoria y, en aquellos casos que realizan actividades con una gran demanda cognitiva, lo habitual es que no sean capaces de llevarlas a cabo. Si estamos tratando con niños, un descenso significativo en las notas puede estar reflejando una disminución de la concentración. Si se trata de personas mayores, debemos tener en cuenta que pueden fundamentar su demanda en la pérdida de memoria y corremos el riesgo de hacer un diagnóstico (erróneo) de demencia. Normalmente, si se trata con éxito el problema de depresión desaparece también el problema de memoria asociado. Sin embargo, en algunos casos sí que la aparición de un episodio depresivo mayor es la antesala de una demencia irreversible.

- **Pensamientos de muerte recurrentes** (no solo miedo a morir), ideas suicidas recurrentes sin un plan determinado, intento de suicidio o un plan específico para llevarlo a cabo. La manifestación de estos síntomas puede variar desde el deseo pasivo de no despertarse por la mañana o la creencia de que los otros estarían mejor si él estuviera muerto, hasta los pensamientos breves pero recurrentes de suicidarse o la elaboración de un plan para llevarlo a cabo.

b) Los síntomas causan malestar clínicamente significativo o deterioro en lo social, laboral u otras áreas importantes del funcionamiento. Hay que tener en cuenta que, en algunos pacientes con episodios leves, el funcionamiento puede parecer normal, pero requerir de un esfuerzo notablemente elevado.

c) El episodio no se puede atribuir a los efectos fisiológicos de una sustancia o de otra afección médica. En el caso de que el paciente esté sufriendo una afección médica, la dificultad para discernir qué síntomas se atribuyen a la depresión y cuáles a la enfermedad, es considerable. La norma establece que se tendrán en cuenta los síntomas para determinar el diagnóstico de la depresión mayor a no ser que sean clara y totalmente atribuibles a la afección médica general.

d) El episodio de depresión mayor no se explica mejor por un trastorno esquizoafectivo, esquizofrenia, un trastorno esquizofreniforme, trastorno delirante, u

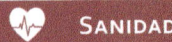
otro trastorno especificado o no especificado del espectro de la esquizofrenia y otros trastornos psicóticos.

e)   Nunca ha habido un episodio maníaco o hipomaníaco.

El curso del trastorno depresivo mayor es bastante variable. Podemos encontrarnos con pacientes que apenas presentan remisiones o que nunca llegan a presentarlas, y con pacientes que pasarán varios años con pocos o ningún síntoma entre episodio y episodio. Se entiende por remisión el periodo de dos o más meses sin síntomas o con solo uno o dos síntomas leves.

2.3.   Trastorno depresivo persistente (distimia)

En este trastorno se agrupan el trastorno de depresión mayor crónico y el trastorno distímico del DSM-IV. En este caso, las alteraciones del estado de ánimo duran, al menos, dos años en adultos o un año en niños. Anteriormente al desarrollo de este trastorno, el paciente ha podido padecer depresión mayor e, incluso, durante el trastorno depresivo persistente, pueden darse episodios de depresión mayor.

Los sujetos que sufren un trastorno depresivo persistente describen su estado de ánimo como triste o por los suelos.

Los síntomas característicos de este trastorno son los siguientes:

a)   Estado de ánimo deprimido durante la mayor parte del día, presente más días que los que está ausente, según se desprende de la información subjetiva o de la observación por parte de otras personas, durante un mínimo de dos años.

b)   Presencia, durante la depresión, de dos (o más) de los síntomas siguientes:

- Poco apetito o sobrealimentación.

- Insomnio o hipersomnia.

- Poca energía o fatiga.

- Baja autoestima.

- Falta de concentración o dificultad para tomar decisiones.

- Sentimientos de desesperanza.

c)   Durante el periodo de dos años de la alteración, el individuo nunca ha estado sin los síntomas de los criterios a) y b) durante más de dos meses seguidos.

d) Los criterios para un trastorno de depresión mayor pueden estar continuamente presentes durante dos años.

e) Nunca ha habido un episodio maníaco o un episodio hipomaníaco, y nunca se han cumplido los criterios para el trastorno ciclotímico.

f) La alteración no se explica mejor por un trastorno esquizoafectivo persistente, esquizofrenia, trastorno delirante, u otro trastorno especificado o no especificado del espectro de la esquizofrenia y otro trastorno psicótico.

g) Los síntomas no se pueden atribuir a los efectos fisiológicos de una sustancia (por ejemplo, una droga, un medicamento) o a otra afección médica (por ejemplo, hipotiroidismo).

h) Los síntomas causan malestar clínicamente significativo o deterioro en lo social, laboral u otras áreas importantes del funcionamiento.

 El trastorno depresivo persistente tiene, por definición, un curso crónico. En el caso de que los síntomas lleguen a niveles de un episodio depresivo mayor, es probable que vuelvan a descender después a un nivel inferior. En cambio, la sintomatología depresiva remite con menos probabilidad en un periodo determinado de tiempo dentro de un cuadro de trastorno depresivo recurrente en comparación con un episodio depresivo mayor.

2.4. Trastorno disfórico premenstrual

El trastorno disfórico premenstrual ocupaba, en el DSM-IV, un apéndice del mismo. Sin embargo, en base a la investigación sobre esta dolencia, se ha decidido

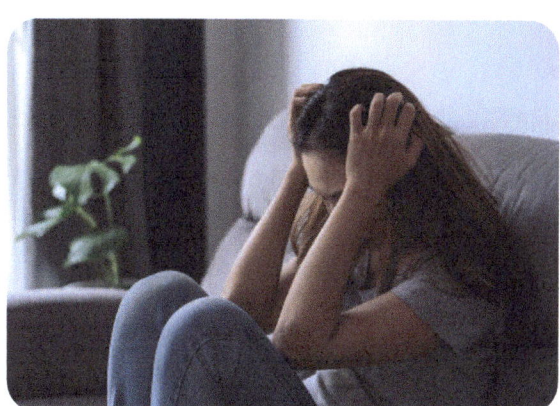

incluirlo aquí. Dicha investigación confirma que no es otra cosa que un trastorno depresivo que responde al tratamiento, que comienza poco después de la ovulación y que remite pocos días después de la menstruación, y que tiene un impacto funcional importante.

La esencia de este trastorno reside en la expresión de **labilidad afectiva, disforia y sínto-**

mas de ansiedad, que aparecen repetidamente durante la fase premenstrual del ciclo y remiten hacia el inicio de la menstruación o algo después.

Síntomas del trastorno disfórico premenstrual:

a) En la mayoría de los ciclos menstruales, al menos cinco síntomas han de estar presentes en la última semana antes del inicio de la menstruación, empezar a mejorar unos días después del inicio de la menstruación y hacerse mínimos o desaparecer en la semana después de la menstruación.

b) Uno (o más) de los síntomas siguientes han de estar presentes:

- Labilidad afectiva intensa (por ejemplo, cambios de humor; de repente está triste o llorosa, o aumento de la sensibilidad al rechazo).

- Irritabilidad intensa, o enfado o aumento de los conflictos interpersonales.

- Estado del ánimo intensamente deprimido, sentimiento de desesperanza o ideas de autodesprecio.

- Ansiedad, tensión, y/o sensación intensa de estar excitada o con los nervios de punta.

c) Uno (o más) de los síntomas siguientes también han de estar presentes, hasta llegar a un total de cinco síntomas cuando se combinan con los síntomas del criterio b):

- Disminución del interés por las actividades habituales (por ejemplo, trabajo, escuela, amigos, aficiones).

- Dificultad subjetiva de concentración.

- Letargo, fatigabilidad fácil o intensa falta de energía.

- Cambio importante del apetito, sobrealimentación o anhelo de alimentos específicos.

- Hipersomnia o insomnio.

- Sensación de estar agobiada o sin control.

- Síntomas físicos como dolor o tumefacción mamaria, dolor articular o muscular, sensación de "hinchazón" o aumento de peso.

d) Los síntomas se asocian a malestar clínicamente significativo o interferencia en el trabajo, la escuela, las actividades sociales habituales o la relación con otras personas (por ejemplo, evitación de actividades sociales; disminución de la productividad y la eficiencia en el trabajo, la escuela o en casa). El grado de intensidad y de expresión de la sintomatología va a estar muy influenciada por las peculiaridades sociales y culturales de la paciente, así como por factores familiares, creencias religiosas, tolerancia social y las creencias asociadas con el rol de la mujer.

e) La alteración no es simplemente una exacerbación de los síntomas de otro trastorno, como el trastorno de depresión mayor, el trastorno de pánico, el trastorno depresivo persistente (distimia) o un trastorno de la personalidad (aunque puede coexistir con cualquiera de estos).

f) El criterio a) se ha de confirmar mediante evaluaciones diarias prospectivas durante, al menos, dos ciclos sintomáticos.

g) Los síntomas no se pueden atribuir a los efectos fisiológicos de una sustancia (por ejemplo, una droga, un medicamento, otro tratamiento) o a otra afección médica (por ejemplo, hipertiroidismo).

2.5. Trastorno depresivo inducido por una sustancia/ medicamento

Con los trastornos de depresión se asocian gran cantidad de sustancias de abuso, algunos medicamentos requeridos de prescripción médica y varias afecciones médicas. Las características diagnósticas del trastorno depresivo inducido por sustancias/ medicamentos incluyen los síntomas de un trastorno depresivo. Sin embargo, esta sintomatología depresiva está asociada al consumo, inyección o inhalación de una sustancia tal como una droga de abuso, una toxina, una medicación psicotrópica u otra medicación. Nos encontramos también con que los síntomas depresivos permanecen más tiempo del que cabría esperar de los efectos fisiológicos o del periodo de intoxicación o abstinencia.

Así, para el **diagnóstico** de trastorno depresivo inducido por una sustancia o un medicamento debemos atender a lo siguiente:

a) Alteración importante y persistente del estado de ánimo que predomina en el cuadro clínico y que se caracteriza por estado de ánimo deprimido, disminución notable del interés o placer por todas o casi todas las actividades.

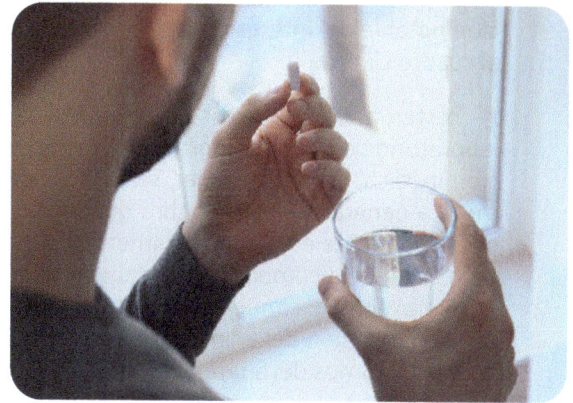

b) Existen pruebas a partir de la historia clínica, la exploración física o los análisis de laboratorio de (1) y (2):

- Síntomas del criterio A desarrollados durante o poco después de la intoxicación o abstinencia de una sustancia o después de la exposición a un medicamento. El trastorno depresivo debe haberse desarrollado durante o en el mes posterior al consumo de la sustancia capaz de provocarlo. Para confirmar este criterio habrá que atender a los datos de la historia clínica, la exploración física o los análisis de laboratorio.

- La sustancia/medicamento implicado puede producir los síntomas del criterio A.

c) El trastorno no se explica mejor por un trastorno depresivo no inducido por una sustancia/medicamento.

d) El trastorno no se produce exclusivamente durante el curso de un síndrome confusional. No debe hacerse este diagnóstico si los síntomas aparecen exclusivamente durante el curso de un delirio.

e) El trastorno causa malestar clínicamente significativo o deterioro en lo social, laboral u otras áreas importantes del funcionamiento.

2.6. Trastorno depresivo debido a otra afección médica

La **etiología**, es decir, la relación causal con otra afección médica es la variable esencial del trastorno depresivo debido a otra afección médica. El listado de dolencias que se creen que pueden inducirla no puede ser exhaustivo y, por consiguiente, es necesario el juicio y análisis clínico para su determinación.

Un periodo importante y persistente de estado de ánimo deprimido o una disminución notable del interés o placer por todas o casi todas las actividades predomina en el cuadro clínico.

Existen pruebas a partir de la historia clínica, la exploración física o los análisis de laboratorio de que el trastorno es la consecuencia fisiopatológica directa de otra afección médica. En primer lugar, será necesario establecer la presencia de una afección médica general. Después habrá que llevar a cabo el estudio para tratar de establecer si realmente está etiológicamente relacionada con la alteración anímica. A la hora de realizar esta comprobación deberíamos considerar la presencia de una asociación temporal entre el comienzo, la exacerbación o la remisión de la afección médica general y la alteración del ánimo. Además, deberíamos observar si existen rasgos atípicos en los trastornos del ánimo primarios.

La alteración no se explica mejor por otro trastorno mental (por ejemplo, trastorno de adaptación, con estado de ánimo deprimido, en el que el factor de estrés es una afección médica grave).

El trastorno no se produce exclusivamente durante el curso de un síndrome confusional.

El trastorno causa malestar clínicamente significativo o deterioro en lo social, laboral u otras áreas importantes del funcionamiento.

2.7. Otro trastorno depresivo especificado

Según el DSM-5, esta categoría se aplica a presentaciones en las que predominan los síntomas característicos de un trastorno depresivo que causan malestar clínicamente significativo o deterioro en lo social, laboral u otras áreas importantes del funcionamiento, pero que **no cumplen todos los criterios** de ninguno de los trastornos de la categoría diagnóstica de los trastornos depresivos.

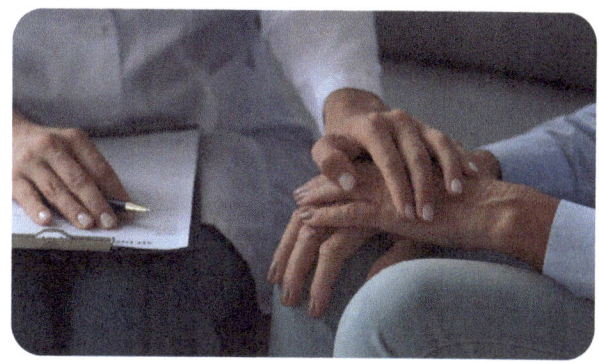

La categoría de **otro trastorno depresivo especificado** se utiliza en situaciones en las que el profesional clínico opta por comunicar el motivo específico por el que la presentación no cumple los criterios de un trastorno depresivo específico. Esto se hace registrando "otro trastorno depresivo especificado" y, a continuación, el motivo específico (por ejemplo, "episodio depresivo de corta duración").

2.8. Otro trastorno depresivo no especificado

Esta categoría se aplica a presentaciones en las que predominan los síntomas característicos de un trastorno depresivo que causan malestar clínicamente significativo o deterioro en lo social, laboral u otras áreas importantes del funcionamiento pero que no cumplen todos los criterios de ninguno de los trastornos de la categoría diagnóstica de los trastornos depresivos.

La categoría del trastorno depresivo no especificado se utiliza en situaciones en las que el profesional clínico opta por no especificar el motivo de incumplimiento de los criterios de un trastorno depresivo específico e incluye presentaciones en las que no existe suficiente información para hacer un diagnóstico más específico (por ejemplo, en servicios de urgencias).

3. Síntomas según la CIE-11

3.1. Trastorno depresivo de episodio único

Según la CIE-11, el trastorno depresivo de episodio único se caracteriza por la presencia o antecedentes de un episodio depresivo cuando no hay antecedentes de episodios depresivos previos.

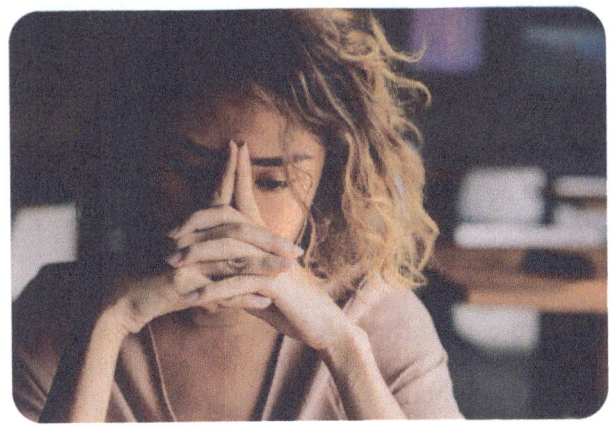

Un episodio depresivo se caracteriza por un periodo de estado de ánimo depresivo o disminución del interés en las actividades que ocurren la mayor parte del día, casi todos los días durante un periodo que dura, al menos, dos semanas acompañado de otros síntomas como dificultad para concentrarse, sentimientos de inutilidad o culpa excesiva o inapropiada, desesperanza, pensamientos recurrentes de muerte o suicidio, cambios en el apetito o el sueño, agitación o retraso psicomotor y disminución de la energía o fatiga. Nunca ha habido episodios maníacos, hipomaníacos o mixtos previos que indiquen la presencia de un trastorno bipolar.

3.2. Trastorno depresivo recurrente

El trastorno depresivo recurrente se caracteriza por antecedentes de, al menos, dos episodios depresivos separados por un mínimo de varios meses sin perturbación significativa del estado de ánimo.

Recordemos que un episodio depresivo se caracteriza por un periodo de estado de ánimo deprimido o disminución del interés en las actividades que ocurre la mayor parte del día, casi todos los días durante un periodo de, al menos, dos semanas, acompañado de otros síntomas como dificultad para concentrarse, sentimientos de inutilidad o culpa excesiva o inapropiada, desesperanza, pensamientos recurrentes de muerte o suicidio, cambios en el apetito o el sueño, agitación o enlentecimiento psicomotor, y energía reducida o fatiga.

Nunca ha habido ningún episodio anterior de manía o hipomanía, o un episodio mixto, que indicarían la presencia de un trastorno bipolar.

3.3. Trastorno distímico

 El trastorno distímico se caracteriza por un estado de ánimo depresivo persistente (es decir, que dura dos años o más), durante la mayor parte del día, durante más días.

En niños y adolescentes, el estado de ánimo depresivo puede manifestarse como una irritabilidad generalizada. El estado de ánimo depresivo se acompaña de otros síntomas como interés o placer notablemente disminuidos en las actividades, concentración y atención reducidas o indecisión, autoestima baja o culpa excesiva o inapropiada, desesperanza sobre el futuro, sueño perturbado o aumento del sueño, disminución o aumento del apetito y energía baja o fatiga.

Durante los primeros dos años del trastorno, nunca ha habido un periodo de dos semanas durante el cual el número y la duración de los síntomas fueran suficientes para cumplir con los requisitos diagnósticos de un episodio depresivo. No hay antecedentes de episodios maníacos, mixtos o hipomaníacos.

3.4. Trastorno mixto de depresión y ansiedad

 El trastorno mixto depresivo y de ansiedad se caracteriza por síntomas tanto de ansiedad como de depresión más días que su ausencia durante un periodo de dos semanas o más.

Los síntomas depresivos incluyen estado de ánimo deprimido o interés o placer notablemente disminuidos en las actividades. Existen múltiples síntomas de **ansiedad**, que pueden incluir sentirse nervioso, ansioso o al límite, no poder controlar los pensamientos preocupantes, miedo a que suceda algo terrible, problemas para relajarse, tensión muscular o síntomas simpáticos autónomos.

Ningún conjunto de síntomas, considerados por separado, es lo suficientemente grave, numeroso o persistente como para justificar un diagnóstico de otro trastorno depresivo o un trastorno relacionado con la ansiedad o el miedo. Los síntomas resultan en una **angustia** significativa o un **deterioro** significativo en las áreas de funcionamiento personal, familiar, social, educativo, ocupacional u otras áreas importantes. No hay antecedentes de episodios maníacos o mixtos, lo que indicaría la presencia de un trastorno bipolar.

3.5. Trastorno disfórico premenstrual

Durante la mayoría de los ciclos menstruales del último año, se observa un patrón de síntomas del estado de ánimo (estado de ánimo deprimido, irritabilidad), síntomas **somáticos** (letargo, dolor en las articulaciones, comer en exceso) o síntomas **cognitivos** (dificultades de concentración, olvido) que comienzan varios días antes del inicio de la menstruación, comienzan a mejorar unos días después del inicio de la menstruación y luego se vuelven mínimos o ausentes dentro de aproximadamente una semana después del inicio de la menstruación.

La relación temporal de los síntomas y las fases lútea y menstrual del ciclo idealmente debe confirmarse mediante un **diario de síntomas** prospectivo durante, al menos, dos ciclos menstruales sintomáticos. Los síntomas son lo suficientemente graves como para causar una angustia significativa o un deterioro significativo en las áreas personal, familiar, social, educativa, ocupacional u otras áreas importantes del funcionamiento y no representan la exacerbación de un trastorno mental.

3.6. Otros trastornos depresivos

Veamos otros trastornos depresivos según el CIE-11:

⇨ Otros trastornos depresivos especificados: categoría residual del tipo "otro especificado".

⇨ Trastornos depresivos sin especificación: categoría residual del tipo "sin especificación".

4. Trastorno bipolar y otros trastornos relacionados según el DSM-5

4.1. Trastorno bipolar I

4.1.1. Episodio maníaco

Como comentábamos anteriormente, los trastornos bipolares están muy relacionados con los trastornos depresivos y de ansiedad. De hecho, muchos criterios diagnósticos hacen referencia a estos como elementos diferenciales o de exclusión. Por tanto, se presentan los trastornos incluidos en esta categoría y los síntomas característicos de cada uno, a fin de poder diferenciar unos y otros.

El DSM-5 basa su decisión de separar el trastorno bipolar y trastornos relacionados de los trastornos depresivos y situarlos entre estos y los trastornos del espectro de la esquizofrenia y otros trastornos psicóticos, como una forma de reconocer su condición de puente entre ambas categorías diagnósticas en cuanto a su sintomatología, historia familiar y genética.

 El trastorno bipolar I es lo que antes se conocía como trastorno maníacodepresivo o psicosis afectiva.

Se establece la necesidad del cumplimiento de los criterios para un episodio maníaco. Además, se indica que antes o después de dicho episodio pueden haber existido episodios hipomaníacos o episodios de depresión mayor. La mayor parte de los individuos que cumplen con los criterios diagnósticos del episodio maníaco completo experimentarán un episodio depresivo mayor en algún momento de sus vidas.

Un episodio maníaco se caracteriza por los siguientes criterios:

a) Un periodo bien definido de estado de ánimo anormal y persistentemente elevado, expansivo o irritable, y un aumento anormal y persistente de la actividad o la energía, que dura como mínimo una semana y está presente la mayor parte del día, casi todos los días (o cualquier duración si se necesita hospitalización).

    El estado de ánimo durante uno de estos episodios suele describirse como eufórico, alegre en exceso o con un sentimiento de estar por encima del mundo. Puede observarse un entusiasmo desmedido en las relaciones interpersonales, sexuales u ocupacionales. En ocasiones el estado que destaca es la irritabilidad, en especial si se niegan sus deseos o en caso de que haya habido consumo de sustancias. También pueden aparecer episodios de labilidad. El sujeto puede acometer proyectos nuevos y simultáneos, normalmente sin demasiado conocimiento sobre los mismos, consecuencia de esa sensación de que no hay nada que no pueda hacer. Esto puede ocurrir a cualquier hora del día.

b) Durante el periodo de alteración del estado de ánimo y aumento de la energía o la actividad, existen tres (o más) de los síntomas siguientes (cuatro si el estado de ánimo es solo irritable) en un grado significativo y representan un cambio notorio del comportamiento habitual:

- Aumento de la autoestima o sentimiento de grandeza, que podrían alcanzar dimensiones delirantes. Son habituales los delirios de grandeza.

- Disminución de la necesidad de dormir (por ejemplo, se siente descansado después de solo tres horas de sueño). Esta característica es diferente del insomnio, donde el individuo quisiera dormir, pero no lo consigue. En este caso, el escaso sueño es suficiente para sentirse lleno de energía. El sujeto podría llegar a pasar varios días sin dormir sin sentirse cansado.

- Más hablador de lo habitual o presión para mantener la conversación. El lenguaje puede ser rápido, apremiante y difícil de interrumpir. Suelen obviar los deseos de hablar del resto y las repercusiones de sus palabras. Son característicos los chistes, juegos de palabras, la teatralidad, el dramatismo, el canto y los gestos excesivos. El volumen también suele ser alto. Si el ánimo es más bien irritable, lo característico serán las quejas, los comentarios hostiles y la ira.

- Fuga de ideas o experiencia subjetiva de que los pensamientos van a gran velocidad. Los pensamientos de la persona suelen ir más rápido que sus palabras, lo que se evidencia en cambios repentinos de tema. El discurso puede llegar a ser desorganizado, incoherente y estresante para el propio individuo.

- Facilidad de distracción (es decir, la atención cambia demasiado fácilmente a estímulos externos poco importantes o irrelevantes), según se informa o se observa. El sujeto es incapaz de ignorar los estímulos externos.

- Aumento de la actividad dirigida a un objetivo (social, en el trabajo o la escuela, o sexual) o agitación psicomotora (es decir, actividad sin ningún propósito no dirigida a un objetivo). El aumento de actividad suele conllevar una excesiva planificación o participación en muchas actividades, que pueden ser de índole sexual, ocupacional, política o religiosa. Aumenta el deseo sexual, las fantasías y las conductas sexuales. Aumenta la sociabilidad y la agitación psicomotriz.

- Participación excesiva en actividades que tienen muchas posibilidades de consecuencias dolorosas (por ejemplo, dedicarse de forma desenfrenada a compras, juergas, indiscreciones sexuales o inversiones de dinero imprudentes). Estas acciones son consecuencia del humor expansivo, el exceso de optimismo, la grandiosidad y la falta de juicio.

c) La alteración del estado del ánimo es suficientemente grave para causar un deterioro importante en el funcionamiento social o laboral, para necesitar hospitalización con el fin de evitar el daño a sí mismo o a otros, o porque existen características psicóticas.

d) El episodio no se puede atribuir a los efectos fisiológicos de una sustancia (por ejemplo, una droga, un medicamento, otro tratamiento) o a otra afección médica.

El manual advierte de que un episodio maníaco completo que aparece durante el tratamiento antidepresivo (por ejemplo, medicación, terapia electroconvulsiva), pero persiste en un grado totalmente sindrómico más allá del efecto fisiológico de ese tratamiento, es prueba suficiente de un episodio maníaco y, en consecuencia, un diagnóstico de trastorno bipolar 1.

Los criterios A-D constituyen un episodio maníaco. Se necesita, al menos, un episodio maníaco a lo largo de la vida para el diagnóstico de trastorno bipolar I.

4.1.2. Episodio hipomaníaco

El episodio hipomaníaco que puede aparecer antes o después presenta los siguientes elementos:

a) Un periodo bien definido de estado de ánimo anormal y persistentemente elevado, expansivo o irritable, y un aumento anormal y persistente de la actividad o la energía, que dura como mínimo cuatro días consecutivos y está presente la mayor parte del día, casi todos los días.

b) Durante el periodo de alteración del estado de ánimo y aumento de la energía y actividad, han persistido tres (o más) de los síntomas siguientes (cuatro si el estado de ánimo es solo irritable), representan un cambio notorio del comportamiento habitual y han estado presentes en un grado significativo:

- Aumento de la autoestima o sentimiento de grandeza.

- Disminución de la necesidad de dormir (por ejemplo, se siente descansado después de solo tres horas de sueño).

- Más hablador de lo habitual o presión para mantener la conversación.

- Fuga de ideas o experiencia subjetiva de que los pensamientos van a gran velocidad.

- Facilidad de distracción (es decir, la atención cambia demasiado fácilmente a estímulos externos poco importantes o irrelevantes), según se informa o se observa.

- Aumento de la actividad dirigida a un objetivo (social, en el trabajo o la escuela, o sexual) o agitación psicomotora.

- Participación excesiva en actividades que tienen muchas posibilidades de consecuencias dolorosas (por ejemplo, dedicarse de forma desenfrenada a compras, juergas, indiscreciones sexuales o inversiones de dinero imprudentes).

c) El episodio se asocia a un cambio inequívoco del funcionamiento que no es característico del individuo cuando no presenta síntomas.

d) La alteración del estado de ánimo y el cambio en el funcionamiento son observables por parte de otras personas.

e) El episodio no es suficientemente grave para causar una alteración importante del funcionamiento social o laboral, o necesitar hospitalización. Si existen características psicóticas, el episodio es, por definición, maníaco.

f) El episodio no se puede atribuir a los efectos fisiológicos de una sustancia (por ejemplo, una droga, un medicamento, otro tratamiento).

Un episodio hipomaníaco completo que aparece durante el tratamiento antidepresivo (por ejemplo, medicación, terapia electroconvulsiva), pero persiste en un grado totalmente sindrómico más allá del efecto fisiológico de ese tratamiento, es prueba suficiente de un episodio hipomaníaco. Sin embargo, se recomienda precaución porque uno o dos síntomas (particularmente el aumento de la irritabilidad, nerviosismo o agitación después del uso de antidepresivos) no se consideran suficientes para el diagnóstico de un episodio hipomaníaco, ni indica necesariamente una diátesis bipolar.

Los criterios A-F constituyen un episodio hipomaníaco. Los episodios hipomaníacos son frecuentes en el trastorno bipolar I, pero no son necesarios para el diagnóstico de trastorno bipolar I.

Por su parte, los síntomas asociados al episodio de depresión mayor que también puede aparecer antes o después del episodio maníaco, ya han sido expuestos anteriormente. Hay que tener en cuenta que los episodios de depresión mayor son frecuentes en el trastorno bipolar I, pero no son necesarios para el diagnóstico de trastorno bipolar I.

4.1.3. Criterios de diagnóstico

Para que una persona sea diagnosticada con un trastorno bipolar I, debe cumplir con los siguientes criterios:

⇨ Se han cumplido los criterios, al menos, para un episodio maníaco (criterios A-D citados en el epígrafe "Episodio maníaco").

⇨ La aparición del episodio maníaco y de depresión mayor no se explica mejor por un trastorno esquizoafectivo, esquizofrenia, un trastorno esquizofreniforme, un trastorno delirante u otro trastorno del espectro de la esquizofrenia y otros trastornos psicóticos especificados o no especificados.

Durante un episodio maníaco, el sujeto no suele percibir que se encuentra enfermo ni reconoce que necesita tratamiento, rehusando recibirlo.

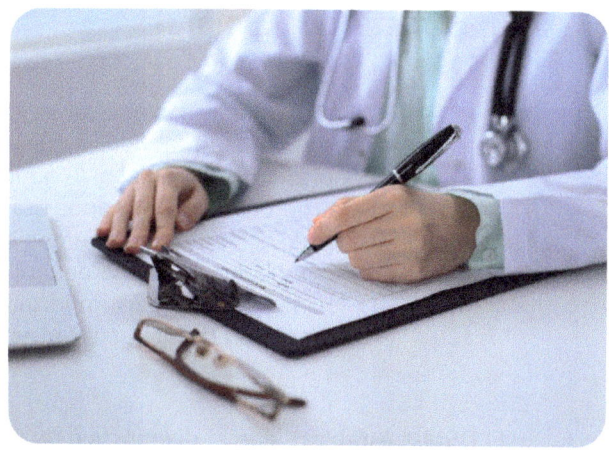

Suelen cambiar su apariencia por una más provocativa. Algunos mejoran su capacidad olfativa, auditiva o visual. También, pueden aparecer el juego patológico y las conductas antisociales. Pueden ponerse agresivos e, incluso, agredir a otros o a sí mismos si sufren delirios. El episodio maníaco puede, pues, tener consecuencias catastróficas. El estado anímico puede oscilar con rapidez hacia el enfado o la depresión. Con un episodio maníaco en curso pueden convivir síntomas depresivos momentáneos.

18 años es la edad media de inicio del primer episodio maníaco, hipomaníaco o depresivo mayor. En el caso de los niños, debe tenerse en consideración siempre su propio estado basal como medida de comparación de la conducta anormal. Si el trastorno hace su aparición en la edad adulta tardía o en la tercera edad, debe considerarse la posibilidad de que se trate de una enfermedad orgánica o se deba al consumo o la abstinencia de alguna sustancia.

Más del 90% de los pacientes que tienen un único episodio maníaco vuelve a tener episodios recurrentes. Aproximadamente el 60% de los episodios maníacos van seguidos de un episodio depresivo mayor. A aquellos pacientes que sufren cuatro o más episodios en un año se les denomina con el especificador de "con ciclos rápidos".

El trastorno bipolar es más usual en países ricos que pobres. Las tasas también son mayores en los separados, divorciados y viudos. Una historia familiar de trastorno bipolar es uno de los factores de riesgo más sólidos y sistemáticos del trastorno bipolar. Existe un riesgo promedio diez veces superior entre los familiares adultos de los pacientes con trastorno bipolar I y II. La magnitud del riesgo aumenta con el grado de parentesco.

Las mujeres, en comparación con los hombres, tienen más posibilidades de cursar el trastorno con ciclos rápidos y estados mixtos, y presentan mayor comorbilidad con trastornos de la conducta alimentaria. También es más probable que desarrollen síntomas depresivos y un trastorno por consumo de alcohol.

La probabilidad de suicidio de un paciente con trastorno bipolar es quince veces superior a la de la población general. Tienen, por lo general, problemas laborales e interpersonales, aun en los periodos sin episodios.

4.2. Trastorno bipolar II

El trastorno bipolar II se caracteriza por presentar, en algún momento de la vida, algún episodio depresivo mayor y algún episodio hipomaníaco. Aunque antiguamente este se consideraba como una versión menos grave del trastorno bipolar I, considerando la cantidad de tiempo que los pacientes pasan con depresión y la inestabilidad del humor que caracteriza sus vidas y que incide de forma muy importante sobre su vida social y laboral, ha dejado de considerarse con esta graduación inferior.

El DSM-5 establece que el diagnóstico de trastorno bipolar II pasa por el cumplimiento de los criterios para un episodio hipomaníaco actual o pasado y los criterios para un episodio de depresión mayor actual o pasado. Así, los criterios para el trastorno bipolar II son los siguientes:

a) Se han cumplido los criterios, al menos, para un episodio hipomaníaco (criterios A-F citados en el epígrafe "Episodio hipomaníaco") y, al menos, para un episodio de depresión mayor (criterios A-C citados en el epígrafe "Trastorno de depresión mayor").

b) Nunca ha habido un episodio maníaco.

c) La aparición del episodio(s) hipomaníaco(s) y de depresión mayor no se explica mejor por un trastorno esquizoafectivo, esquizofrenia, un trastorno esquizofreniforme, un trastorno de ideas delirantes, u otro trastorno del espectro de la esquizofrenia y otros trastornos psicóticos especificados o no especificados.

d) Los síntomas de depresión o la incertidumbre causada por la alternancia frecuente de periodos de depresión e hipomanía provocan malestar clínicamente significativo o deterioro en lo social, laboral u otras áreas importantes del funcionamiento.

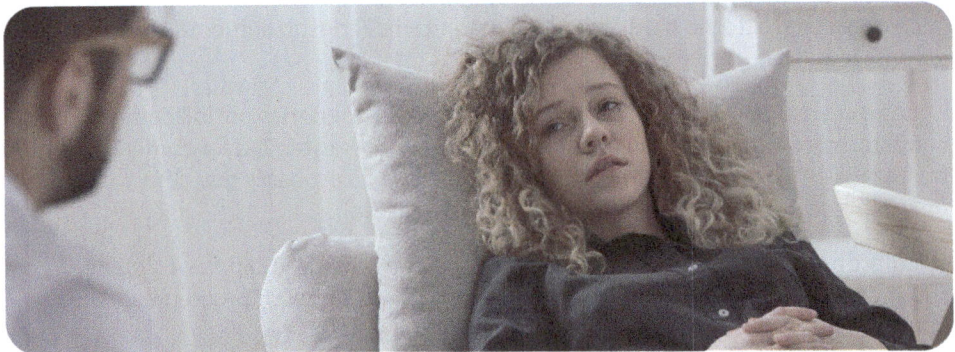

Los pacientes con trastorno bipolar II suelen acudir al especialista en salud durante un episodio depresivo mayor, aunque es poco probable que comuniquen los síntomas de hipomanía.

En general, los episodios hipomaníacos no causan disfunción. Esta suele estar producida por los episodios depresivos mayores o los persistentes cambios en el estado de ánimo, que afectará a nivel laboral e interpersonal.

Los sujetos con trastorno bipolar II suelen pasar más tiempo en la fase depresiva de la enfermedad que los que tienen trastorno bipolar I.

Un rasgo habitual es la impulsividad, que puede alentar intentos suicidas y trastornos por consumo de sustancias. Dicha impulsividad puede tener su origen en otro trastorno concomitante de la personalidad, un trastorno por consumo de sustancias, un trastorno de ansiedad, otro trastorno mental o una afección médica.

La edad media de aparición de la enfermedad es hacia la mitad de la veintena. Suele dar inicio con un episodio depresivo y no recibir el diagnóstico correcto hasta la aparición del episodio hipomaníaco. También pueden aparecer problemas de ansiedad, de abuso de sustancias y trastornos de la conducta alimentaria.

El riesgo de trastorno bipolar II tiende a ser mayor entre los familiares de pacientes con trastorno bipolar II.

Recuperar un nivel de funcionamiento similar al anterior a la enfermedad parece más probable a menor edad y menor gravedad de la depresión. En los pacientes con trastorno bipolar, una mayor educación, menos años de enfermedad y estar casado son factores que se asocian de forma independiente con la recuperación funcional.

El riesgo de suicidio es mayor en el trastorno bipolar II. Aproximadamente, un tercio de los pacientes con trastorno bipolar II refiere antecedentes de intento de suicidio.

Aunque muchos pacientes con trastorno bipolar II vuelven a un nivel completo de funcionamiento entre los episodios afectivos, al menos un 15% continúa con algún tipo de disfunción entre los episodios y un 20% entra directamente en otro episodio afectivo sin recuperación interepisódica.

4.3. Trastorno ciclotímico

La característica nuclear del trastorno ciclotímico es la presencia de periodos hipomaníacos y depresivos a lo largo de dos años, al menos, pero que nunca han cumplido los criterios de episodio de manía, hipomanía o depresión mayor. Este trastorno se caracteriza por una alteración crónica y fluctuante del estado de ánimo.

Los **criterios diagnósticos** establecidos en el DSM-5 para el trastorno ciclotímico son los siguientes:

a) Durante dos años como mínimo (al menos un año en niños y adolescentes) han existido numerosos periodos con síntomas hipomaníacos que no cumplen los criterios para un episodio hipomaníaco, y numerosos periodos con síntomas depresivos que no cumplen los criterios para un episodio de depresión mayor.

b) Durante el periodo de dos años citado anteriormente (un año en niños y adolescentes), los periodos hipomaníacos y depresivos han estado presentes, al menos, la mitad del tiempo y el individuo no ha presentado síntomas durante más de dos meses seguidos.

c) Nunca se han cumplido los criterios para un episodio de depresión mayor, maníaco o hipomaníaco.

d) Los síntomas del criterio A no se explican mejor por un trastorno esquizoafectivo, esquizofrenia, un trastorno esquizofreniforme, un trastorno de ideas delirantes u otro trastorno del espectro de la esquizofrenia y otros trastornos psicóticos especificados o no especificados.

e) Los síntomas no se pueden atribuir a los efectos fisiológicos de una sustancia (por ejemplo, una droga, un medicamento) o a otra afección médica (por ejemplo, hipertiroidismo).

f) Los síntomas causan malestar clínicamente significativo o deterioro en lo social, laboral u otras áreas importantes del funcionamiento. Aunque hay pacientes funcionales en momentos de la enfermedad, debería haber, a lo largo del curso del trastorno, alteraciones significativas en lo social, laboral u otras áreas como consecuencia de los periodos prolongados de cambios de humor cíclicos y a menudo impredecibles.

Suele iniciarse en la adolescencia o edad adulta temprana, de forma insidiosa y con un curso persistente. Es bastante probable que el paciente acabe desarrollando un trastorno bipolar I o II.

El trastorno depresivo mayor, el trastorno bipolar I y el trastorno bipolar II son más frecuentes entre los familiares biológicos de primer grado de los pacientes con trastorno ciclotímico que entre la población general.

4.4. Trastorno bipolar y relacionados inducidos por sustancias/medicamentos

Pueden producirse fenómenos similares a la manía por abuso de sustancias y algunas medicaciones.

Los síntomas del trastorno bipolar y relacionados, inducidos por sustancias/medicamentos, son:

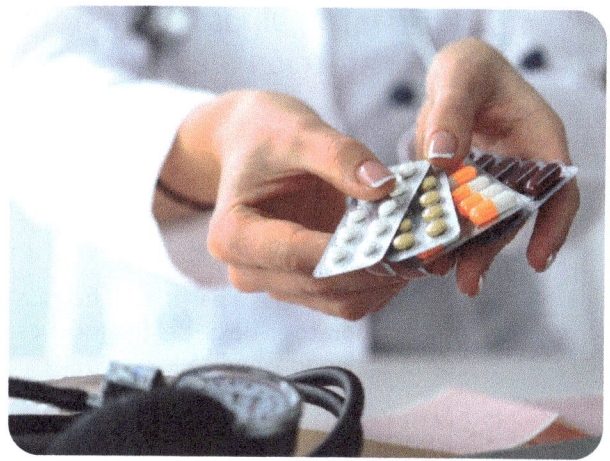

a) Una alteración importante y persistente del estado de ánimo que predomina en el cuadro clínico y que se caracteriza por un estado de ánimo elevado, expansivo o irritable, con o sin estado de ánimo deprimido, o disminución notable del interés o placer por todas o casi todas las actividades.

b) Existen evidencias a partir de la historia clínica, la exploración física o los análisis de laboratorio de (1) y (2):

Síntomas del criterio A desarrollados durante o poco después de la intoxicación o abstinencia de una sustancia o después de la exposición a un medicamento.

La sustancia/medicamento implicado puede producir los síntomas del criterio A.

c) El trastorno no se explica mejor por un trastorno bipolar o un trastorno relacionado no inducido por sustancias/medicamentos. La evidencia de un trastorno bipolar independiente puede incluir lo siguiente: los síntomas fueron anteriores al inicio del uso de la sustancia/medicamento; los síntomas persisten durante un periodo importante (por ejemplo, aproximadamente un mes) después del cese de la abstinencia aguda o intoxicación grave; o existen otras pruebas de la existencia de un trastorno bipolar o un trastorno relacionado independiente no inducido por sustancias/medicamentos (por ejemplo, antecedentes de episodios recurrentes no relacionados con sustancias/medicamentos).

d) El trastorno no se produce exclusivamente durante el curso de un delirio.

e) El trastorno causa malestar clínicamente significativo o deterioro en lo social, laboral u otras áreas importantes del funcionamiento.

4.5. Trastorno bipolar y trastornos relacionados debido a otra afección médica

Los síntomas de este tipo de trastornos son:

a) Un periodo importante y persistente de estado de ánimo anormalmente elevado, expansivo o irritable y un aumento anormal de la actividad o la energía que predomina en el cuadro clínico.

b) Existen evidencias a partir de la historia clínica, la exploración física o los análisis de laboratorio de que el trastorno es la consecuencia fisiopatológica directa de otra afección médica.

c) El trastorno no se explica mejor por otro trastorno mental.

d) El trastorno no se produce exclusivamente durante el curso de un delirio.

e) El trastorno causa malestar clínicamente significativo o deterioro en lo social, laboral u otras áreas importantes del funcionamiento, o necesita hospitalización para evitar que el individuo se lesione a sí mismo o a otros, o existen características psicóticas.

4.6. Otro trastorno bipolar y trastorno relacionado especificado

Como indica el DSM-5, esta categoría se aplica a presentaciones en las que predominan los síntomas característicos de un trastorno bipolar y trastorno relacionado que causan malestar clínicamente significativo o deterioro en lo social, laboral u otras áreas importantes del funcionamiento, pero que no cumplen todos los criterios de ninguno de los trastornos de la categoría diagnóstica del trastorno bipolar y trastorno relacionado.

La categoría de otro trastorno bipolar y trastorno relacionado especificado se utiliza en situaciones en las que el profesional clínico opta por comunicar el motivo específico por el que la presentación no cumple los criterios de un trastorno bipolar y relacionado específico. Esto se hace registrando "otro trastorno bipolar y trastorno relacionado especificado" y, a continuación, el motivo específico (por ejemplo, "ciclotimia de corta duración").

Esta categoría suele ser la más acorde en casos de niños o adolescentes con cuadros bipolares que no cumplen los criterios de las categorías anteriores.

4.7. Trastorno bipolar y trastorno relacionado no especificado

El DSM-5 aplica este diagnóstico a presentaciones en las que predominan los síntomas característicos de un trastorno bipolar y trastorno relacionado que causa malestar clínicamente significativo o deterioro en lo social, laboral u otras áreas importantes del funcionamiento, pero que no cumplen todos los criterios de ninguno de los trastornos de la categoría diagnóstica del trastorno bipolar y trastorno relacionado.

La categoría del trastorno bipolar y trastorno relacionado no especificado se utiliza en situaciones en las que el profesional clínico opta por no especificar el motivo de incumplimiento de los criterios de un trastorno bipolar y relacionados específicos, e incluye presentaciones en las cuales no existe suficiente información para hacer un diagnóstico más específico (por ejemplo, en servicios de urgencias).

5. Trastornos bipolares u otros trastornos relacionados según la CIE-11

5.1. Trastorno bipolar de tipo I

 Para la CIE-11, el trastorno bipolar tipo I es un trastorno del estado de ánimo episódico definido por la aparición de uno o más episodios maníacos o mixtos.

▶ **Episodio maníaco:** un episodio maníaco es un estado de ánimo extremo que dura, al menos, una semana, a menos que se acorte con una intervención de tratamiento caracterizada por euforia, irritabilidad o expansividad, y por un aumento de la actividad o una experiencia subjetiva de aumento de energía, acompañado de otros síntomas característicos, como hablar rápido o presionado, fuga de ideas, aumento de la autoestima o grandiosidad, disminución de la necesidad de dormir, distracción, comportamiento impulsivo o imprudente y cambios rápidos entre los diferentes estados de ánimo (es decir, labilidad del estado de ánimo).

▶ **Episodio mixto:** un episodio mixto se caracteriza por la presencia de varios síntomas maníacos prominentes y varios síntomas depresivos prominentes consistentes con los observados en los episodios maníacos y los episodios depresivos, que ocurren simultáneamente o se alternan muy rápidamente (de un día a otro o en el mismo día). Los síntomas deben incluir un estado de ánimo alterado consistente con un episodio maníaco y/o depresivo (es decir, estado de ánimo deprimido, disfórico, eufórico o expansivo) y estar presentes la mayor parte del día, casi todos los días, durante un periodo de, al menos, dos semanas, a menos que se reduzca mediante una intervención de tratamiento. Aunque el diagnóstico pueda hacerse con base en la evidencia de un episodio maníaco o mixto, generalmente los episodios maníacos o mixtos se alternan con episodios depresivos durante el curso del trastorno.

5.2. Trastorno bipolar de tipo II

 El trastorno bipolar de tipo II es un trastorno del estado de ánimo episódico definido por la aparición de uno o más episodios hipomaníacos y al menos un episodio depresivo.

▶ **Episodio hipomaníaco:** un episodio hipomaníaco es un estado de ánimo persistente que dura, al menos, varios días caracterizado por una elevación persistente del estado de ánimo o un aumento de la irritabilidad, así como un aumento de la actividad o una experiencia subjetiva de aumento de la energía, acompañada de otros síntomas característicos como un aumento de la conversación, pensamientos rápidos o acelerados, aumento de la autoestima, disminución de la necesidad de dormir, distracción y comportamiento impulsivo o imprudente. Los síntomas representan un cambio en el estado de ánimo, el nivel de energía y el comportamiento típicos del individuo, pero no son lo suficientemente graves como para causar un deterioro marcado en el funcionamiento.

▶ **Episodio depresivo:** un episodio depresivo se caracteriza por un periodo de estado de ánimo depresivo disminución del interés en las actividades que ocurren la mayor parte del día, casi todos los días durante un periodo de, al menos, dos semanas, acompañado de otros síntomas como cambios en el apetito o el sueño, agitación psicomotora o retraso, fatiga, sentimientos de culpa inútil o excesiva o inapropiada, sentimientos o desesperanza, dificultad para concentrarse y tendencias suicidas. No hay antecedentes de episodios maníacos o mixtos.

5.3. Trastorno ciclotímico

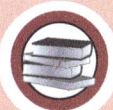 El trastorno ciclotímico se caracteriza por una inestabilidad persistente del estado de ánimo durante, al menos, dos años, que implica numerosos periodos hipomaníacos (por ejemplo, euforia, irritabilidad, o expansividad, activación psicomotora) y síntomas depresivos (por ejemplo, sentirse decaído, disminución de interés en actividades, fatiga) que están presentes durante más tiempo del que no.

La sintomatología hipomaníaca puede o no ser lo suficientemente grave o prolongada para cumplir todos los requisitos de definición de un episodio hipomaníaco (véase el trastorno bipolar de tipo II), pero no hay antecedentes de episodios maníacos o mixtos (véase el trastorno bipolar de tipo I).

La sintomatología depresiva nunca ha sido lo suficientemente grave o prolongada para cumplir los requisitos de definición para un episodio depresivo (véase el trastorno bipolar de tipo II). Los síntomas ocasionan malestar o deterioro significativos a nivel personal, familiar, social, educativo, ocupacional o en otras áreas importantes del funcionamiento.

5.4. Otros trastornos bipolares

Veamos otros trastornos bipolares según el CIE-11:

- Otros trastornos bipolares o trastornos relacionados especificados: categoría residual.

- Trastornos bipolares u otros trastornos relacionados, sin especificación: categoría residual.

6. Variables diferenciales de género

6.1. Variables diferenciales atendiendo a la salud en general

Atendiendo a la salud en general, tradicionalmente se ha considerado que las mujeres tienen, pese a tener una mayor esperanza de vida, una salud peor que la de los hombres, sosteniendo que sus tasas de morbilidad, incapacidad y utilización de los servicios médicos eran mayores. Estudios más recientes han puesto de manifiesto que las diferencias, en general, son mínimas y que suele haber otras variables implicadas, como el síntoma concreto que se analice, la fase del ciclo vital o el país de procedencia.

En el caso de la utilización de los servicios médicos, las diferencias de género tienen que ver, según Xu y Borders, con los ingresos económicos y el tiempo en lista de espera. En el caso de las mujeres, estas acuden más a los servicios médicos durante su edad reproductiva, acuden más a los servicios de prevención y acuden más cuanto mayor es su nivel socioeconómico. En muchos países, en los grupos de mayor edad, menor poder adquisitivo y para servicios más complejos, apenas se ven diferencias de género.

En opinión de Albizu-García, Alegría, Freeman y Vera, la diferencia de uso de los servicios de salud mental va de la mano de la autopercepción del estado de salud mental.

Por otra parte, investigaciones señalan que las mujeres realizan menos conductas de riesgo y más conductas positivas para la salud que los hombres. Muchos de estos patrones conductuales se ven influidos también por la edad.

Tradicionalmente, las diferencias de salud entre mujeres y hombres eran atribuidas a factores hormonales, planteándose, como hemos visto, los factores hormonales como causa de los trastornos mentales, especialmente y hasta no hace tanto tiempo, en el caso de las mujeres. Afortunadamente, eso ya está cambiando y las mujeres forman parte de los estudios de salud en general y de salud mental, además de valorarse otras variables relevantes a este respecto como son las variables sociales.

Como consecuencia de la Conferencia sobre Población y Desarrollo de la Organización de las Naciones Unidas de 1994, el concepto de salud de las mujeres se amplió y comenzó a considerar de forma más exhaustiva variables como la desigualdad socioeconómica, la sobrecarga en las tareas domésticas, las limitaciones y juicios sobre su sexualidad y reproducción, la participación política, la violencia de género o su empoderamiento. En la mayoría de las ocasiones, los estudios se han centrado en investigar los efectos de las dos primeras variables.

6.2. Variables diferenciales en cuanto al nivel socioeconómico

En cuanto al nivel socioeconómico, Kawachi realizó un estudio sobre las diferencias de salud en hombres y mujeres en Estados Unidos y encontró que las mujeres presentaban tasas mayores de morbilidad y mortalidad en aquellos territorios donde sus posibilidades de participación política y su autonomía económica eran menores. Estos factores también resentían, aunque en menor nivel, la salud de los hombres. Observando las variables en el sentido contrario, la mayor autonomía económica, el empleo y el salario se asociaban a menores limitaciones de las actividades solo en el caso de las mujeres.

Según Denton, Prus y Walters, habitualmente, los factores que más influyen en la salud de las mujeres son los socioestructurales y los psicosociales, mientras que en el caso de los hombres suelen influir en mayor medida los aspectos conductuales.

Estudios como el de Matud apuntan a que el mayor nivel educativo y laboral, independientemente del género, aumentan las posibilidades de tener una mejor salud mental. En el mismo estudio y en concreto en el análisis de sintomatología depresiva, sí que se encontraban diferencias de género en variables relacionadas con la familia y el estado civil. Si bien en el caso de las mujeres la mejor salud mental se asociaba a un menor número de hijos, en el caso de los hombres aparecía menos cantidad de sintomatología depresiva cuando estaban casados y tenían hijos.

Las condiciones socioeconómicas son también un factor muy relevante sobre la salud de las personas. Marmot, Shipley y Rose compararon la mortalidad de un grupo de personas empleadas, de bajo nivel, con uno de alto nivel, en diez años y encontraron que la mortalidad del grupo de bajo nivel triplicaba la del otro grupo.

Hendryx y Ahern también investigaron en este sentido en el ámbito de la salud mental. Consideraron como variable la calidad de la comunidad de los individuos, teniendo en cuenta aspectos como la pobreza, el racismo, el desempleo y la violencia de género. Sus resultados demostraban que la calidad de la comunidad incide sobre la salud de sus habitantes a través del impacto en las relaciones sociales y el estrés que genera. Esta circunstancia se ve agravada en el caso de las mujeres, las cuales suelen tener peores condiciones sociales, mayores índices de pobreza y desempleo y son víctimas de violencia de género.

Históricamente, según la bibliografía y la investigación, pareciera que los trastornos mentales hubieran afectado más a las mujeres que a los hombres. Sin embargo, la definición de lo que es un trastorno mental, la designación de cuáles son y la pérdida en parte del estigma asociado a la debilidad (que podía llevar a los hombres en especial a no mostrarlos), ha cambiado esta percepción.

Actualmente, se considera que las tasas de trastornos mentales no varían según el género, si bien, como veremos un poco más adelante, sí que existen diferencias de género asociadas a cada trastorno en concreto.

6.3. Variables diferenciales en cuanto a la edad

En cuanto a la edad, en la infancia son más habituales los trastornos de tipo evolutivo, los de conducta, la hiperactividad y los problemas de aprendizaje. En la adolescencia, las chicas suelen presentar más problemas de depresión, autolesiones y trastornos alimenticios y los chicos más problemas relacionados con el abuso de sustancias. En la edad avanzada son más frecuentes las demencias, los problemas de depresión y las psicosis.

Durante la edad adulta, es más probable que las mujeres sufran un trastorno de ansiedad o depresión y que los hombres padezcan trastorno de personalidad antisocial o abuso de sustancias. En cuanto a trastornos como la esquizofrenia no parece que existan diferencias significativas asociadas al género, pero sí un comienzo más precoz de la enfermedad en el caso de los hombres.

6.4. Variables diferenciales en cuanto al riesgo de depresión

En el caso de la depresión, este es uno de los trastornos más frecuentes en mujeres; presenta tasas de incidencia más altas que los hombres en todas las etapas del ciclo vital salvo la infancia. Asimismo, estas diferencias son también consistentes si atendemos a diferentes áreas geográficas y a distintos momentos temporales. Concretamente, en el caso de los países industrializados, las probabilidades de que una mujer tenga una depresión en comparación con un hombre son el doble.

Diversas teorías han tratado de dar explicación a estas diferencias de género, si bien los resultados no son concluyentes.

Las hipótesis biológicas se orientan a la posibilidad de transmisión genética asociada al cromosoma X y de la fisiología endocrina de la mujer, pero no han encontrado evidencia científica que sostenga sus hipótesis.

Según Nolen-Hoekseman, podría tener que ver con las estrategias de afrontamiento, que se presumen menos adecuadas en el caso de las mujeres. La forma de responder ante el humor depresivo sería la causa de las diferencias en cuanto a la duración de los episodios depresivos. Parece que aquellas personas en las que predominan las rumiaciones y las conductas orientadas a los síntomas y no a las causas y consecuencias, sufrirán síntomas más intensos y disfuncionales. Las personas que generan más rumiaciones tendrán periodos depresivos más largos y estas serían, según este planteamiento, las mujeres.

Para Weissman y Klerman las diferencias radican en que a las mujeres se les ha enseñado, durante su socialización, a mostrarse indefensas, lo que implica que, ante situaciones de estrés, tengan un repertorio de respuestas más limitado, produciéndose el fenómeno de la indefensión aprendida.

La hipótesis de que la diferencia se sustenta sobre la discriminación social, legal y económica de la mujer parece ser una de las que mayor evidencia empírica tienen. Estas circunstancias vitales generarían sentimientos de indefensión, dependencia, bajas expectativas de futuro y baja autoestima. Mirowsky encontró en sus investigaciones que las diferencias entre géneros se hacen más acusadas en la edad adulta, momento en que se producen las mayores diferencias de estatus en relación al género. Se afirma que sigue habiendo desigualdades en cuanto al salario, el poder, la autonomía, las cargas familiares o las labores domésticas. Precisamente esta sería la base de las desigualdades de género en depresión. Bird encontró que la contribución menor de los hombres en las tareas del hogar podía explicar parte de las desigualdades en el desarrollo de la depresión, si bien no era la cantidad en sí de trabajo lo determinante sino el sentimiento de injusticia asociado a ese hecho.

El estrés también se ha apuntado como explicación, al ser mayor en las mujeres.

En combinación con la variable socioeconómica, las diferencias entre las clases sociales en riesgo de depresión son debidas a que las mujeres de las clases trabajadoras viven más complicaciones a lo largo de vida y más sucesos graves, sobre todo cuando son madres. También son las mujeres las que con mayor frecuencia están desempleadas, ocupan trabajos de baja cualificación, sufren violencia o se encuentran en situación de pobreza.

• Los roles de género

En cuanto a los roles de género, seguir las prescripciones de los mismos puede generar diferencias de género en salud. Los postulados en este sentido proponen que las mujeres, en comparación con los hombres, interiorizan los problemas en mayor medida, lo que les genera más síntomas de ansiedad, depresión y baja autoestima. En el caso de los roles masculinos, estos podrían estar influyendo sobre la menor esperanza de vida de ellos y el desarrollo de determinadas patologías. Los hombres suelen acudir menos a los servicios de salud, tanto para buscar tratamiento como a nivel de prevención. Además, los roles masculinos se asocian a estilos de vida menos saludables, con una alimentación peor, consumo de sustancias y práctica de actividades de riesgo. Estas actitudes se encaminarían a demostrar el mayor poder y la menor vulnerabilidad asociadas a su rol. También hay evidencia que apunta a mayores niveles de estrés en el caso de los roles masculinos, que se asocia a ansiedad, ira y conductas poco saludables.

La Organización Mundial de la Salud afirma que en el caso de las mujeres las posibilidades de comorbilidad son más altas que en el caso de los hombres, por lo que tienen mayores probabilidades de sufrir varios trastornos al mismo tiempo. También se señala la coocurrencia de los factores de riesgo para los problemas de salud mental, como la deprivación socioeconómica, la violencia y el abuso de sustancias. A su vez, esta coocurrencia desencadena las altas tasas de comorbilidad psiquiátrica.

En el año 1985, algunos estudios señalaban cómo la depresión no afecta del mismo modo a todas las personas. Concretamente Lewinsohn y su equipo hablaban de variables que aumentarían la probabilidad de sufrir una depresión y, en contraposición, señalaban factores que podrían disminuir las opciones de padecerla. Así, los factores de vulnerabilidad propuestos fueron: ser mujer, tener entre 20 y 40 años de edad, tener una historia previa de depresión, ser más susceptible ante acontecimientos aversivos, poseer un bajo estatus económico, tener baja autoestima y tener hijos en edades inferiores a los siete años.

En el lado opuesto, los elementos que servirían de protección frente a la depresión, o inmunógenos, en términos de los investigadores, incluirían: la capacidad de iniciativa, la competencia social autopercibida, la exposición a acontecimientos positivos de forma habitual (originados indistintamente en el medio o en la propia mente del individuo) y disponer de un grado elevado de apoyo social.

Según la Organización Mundial de la Salud, la depresión es un trastorno mental común. Se estima que en la actualidad el 5% de los adultos a nivel mundial padecen depresión, afectando en mayor medida a las mujeres que a los hombres.

Siguiendo con los datos proporcionados por la OMS, se estima que el 3,8% de la población experimenta depresión, incluyendo el 5% de los adultos. De este porcentaje de adultos, un 4% se corresponde con los hombres y un 6% con las mujeres. En el caso de adultos mayores de 60 años el porcentaje asciende al 5,7%. Es decir, que, a nivel mundial, unos 280 millones de personas sufren depresión.

Como vemos hay una importante variación relacionada con el género, y es que la depresión es aproximadamente un 50% más habitual en mujeres que en hombres. Además, determinados acontecimientos vitales de las mujeres también parecen ser relevantes a este respecto. En todo el mundo, más del 10% de las embarazadas y de las mujeres que acaban de dar a luz experimentan depresión.

El nivel económico también es un factor determinante a la hora de enfrentarse a esta enfermedad. Más del 75% de las personas afectadas en países de ingresos bajos y medios no reciben ninguna clase de tratamiento. Las dificultades para asegurarse una atención eficaz y asequible para todos pasan por la falta de inversión dedicada a la atención en salud mental, por la falta de capacitación en muchos profesionales de la salud y por la hoy todavía estigmatización que reciben los trastornos mentales.

Tener un bajo nivel socioeconómico es indudablemente un factor de riesgo. Por un lado, porque es fuente en sí misma de problemas asociados y de estrés. Por otro lado, porque dificulta, en gran medida, el acceso a los medios y profesionales adecuados para recibir un tratamiento efectivo.

Como hemos comentado, la depresión responde a la interacción de múltiples factores sociales, psicológicos y biológicos. Algunas de estas variables harán a las personas más vulnerables. Por ejemplo, quienes hayan sufrido circunstancias vitales adversas como una pérdida laboral, la muerte o un evento traumático, tendrán una posibilidad mayor de padecer un trastorno depresivo.

La propia depresión puede suponer un factor en contra, ya que puede generar una situación de estrés y condiciones disfuncionales que, a su vez, influyan negativamente sobre el propio trastorno.

La depresión mantiene también una estrecha relación con la salud física. La inactividad física y el uso nocivo de alcohol, entre otros, suponen factores de riesgo, tanto para la depresión como para otras afecciones que pueden conllevar *a posteriori* el desarrollo de la patología o influir en su manejo y pronóstico. Entre ellas podríamos nombrar las enfermedades cardiovasculares, el cáncer, la diabetes y las enfermedades respiratorias.

Un aspecto al que deberíamos dirigir nuestra atención y recursos es el de la prevención. Si bien estamos viendo que hay factores que influirán negativamente y supondrán un riesgo de desarrollo de la patología, está demostrado que los programas de prevención ayudan a reducir su incidencia. En el caso de los niños y adolescentes, los programas escolares dirigidos a promover un modelo de afrontamiento positivo resultan eficaces. También lo son las intervenciones orientadas a padres y madres con niños con problemas de conducta, que se centran en tratar de reducir los síntomas depresivos de los progenitores y mejorar los resultados de los hijos. En cuanto a las personas mayores, un abordaje eficaz es la implantación de programas de ejercicio.

7. Trastornos en relación a la edad, género, prevalencia o factores de riesgo

7.1. Trastorno de desregulación disruptiva del estado de ánimo

A continuación, vamos a estudiar las características epidemiológicas que señala el DSM-5 para cada uno de los trastornos en relación a la edad, el género, la prevalencia o los factores de riesgo, entre otros. Es importante recordar que este manual diagnóstico se desarrolla en Estados Unidos, siendo la de este país la población de referencia habitual sobre la que basan sus investigaciones.

El trastorno de desregulación disruptiva del estado de ánimo es frecuente entre los niños que acuden a las consultas de salud mental infantil.

La estimación de la prevalencia del trastorno en la comunidad no está clara. Basándose en las tasas de irritabilidad grave, persistente y crónica, que es el rasgo principal del trastorno, la prevalencia global del trastorno de desregulación disruptiva del estado de ánimo en los niños y los adolescentes, en un periodo de entre seis meses y un año, probablemente sea del orden del 2-5%.

Sin embargo, se esperan tasas mayores en los hombres y los niños en edad escolar que en las mujeres y los adolescentes.

En comparación con el trastorno bipolar, encontramos variaciones con respecto a la edad. Las tasas del trastorno bipolar son por lo general muy bajas antes de la adolescencia (< 1%), con un aumento estable a comienzos de la edad adulta (prevalencia del 1-2%). El trastorno de desregulación disruptiva del estado de ánimo es más frecuente que el trastorno bipolar antes de la adolescencia y los síntomas de este trastorno, por lo general, son menos frecuentes conforme el niño evoluciona hacia la edad adulta.

Los **factores de riesgo** que pueden aumentar la predisposición a desarrollar este trastorno se agrupan en varias categorías:

1. **Factores temperamentales:** los niños con irritabilidad crónica suelen tener historias psiquiátricas complicadas, con amplios antecedentes de irritabilidad crónica manifestados con anterioridad al cumplimiento de todos los requisitos del criterio diagnóstico del trastorno. Estos síntomas acaecidos antes del diagnóstico pueden haber cumplido los criterios de otros trastornos como el trastorno negativista desafiante, el trastorno por déficit de atención/hiperactividad (TDAH), el trastorno de ansiedad y, en algunos casos, el trastorno de depresión mayor.

2. **Factores genéticos y fisiológicos:** atendiendo a la estructura familiar y a la carga genética, se ha apuntado a la existencia de posibles diferencias entre los niños que presentan irritabilidad crónica no episódica y los que desarrollan un trastorno bipolar en base al riesgo familiar. Entre ambos grupos no se han encontrado diferencias significativas en cuanto a las tasas familiares de trastornos de ansiedad, trastornos depresivos unipolares o abuso de sustancias. Si la comparación la realizamos entre sujetos con un trastorno de desregulación disruptiva del estado de ánimo y otros sujetos con trastorno bipolar infantil u otras enfermedades mentales, encontramos semejanzas y diferencias en cuanto a los déficits de procesamiento de la información. En concreto, tanto los niños con trastorno bipolar como los niños irritables crónicos y los que presentan otros trastornos psiquiátricos presentan déficits en el reconocimiento de las emociones faciales, alteraciones en la toma de decisiones y variaciones en el control cognitivo. Si atendemos concretamente a los niños con irritabilidad crónica se puede observar la existencia de una disfunción específica del trastorno en tareas que evalúan el uso de la atención como respuesta a estímulos emocionales.

3. **Género:** la mayoría de los que acuden a la consulta con las características de este trastorno pertenecen al sexo masculino, son niños. En las muestras comunitarias también parece existir un predominio de niños. Estos datos de prevalencia también nos sirven como indicador diferencial de trastornos, ya que en el caso del trastorno bipolar la prevalencia de género es similar.

7.2. Trastorno depresivo mayor

El trastorno depresivo mayor presenta cifras de prevalencia a los doce meses en Estados Unidos de aproximadamente el 7%. Aparecen grandes diferencias relacionadas con la edad, de modo que en la franja de los 18 a los 29 años la prevalencia triplica a la del grupo de edad de 60 años o más. En cuanto al género, las mujeres presentan tasas que llegan a ser entre 1,5 y 3 veces superiores a las de los hombres. A pesar de ello, la fenomenología, el curso de la enfermedad y la respuesta al tratamiento no parece que acusen diferencias en función del género.

Aunque el trastorno depresivo mayor puede debutar a cualquier edad, durante la pubertad encontramos la probabilidad más alta de inicio, se produce un pico hacia los 20 años. Al igual que ocurre con el género, no parece que la edad a la que aparece el trastorno influya de forma significativa en cuanto al curso de la enfermedad o la respuesta al tratamiento. Ahora bien, aquí sí que aparecen diferencias en cuanto a la sintomatología: la hipersomnia y la hiperfagia son más comunes en los pacientes jóvenes, mientras que los síntomas melancólicos y las alteraciones psicomotoras son más frecuentes en los sujetos mayores.

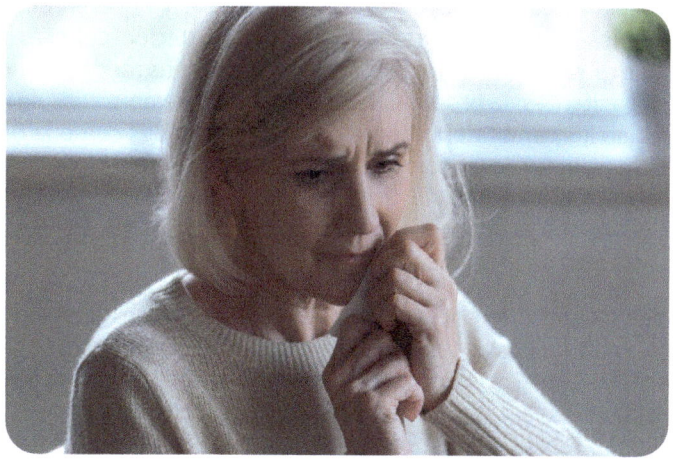

Los factores de riesgo implicados en la posibilidad de desarrollar un trastorno depresivo mayor son los siguientes:

⇨ **Factores temperamentales:** el neuroticismo es uno de los factores claros que pueden predisponer a un sujeto al desarrollo del trastorno depresivo mayor. Los niveles altos de neuroticismo favorecen el desarrollo de episodios depresivos ante la vivencia de acontecimientos vitales estresantes.

⇨ **Factores ambientales:** los acontecimientos adversos acaecidos durante la infancia conforman un importante factor de riesgo para precipitar episodios de depresión mayor, en especial si estos hechos fueron varios y de distintos tipos. Por otro lado, la aparición de acontecimientos vitales estresantes se considera un gran factor precipitante de los episodios de depresión mayor.

⇨ **Factores genéticos y fisiológicos:** la predisposición genética o familiar también juega un papel importante en este caso. Los familiares de primer grado de pacientes con trastorno depresivo mayor tienen un riesgo de entre dos y cuatro veces más que la población general. Este riesgo parece ser mayor en el caso de depresiones con inicio temprano y recurrentes. Se considera que el porcentaje de heredabilidad es de aproximadamente el 40% y, de nuevo, los rasgos neuróticos de personalidad juegan un papel importante en esta intersección genética.

⇨ **Presencia de otros trastornos:** aquellos individuos que sufren cualquier trastorno no afectivo mayor tienen un mayor riesgo de desarrollar una depresión que la población sana. Además, los episodios de depresión mayor que aparecen en el contexto de otro trastorno por lo general siguen un curso más refractario. Entre estos trastornos, los más comunes son el trastorno por consumo de sustancias, la ansiedad y el trastorno límite de la personalidad. Es importante conocer y atender a esta posible interacción, ya que en ocasiones la presencia de los síntomas depresivos opaca la distinción del otro trastorno y hace que se retrase su diagnóstico. En el caso de enfermedades médicas crónicas o discapacitantes, la probabilidad de aparición de episodios de depresión mayor también aumenta. Concretamente, enfermedades como la diabetes, la obesidad mórbida y la patología cardiovascular. Además, dichas enfermedades suelen complicarse con la presencia de los episodios depresivos y estos es más frecuente que se vuelvan crónicos en comparación con los que sufren pacientes sin este tipo de enfermedades.

Si atendemos a las **diferencias culturales**, los estudios estiman en hasta siete veces en diferentes culturales, las tasas de prevalencia a los doce meses. Sin embargo, son muy similares los datos en cuanto a los elementos como la proporción en la que aparece en hombres y mujeres, las edades medias de inicio y el grado en que este trastorno aumenta las probabilidades de desarrollar uno por abuso de sustancias. A pesar de estas diferencias, los estudios no son capaces de establecer asociaciones claras entre una cultura y unos síntomas concretos. La valoración que el DSM-5 aporta al respecto va en la línea de que no se están estableciendo todos los diagnósticos que realmente existen o no se están reconociendo los síntomas en los centros de atención primaria. Es muy probable que la queja inicial de muchos individuos con trastorno depresivo mayor sea somática y, en consecuencia, no se esté mirando o evaluando más allá.

Cabe hacer una reseña particular a los episodios del estado de ánimo que se relacionan con el embarazo y el posparto. Se estima que entre el 3 y el 6% de las mujeres sufrirán el comienzo de un episodio de depresión mayor durante el embarazo o durante las semanas o meses que siguen al parto. De hecho, la mitad de los episodios de depresión mayor que se consideran posparto tienen su comienzo en realidad con anterioridad al propio parto, cuya denominación correcta es episodios del periparto. Estos episodios de depresión mayor del periparto suelen ir acompañados de ansiedad grave, llegando incluso a sufrir ataques de pánico.

Se ha comprobado que las mujeres que sufren síntomas del estado de ánimo y ansiedad durante el embarazo, así como desánimo puerperal, tienen mayores opciones de padecer un episodio de depresión mayor posparto. Estos episodios del estado de ánimo van a veces acompañados de características psicóticas. El infanticidio se asocia la mayoría de las veces a episodios psicóticos posparto que se caracterizan por alucinaciones que ordenan matar al niño o delirios de que el niño está poseído, pero los síntomas psicóticos también pueden aparecer en episodios graves del estado de ánimo posparto sin estos delirios o alucinaciones específicas. Los episodios del estado de ánimo (de depresión mayor o maníacos) en el posparto con características psicóticas se producen en un número de partos que oscila entre 1 de cada 500 y 1 de cada 1.000 partos y pueden ser más frecuentes en primíparas.

El riesgo de episodios posparto con características psicóticas es especialmente mayor en mujeres con episodios del estado de ánimo posparto anteriores, pero también es elevado en pacientes con antecedentes de un trastorno depresivo o bipolar (en especial el trastorno bipolar I) y en las que tienen antecedentes familiares de trastornos bipolares. Cuando una mujer ha tenido un episodio posparto con características psicóticas, el riesgo de recurrencia con cada parto posterior es del 30% al 50%. Los episodios posparto se han de diferenciar del síndrome confusional que sucede en el periodo posparto, que se distingue por un grado de conciencia o atención fluctuante. El periodo posparto es excepcional en cuanto al grado de alteraciones neuroendocrinas y de ajustes psicosociales, el posible impacto de la lactancia materna en el plan de tratamiento y las implicaciones a largo plazo de una historia de trastorno del estado de ánimo posparto en la planificación familiar posterior.

7.3. Trastorno depresivo persistente

En el **trastorno depresivo persistente** la prevalencia en doce meses en Estados Unidos es del 0,5% aproximadamente. Suele aparecer de forma temprana e insidiosa, en la época de la infancia o la adolescencia/juventud. Un inicio temprano de la enfermedad, anterior a los 21 años, está asociado con mayores posibilidades de desarrollar otros trastornos comórbidos de la personalidad y de abuso de sustancias.

Entre los individuos con trastorno depresivo persistente y aquellos que sufren un trastorno límite de la personalidad, la covarianza de los correspondientes rasgos a lo largo del tiempo sugiere la existencia de un mecanismo común.

Los factores de riesgo asociados al trastorno depresivo persistente son los siguientes:

⇨ **Temperamentales:** los niveles de neuroticismo influyen sobre el pronóstico de la enfermedad.

⇨ **Ambientales:** la pérdida o separación de los padres en la infancia supone un factor de riesgo para desarrollar el trastorno.

⇨ **Genéticos y fisiológicos:** parece probable que los pacientes con trastorno depresivo persistente tengan una mayor proporción de familiares de primer grado que sufran dicho trastorno en comparación con los pacientes con trastorno depresivo mayor, al igual que es probable que tengan más trastornos depresivos en general. A nivel cerebral, parece implicado el córtex prefrontal, el cíngulo anterior, la amígdala y el hipocampo, además de posibles alteraciones polisomnográficas.

7.4. Trastorno disfórico premenstrual

En cuanto al trastorno disfórico premenstrual, la prevalencia a los doce meses está situada entre el 1,8 y el 5,8% dentro del segmento de población de mujeres con menstruación. En este caso el cálculo de la prevalencia tiene limitaciones y puede aportar datos erróneos.

Por un lado, si se tienen en cuenta solo los informes retrospectivos obviando las evaluaciones diarias prospectivas, se corre el riesgo de estar sobrestimando la proporción real de afectadas. Sin embargo, por el contrario, basarse en el registro diario puede ocasionar que aquellas pacientes con síntomas más graves abandonen el proceso de registro y, por tanto, se termine con una muestra poco representativa. Se estima, en todo caso, que las cifras más reales están entorno al 1,8% en mujeres que cumplen todos los criterios sin deterioro funcional y al 1,3% en mujeres que cumplen los criterios con deterioro funcional y síntomas concomitante de otro trastorno mental.

El comienzo de la afección puede ocurrir en cualquier momento desde la menarquia. La incidencia de casos nuevos en un periodo de seguimiento de cuarenta meses es del 2,5%.

Algunas pacientes informan de la mejora en los síntomas cuando se están acercando a la menopausia. Una vez llegadas a este punto los síntomas cesan.

Los **factores de riesgo** asociados al trastorno disfórico premenstrual son los siguientes:

⇨ **Ambientales:** influirán en el desarrollo del síndrome los factores de estrés, los antecedentes de traumas interpersonales, los cambios estacionales y todos aquellos aspectos culturales que están relacionados con la conducta sexual femenina y el rol de género de las mujeres.

⇨ **Genéticos y fisiológicos:** las estimaciones apuntan a un rango de heredabilidad para los síntomas premenstruales de entre un 30 y un 80%, aunque se desconocen las probabilidades de heredabilidad del trastorno en sí mismo.

⇨ **Anticonceptivos:** hay posibilidades de que las mujeres que utilizan anticonceptivos orales desarrollen síntomas premenstruales en menor medida que aquellas que no los utilizan.

⇨ **Cultura:** no se ha encontrado una asociación entre el trastorno disfórico premenstrual y las diferentes razas o culturas y, de hecho, se ha observado en mujeres de Estados Unidos, Europa, India y Asia. A pesar de ello, sí que se considera que los factores culturales pueden estar influyendo de forma significativa sobre la frecuencia, la intensidad, la expresión de la sintomatología y la búsqueda de ayuda profesional.

7.5. Trastorno depresivo inducido por sustancias/medicamentos

El trastorno depresivo inducido por sustancias/medicamentos presenta una prevalencia a lo largo de la vida del 0,26%, teniendo en cuenta como muestra la población adulta de Estados Unidos.

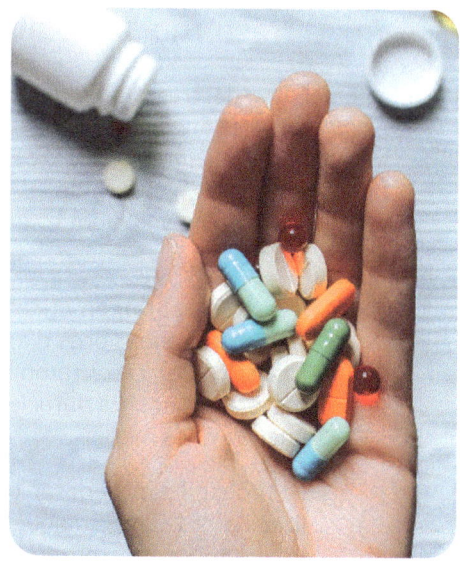

La población afectada con más frecuencia es la de los varones, de raza blanca, con educación secundaria completada, sin seguro y con menores ingresos familiares.

El inicio de la dolencia se produce o bien durante las primeras semanas o el primer mes de comienzo de consumo de la sustancia o bien durante el periodo en el que se desarrolla el síndrome de abstinencia en aquellas sustancias que lo provocan. Una vez interrumpida la administración de la sustancia, los síntomas suelen remitir en un periodo de días o semanas, en función de la vida media de la sustancia en cuestión y de la presencia o no del síndrome de abstinencia.

Los factores de riesgo en el caso de los trastornos depresivos inducidos por sustancias/medicamentos son:

⇨ **Factores temperamentales:** antecedentes de trastorno depresivo mayor y de depresión inducida por drogas.

⇨ **Factores ambientales:** estresantes psicosociales en el año previo y medicación. Es difícil llegar a conclusiones claras sobre qué sustancias o medicamentos van a causar con mayor probabilidad un trastorno depresivo, ya que la mayoría de la investigación se basa en estudios observacionales retrospectivos o en estudios de casos. Sin embargo, parece que existe suficiente evidencia de que las siguientes sustancias pueden verse implicadas: los agentes antivirales (efavirenz), los agentes cardiovasculares (clonidina, guanetidina, metildopa o reserpina), los derivados del ácido retinoico (isotretionina), los antidepresivos, los anticonvulsivos, los antimigrañosos (triptanes), los antipsicóticos, las hormonas (corticoesteroides, anticonceptivos orales, agonistas de la hormona liberadora de gonadotropinas, tamoxifeno), los agentes para el cese del tabaquismo (vareniclina) y los agentes inmunológicos (interferón). Se siguen investigando las conexiones con estas y otras sustancias.

⇨ **Factores genéticos:** la población con este trastorno presenta con más frecuencia antecedentes familiares del mismo trastorno y del trastorno de conducta antisocial.

7.6. Trastorno depresivo debido a otra afección médica

En el caso del trastorno depresivo debido a otra afección médica se considera que existen asociaciones claras y algunos correlatos neuroanatómicos entre depresión e infarto cerebral, enfermedad de Huntington, enfermedad de Parkinson y daño cerebral traumático. En el caso de las afecciones neuroendocrinas, se asocia con la enfermedad de Cushing y el hipotiroidismo. También se establece la relación con la esclerosis múltiple.

⇨ **Infarto cerebral:** en el caso del infarto cerebral, la depresión aparece al día siguiente o a los pocos días del accidente cerebrovascular en la mayoría de los casos. Existen casos también donde este inicio no se produce hasta semanas o meses después. La duración de los episodios depresivos mayores suele ser de nueve a once meses.

La probabilidad de desarrollar dicha depresión parece relacionada con la localización de la lesión, lo que aumenta el riesgo en los casos de infartos frontales inferiores y es aparentemente menor en el caso de lesiones frontales derechas en el caso de aquellos pacientes que desarrollan la depresión en los primeros días. En el caso de los pacientes que presentan la depresión tras meses de la lesión, no se observa asociación con las regiones frontales ni con la lateralidad.

⇨ **Enfermedad de Huntington y enfermedad de Parkinson:** en la enfermedad de Huntington y en la enfermedad de Parkinson, por su parte, la depresión suele estar presente con anterioridad a las alteraciones motoras mayores o al deterioro cognitivo.

En el caso del Huntington la depresión se considera, de hecho, el primer síntoma neuropsiquiátrico, aunque hay datos que afirman que se da con menos frecuencia conforme avanza la enfermedad.

 Las diferencias de género serán las asociadas a la propia enfermedad.

Cada uno de los trastornos depresivos presenta una serie de síntomas asociados que deben ser comprobados y analizados de forma exhaustiva antes de otorgar un diagnóstico. Estos criterios diagnósticos incluyen tanto los síntomas que deben estar presentes en el sujeto, como características asociadas a su duración, intensidad o forma de manifestación. Además, para cada uno de ellos se advierte de la necesidad de descartar otros trastornos similares que pueden llevarnos a confusión.

El DSM-5 incluye para cada trastorno, además, información relevante acerca de los factores genéticos, ambientales, temperamentales o fisiológicos que pueden aumentar las probabilidades de una persona de desarrollar un síndrome en concreto. Esta información puede sernos muy útil tanto para establecer programas de prevención como para ayudarnos a determinar un diagnóstico.

Asimismo, tanto en el DSM como en la Organización Mundial de la Salud y distintos estudios, se ponen de manifiesto las diferencias asociadas a la salud mental y a los trastornos depresivos en función de variables como el género, la edad o la posición socioeconómica. Cabe destacar las importantes diferencias que se dan en cuanto a la mayor prevalencia de estos trastornos asociados a las mujeres.

UNIDAD DIDÁCTICA 3

Evaluación y diagnóstico

Contenido & Objetivos

Introducción

1. Evaluación psicológica

2. Pruebas diagnósticas para un posible caso de depresión

3. Diagnóstico diferencial: DSM-5

4. Diagnóstico diferencial: CIE-11

Los **objetivos** de esta unidad son:

1. Aprender qué es una evaluación psicológica y cómo llevarla a cabo.

2. Conocer las distintas herramientas de evaluación y diagnósticas que pueden ser utilizadas a la hora de evaluar y diagnosticar un caso.

3. Presentar los recursos y pruebas más utilizados en el diagnóstico de la depresión.

4. Ahondar en los criterios diferenciales y/o peculiaridades diagnósticas que presentan algunos trastornos según los manuales diagnósticos.

Introducción

A lo largo de las anteriores unidades, hemos aprendido sobre las causas, los síntomas y las variables implicadas en la depresión. Como veíamos en la determinación de síntomas presentadas por los manuales diagnósticos, en muchas ocasiones hacen referencia a la observación o los instrumentos de evaluación que permiten al profesional contrastar la presencia o no del síntoma en cuestión.

Precisamente para llegar a un diagnóstico claro y acertado debemos realizar una correcta evaluación psicológica del sujeto y utilizar todas las pruebas diagnósticas necesarias que nos ayuden a estimar de forma acertada que se cumple o no un cuadro diagnóstico determinado.

1. Evaluación psicológica

1.1. Objetivo y variables

El objetivo de una evaluación psicológica es describir, clasificar, predecir y, en su caso, explicar o controlar la conducta.

A la hora de realizar la evaluación psicológica de un sujeto en particular, el evaluador deberá tener en cuenta y analizar los siguientes grupos de variables y considerar después si son relevantes o no para el diagnóstico.

a) **Comportamientos objeto de estudio:** teniendo en cuenta que vamos a considerar la conducta de forma amplia, formada tanto por aquello que efectivamente hace el sujeto (sus ejecuciones) como por aquello que piensa, siente o experimenta. Generalmente se plantea que la conducta tiene una triple modalidad: la **conducta motora** es todo lo que el sujeto manifiesta externamente, de forma que pueda ser observado por otros, como pasear o llorar; la **conducta cognitiva** estaría formada por los pensamientos y experiencias del individuo, como sentirse enfadado o pensar que alguien le está siguiendo; y la **conducta psicofisiológica** alude a las reacciones relacionadas con el sistema nervioso, como la presión arterial o los latidos por minuto.

b) **Condiciones o variables personales:** las personas disponemos de unas habilidades, capacidades y características psicológicas propias que son esencialmente estables a lo largo del tiempo y que pueden considerarse como base de nuestras respuestas o conductas. Al conjunto de las mismas también podemos referirnos como "Repertorios Básicos de Conducta (RBC)". Algunas de estas condiciones propias podrían ser la inteligencia o los rasgos de personalidad. A la hora de evaluar a un sujeto es importante que seamos capaces de distinguir cuáles de sus atributos forman parte de la conducta objeto de nuestro estudio y futuro diagnóstico e intervención, y cuáles forman parte del repertorio base de la persona. Nuestra conducta objeto de estudio será explicada, en parte, por estas condiciones personales intrínsecas al individuo.

c) **Condiciones o variables ambientales:** el ambiente en el que se ha desarrollado el sujeto, o lo que es lo mismo, su historia de aprendizaje tendrá también un gran peso en la explicación del comportamiento de la persona. De la misma manera, es necesario estudiar las circunstancias ambientales presentes, ya que pueden estar causando, perpetuando o controlando el comportamiento que tratamos de explicar. Así, deberemos atender a los estímulos físicos y sociales y al contexto actual del sujeto, indagando sobre su situación familiar, laboral o escolar, social, etc.

d) **Condiciones o variables biológicas:** debemos tenerlas presentes y sopesar su influencia sobre el desarrollo de la personalidad en general y sobre el comportamiento concreto. Estudiaremos, si es posible, la genética, la bioquímica, la fisiología y las características neurológicas del individuo.

1.2. Recogida de información

En general, se considera que las fases del proceso de evaluación son cuatro. Estas son las etapas que debemos recorrer para poder culminar nuestro trabajo con un diagnóstico del paciente.

Empezaremos por la recogida de información.

Será necesario determinar la demanda o solicitud previa de la persona que requiere la intervención o que acude a la consulta, los objetivos que queremos conseguir con la terapia, así como las particularidades pasadas y presentes del individuo comentadas anteriormente.

Puede ocurrir que nos encontremos un caso en el que, debido a la urgencia del mismo, no podamos formular con el sujeto su demanda directamente ya que esta proviene de servicios sociales, médicos o de su familia. En este caso tenemos que tratar de conseguir toda la información posible de sus acompañantes o allegados.

A continuación, se presenta un modelo de los pasos a seguir en esta etapa de recogida de información:

1. **Cuál es la demanda:** ¿quién presenta la demanda?

2. **Preguntas a esclarecer durante la primera entrevista/visita:**

   - ¿Qué lleva al sujeto a solicitar una evaluación?

   - ¿Qué espera conseguir?

   - ¿Qué aspectos de sí mismo son sobre los que requiere la intervención?

3. **Datos a recabar:**

Historia personal del paciente:

- Nacimiento.

- Crecimiento/Desarrollo.

- Entorno familiar.

- Entorno social.

- Ámbito educativo o de formación.

- Ámbito laboral o profesional.

- Variables biológicas.

- Eventos vitales relevantes.

Aspectos actuales potencialmente relevantes:

- Lugar de residencia y estilo de vida.

- Entorno familiar.

- Entorno social.

- Ocupación laboral.

- Ocio y tiempo libre. Aficiones.

- Salud y estado físico.

- Intereses y motivaciones.

- Valores.

4. **Observación y estudio de la demanda o queja:** indagación acerca de los momentos y situaciones en los que se manifiesta la conducta objeto de estudio, a través de la observación, entrevistas, registros, informes pasados...

1.3. Establecimiento de hipótesis

Una vez recopilada toda la información necesaria y analizados los instrumentos empleados, vamos a formular la hipótesis acerca del posible diagnóstico del sujeto. En este punto habremos de atender a varias consideraciones:

⇨ La cuantificación del fenómeno, comprobando la aparición real de los síntomas descritos, y la frecuencia y duración de los mismos.

- La semejanza de los comportamientos de nuestro sujeto con los de otros individuos que han sido previamente clasificados dentro del diagnóstico que hipotetizamos tiene nuestro paciente.

1.4. Comprobación

1.4.1. Test

Una vez establecida la hipótesis pasaremos a la fase de comprobación. En esta fase se administran los test y pruebas diagnósticas pertinentes, los cuales permiten verificar si estamos ante el diagnóstico correcto. Más adelante se presenta una lista de herramientas diagnósticas útiles para el diagnóstico de la depresión. En caso de que nuestra hipótesis no quede contrastada y confirmada, debemos volver atrás en el proceso y formular y comprobar una nueva idea.

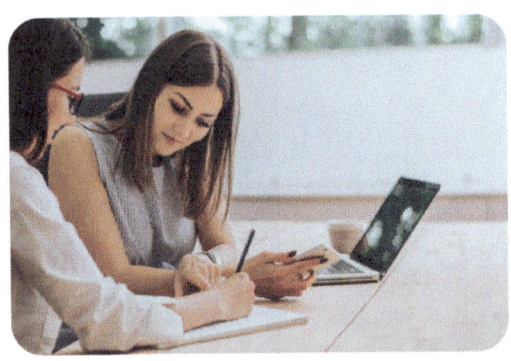

En esta fase podemos utilizar diversas herramientas. Veremos, en primer lugar, los test.

Los test suponen un proceso sistemático de observación y descripción del comportamiento a partir de escalas numéricas o categorías establecidas. Un punto fundamental de este tipo de pruebas es que todo el proceso es estándar, es decir, que tanto el material, como la forma de administrarlo, puntuarlo, corregirlo y valorarlo es igual para cualquier individuo al que se lo administremos. Esto permite obtener una medida que se contrapone con la media de la población.

A la hora de utilizar un test, ten siempre en cuenta estas directrices:

- Actúa siguiendo la ética y de forma profesional.

- Asegúrate de tener el conocimiento y la competencia suficiente para su administración.

- Recuerda que eres responsable del uso posterior dado a ese test.

- Mantén todo el material en lugar seguro.

- Salvaguarda la confidencialidad de los datos.

- Sopesa la utilidad real del test en tu caso concreto.

- Selecciona siempre aquellos test que se hayan demostrado técnicamente válidos y fiables.

- Ten en cuenta el sesgo cultural y social a la hora de estudiar los resultados.

- Aplica los test en condiciones apropiadas que eviten distracciones o sesgos en las respuestas.

- Sé preciso a la hora de aplicar, puntuar y valorar cada prueba.

- Comunica los resultados de los mismos de forma comprensible.

1.4.2. Entrevista

Como ya hemos comentado, la entrevista también supone una herramienta fundamental en el proceso de evaluación y diagnóstico. La **entrevista** es un procedimiento más generalizado que puede sernos útil para diversos fines como la obtención de información acerca de la personalidad, las motivaciones o los intereses del individuo. Es un recurso interactivo que el paciente va a percibir como sencillo y accesible, y que será de utilidad en todo el proceso de evaluación e intervención.

La entrevista tiene ciertas **limitaciones** que debemos tener en cuenta. Ya que la información nos la ha de aportar el sujeto, muchas veces, es complicado que este responda con total sinceridad obviando las convenciones sociales presentes en cualquier interacción o conversación. Además, puede no querer contestar a determinadas cuestiones o tener dificultades para encontrar o verbalizar las respuestas. Otro aspecto con el que tenemos que tener cuidado al enfrentarnos a una entrevista es nuestro propio **lenguaje y comportamiento**.

El entrevistador debe manejar adecuadamente su propio comportamiento verbal y no verbal, manteniendo siempre presente el objetivo de la entrevista y asegurándose de que se sigue el guion o programación establecida, **evitando la confrontación de opiniones** y controlando el tiempo usado por cada cual, que debería ser favorable al entrevistado, ya que nuestro objetivo es obtener información.

En cuanto al ritmo del habla, debemos **atender al tiempo** que tarda el sujeto en contestar a nuestras preguntas, ya que establecer el patrón habitual nos permitirá detectar cambios o alteraciones que pueden revelarnos estados de ánimo diferentes o temas que causan sentimientos fuera de lo normal. También debemos respetar las **pausas** que el propio sujeto introduce en sus intervenciones, permitir ese silencio y no interrumpir. Estos tiempos permiten al sujeto pensar y aclarar su posterior respuesta, lo que incrementará la precisión y cantidad de sus respuestas.

Además, hemos de entrenarnos en emitir **refuerzos** tales como el contacto ocular, sonreír o asentir con la cabeza en respuesta a aquellos comportamientos que nos interesa potenciar e incrementar en nuestro entrevistado. Estos gestos deben ser premeditados y controlados, evitando nuestras propias respuestas espontáneas. En esta misma línea, los entrevistados aprecian enormemente la empatía de su interlocutor.

La entrevista es fundamentalmente utilizada al **inicio de la evaluación**, tal y como veíamos anteriormente, con el objetivo de determinar el contenido de la demanda que va a suscitar la intervención terapéutica. Así, se centrará en las conductas, percepciones, sentimientos o expectativas y en los contextos vitales de la persona. Se recomienda **comenzar** esta entrevista **de forma no estructurada**, es decir, sin un guion concreto de preguntas y respuestas, lo que favorecerá un clima distendido y fluidez en la comunicación. El formato deberá ir avanzando hacia un modo estructurado, con preguntas más concretas que permitan obtener información más precisa.

1.4.3. Autoinforme

Los **autoinformes** son aquellas herramientas en que la información la proporciona el sujeto sobre sí mismo. En este caso las preguntas y las respuestas están previamente establecidas y estructuradas.

Las preguntas deben ser accesibles, comprensibles y precisas. Las respuestas pueden ser de varios tipos:

⇨ **Dicotómicas:** con doble alternativa de respuesta: sí/no; apropiado/inapropiado.

⇨ **Ordinales:** solicitando al sujeto que determine un orden de preferencia entre varios elementos que se le plantean.

⇨ **De respuestas alternativas:** se le presenta un listado en el que debe elegir sus opciones, a modo de inventario.

⇨ **De respuestas escalares:** se debe puntuar el grado en el que cada afirmación es representativa de la persona.

⇨ **Respuesta abierta:** tienen como fin obtener una visión global de su opinión.

En la **contestación a un autoinforme** influyen variables como el tiempo y el tipo de evento sobre el que se cuestione.

En cuanto al **tiempo**, las respuestas serán más fidedignas cuando se refieran a eventos actuales que pasados. El **tipo de evento** hace referencia al modo en que se almacenó la información sobre el evento. No es lo mismo preguntar dónde conoció a su primera pareja que preguntar si era cariñosa. Como vemos, un tipo de evento es más objetivo y claro que el otro, que requiere reelaborar la información y contiene una parte subjetiva en la respuesta.

Los autoinformes pueden darnos **información** acerca de conductas motoras, respuestas fisiológicas, pensamientos o emociones. También pueden incluir descripciones, valoraciones sobre las causas de sus propias conductas, estrategias de actuación o de resolución de problemas, expectativas de planes futuros, narraciones sobre proyectos, etc.

Es importante **planificar** una forma de contrastar la información obtenida con un autoinforme, ya que, al tratarse de una interpretación de los hechos, su precisión puede ser inferior a la deseada. Esta contrastación puede llevarse a cabo a través de la observación directa del fenómeno, consultando datos de archivo o contando con informadores veraces, por ejemplo.

Los autoinformes pueden sernos muy útiles para ayudarnos a **definir** el problema que nos ocupa, para **evaluar** las conductas del sujeto y los pensamientos que pueden estar detrás de esos comportamientos y estudiar las condiciones ambientales implicadas.

1.4.4. Observación

Con observación nos referimos a un proceso deliberado de recogida de información relativa a los comportamientos de un sujeto. Esta percepción ha de ser realizada por un observador entrenado empleando los protocolos establecidos al efecto. La observación permite el registro sistemático de las respuestas en una situación natural, fuera del entorno terapéutico.

El observador, en este caso, nunca puede ser el propio sujeto, sino que será el profesional o bien otro participante previamente entrenado para ello.

Se requerirá la elaboración previa de una **hoja de registro** en la que anotar la conducta objeto de estudio.

Al utilizar este recurso es fundamental que definamos bien qué es eso que vamos a observar. El objeto de nuestra observación debe ser algo tangible y medible. Mediante observación no podríamos medir la actividad cognitiva, por ejemplo, ya que no es algo que un observador pueda ver. Si nos surgen dudas sobre si el objeto de mi observación es correcto o no, debemos responder al "test del hombre muerto" y preguntarnos lo siguiente: ¿lo que pretendo observar podría estar haciéndolo un hombre muerto? Si la respuesta es afirmativa, significa que el diseño de mi observación no está bien hecho. Por tanto, la conducta objeto de mi estudio debe ser específica, pudiendo diferenciarse de otros comportamientos anteriores y posteriores, y tiene que poder ser denominada, delimitada, descrita y definida.

Ahora bien, una vez elegidas las conductas objeto de nuestra observación, **¿qué debemos medir y registrar?**:

⇨ La ocurrencia, es decir, la constatación de la aparición o no del fenómeno en cuestión.

⇨ El orden o secuencia en que aparecen las distintas conductas a observar.

⇨ La frecuencia con la que aparece el comportamiento.

⇨ La duración del suceso, así como el tiempo entre un estímulo y la respuesta objeto de estudio.

⇨ La intensidad, que puede ser medida a través de una escala.

⇨ La adecuación, en el sentido de que sea o no acorde a las convenciones sociales establecidas, así como que sea capaz de alcanzar el objetivo que se pretende al ejecutarla.

1.4.5. Lista de adjetivos

Las listas de adjetivos están englobadas en las llamadas "técnicas subjetivas", que son aquellas en las que el propio sujeto se califica a sí mismo, o a otras personas o conceptos. La respuesta del sujeto aquí es voluntaria y, por lo tanto, cabe la posibilidad de que la falsee al darse cuenta del propósito de nuestra prueba.

En el caso concreto de las listas de adjetivos, estos se presentan ante el sujeto para que decida si le son aplicables. Las respuestas nos pueden ayudar a entender cómo el sujeto se percibe a sí mismo o a discernir o intuir un determinado rasgo o disfunción psicológicos.

La valoración suele hacerse a través de escalas de puntuación, que pueden ser de distintos tipos:

a) **Escalas gráficas:** las escalas gráficas permiten la gradación de un determinado rasgo a través de varios adjetivos:

Entusiasmado   Alegre   Equilibrado   Triste   Abatido

b) **Escalas de elección forzada:** las escalas de elección forzada hacen que el sujeto tenga que elegir entre dos adjetivos presentados al mismo tiempo:

Iracundo o Agradable
Independiente o Simpático
Asertivo o Desleal

c) **Escalas acumulativas:** las escalas acumulativas permiten elegir todos aquellos adjetivos con los que el sujeto se sienta identificado:

Apacible	Arriesgado	Asertivo
Activo	Sensible	Iracundo
Agradable	Simpático	Desleal

d) **Escalas de intensidad:** las escalas de intensidad valoran la intensidad con la que se percibe un determinado adjetivo:

	Muy aplicable	Bastante aplicable	Algo aplicable	Nada aplicable
Activo				
Ambicioso				
Leal				

e) **Escalas de orden:** las escalas de orden suponen ordenar la lista de adjetivos presentados.

Para el caso que nos ocupa, cabe destacar la DACL (lista de adjetivos de depresión) de Lubin. Encontrarás más información sobre la misma un poco más adelante.

1.4.6. Elección del método de evaluación

A la hora de decidir qué método o métodos de evaluación vamos a utilizar, convendría contestar a las siguientes preguntas:

⇨ **¿La herramienta que pretendo utilizar me va a ayudar a responder al motivo de la consulta y/o me va a aportar información útil?**

Los test o cuestionarios que vayamos a utilizar tienen que permitirme explorar los aspectos observados en la primera recogida de información o en las entrevistas.

⇨ **¿Estoy capacitado para utilizar esta herramienta?**

Es preferible que manejemos opciones con las que estemos familiarizados y, en cualquier caso, que atendamos y sigamos fielmente las instrucciones de aplicación, corrección y evaluación.

⇨ **¿Qué me dice la experiencia?**

El trabajo con casos similares también me ayudará a elegir mejor los instrumentos más adecuados al caso que me ocupa.

⇨ **¿Cuánto tiempo requiere la prueba?**

Debemos valorar el tiempo del que disponemos y el tiempo estimado de aplicación de los cuestionarios que pretendo utilizar.

⇨ **¿Cuáles son las propiedades psicométricas?**

Siempre utilizaremos instrumentos que hayan demostrado su fiabilidad y validez. Debemos atender asimismo a su facilidad de interpretación, su sensibilidad y su buena adaptación a nuestro idioma y cultura.

1.5. Comunicación de resultados

Una vez concluida la evaluación, debemos comunicar los resultados a nuestro paciente, a través de un informe en el que se harán constar todos los datos que permitan responder a la demanda inicial, así como a los objetivos de evaluación.

Es importante que esta comunicación de resultados se realice en un lenguaje comprensible y se planteen las conclusiones y recomendaciones pertinentes, así como las diferentes opciones de tratamiento.

Siempre que realizamos una evaluación o intervención psicológica hemos de atender a las normas que rigen sobre su ejecución: el código deontológico del Colegio Oficial de Psicólogos en cuanto los aspectos éticos, las normas APA (American Psychological Association) en cuanto al diseño de los test o herramientas de evaluación, las normas TEA (Técnicos Especialistas Asociados) en cuanto a la distribución de estas mismas herramientas y aquellas que hacen referencia al propio proceso de evaluación (véase el libro *Evaluación psicológica* de Rocío Fernández-Ballesteros).

2. Pruebas diagnósticas para un posible caso de depresión

2.1. DACL. Lista de adjetivos de depresión

A continuación, se presentan distintas pruebas diagnósticas que pueden sernos útiles a la hora de emprender nuestra evaluación y diagnóstico de un posible caso de depresión. Es fundamental que, si decidimos utilizar alguna de ellas, sigamos rigurosamente las instrucciones de cada prueba y aseguremos el cumplimiento de los aspectos éticos, morales y legales implicados.

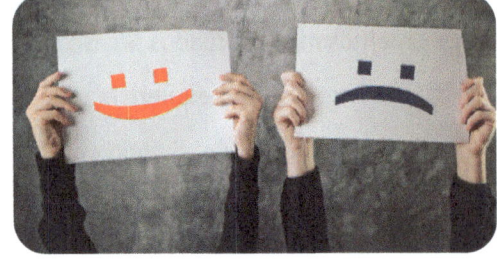

Para la elaboración de esta lista se tomaron **171 adjetivos** que se presumían relacionados con la depresión. Se diseñaron varias listas, teniendo en consideración la variable del género e incluyendo en cada una adjetivos propios de la depresión y propios de la no depresión. De este modo, cuatro de las listas estaban dirigidas a mujeres, conformadas por 22 adjetivos propios de la depresión y 10 de la ausencia de la misma, y tres listas fueron para hombres, con 22 ítems relacionados con depresión y 12 que no lo están.

Para la respuesta al cuestionario se les solicita a los sujetos seleccionar todas aquellas palabras que mejor definan su **estado anímico en ese día concreto**. Para extraer la puntuación final de cada persona hay que atender a la suma de los adjetivos considerados como expresión de depresión señalados más aquellos considerados como no depresivos que no hayan sido marcados. La prueba dispone de datos normativos para ambos géneros y para distintos grupos de edad.

2.2. CAQ. Cuestionario de análisis clínico

El cuestionario de análisis clínico de Samuel E. Krug es complementario del cuestionario 16-PF (cuestionario factorial de personalidad de R. B. Cattell, A. K. S. Cattell y H. E. P. Cattell).

Si bien el 16 PF estudia las respuestas en torno a 16 rasgos de la personalidad, el CAQ añade 12 factores más complementarios con el fin de que la técnica sea capaz de medir al mismo tiempo rasgos normales y clínicos.

a)   El **cuestionario factorial de personalidad** mide:

- Afectividad.

- Razonamiento.

- Estabilidad.

- Dominancia.

- Impulsividad.

- Conformidad grupal.

- Atrevimiento.

- Sensibilidad.

- Suspicacia.

- Imaginación.

- Astucia.

- Culpabilidad.

- Rebeldía.

- Autosuficiencia.

- Autocontrol.

- Tensión.

b)   El **cuestionario de análisis clínico** añade:

- Hipocondría.

- Depresión suicida.

- Agitación.

- Depresión ansiosa.

- Depresión baja-energía.

- Culpabilidad-resentimiento.

- Apatía-retirada.

- Paranoia.

- Desviación psicopática.

- Esquizofrenia.

- Psicastenia.

- Desajuste psicológico.

2.3. SIMS. Inventario estructurado de simulación de síntomas

El inventario estructurado de simulación de síntomas de Michelle R. Widows y Glenn P. Smith es una prueba capaz de determinar si los síntomas psicopatológicos y neurocognitivos están siendo falseados o exagerados. Se presenta con 75 ítems de verdadero o falso.

Trata de detectar:

- Síntomas psicóticos inusuales.

- Sexageración del déficit intelectual.

- Síntomas neurológicos atípicos en el deterioro neurológico.

- Síntomas atípicos de depresión y ansiedad.

- Síntomas incompatibles con los trastornos amnésicos.

Además, aporta una puntuación total referente al grado de simulación del sujeto.

2.4. MMPI-II. Cuestionario multifásico de personalidad de Minnesota

El cuestionario multifásico de personalidad de Minnesota de Starke R. Hathaway y J. Chamley Mckinley permite situar la conducta en un continuo normal-anormal de la personalidad, mostrando tendencias y patologías. Es una prueba larga, con un tiempo de aplicación entre una y dos horas.

Los autores de esta prueba eran expertos en fisiología y neuropsiquiatría; se basaron en diversas pruebas relacionadas con la personalidad para diseñar esta herramienta. De ellas extrajeron 1.942 ítems válidos para discriminar entre grupos normativos y patológicos.

Las escalas clínicas que evalúa son:

⇨ Hipocondría.

⇨ Depresión.

⇨ Histeria.

⇨ Desviación psicopática.

⇨ Masculinidad-feminidad.

⇨ Paranoia.

⇨ Psicastenia.

⇨ Esquizofrenia.

⇨ Hipomanía.

⇨ Introversión social.

Además, incluye escalas que inciden sobre la actitud del sujeto al responder. De esta manera, permite detectar actitudes de distorsión, ingenuidad o actitud defensiva, autocrítica o intentos de mostrar una imagen poco favorable e incluso errores en las respuestas o la corrección.

2.5. Escala de ansiedad y depresión

El test de Goldberg supone una prueba de cribaje, no diagnóstica, que permite detectar si existen síntomas relacionados con la depresión y con la ansiedad, en su caso. La **depresión** y la **ansiedad** son medidas en dos escalas diferenciadas.

Es una prueba muy rápida, con solo **nueve preguntas en cada subescala**. Es importante que a la hora de responder el sujeto atienda a aquellos síntomas que hayan permanecido durante, al menos, dos semanas, obviando aquellos que se hayan manifestado solo de forma leve.

2.6. BDI-II. Inventario de depresión

La **prueba de Beck** es una de las más utilizadas en nuestro país en el ámbito de la depresión. Consiste en un autoinforme que permite detectar y cuantificar la gravedad de la depresión. Está compuesto por 21 ítems que muestran los síntomas más recurrentes de los pacientes psiquiátricos con depresión.

Esta prueba está destinada a emplearse en un contexto clínico y como medida de la severidad del trastorno, clasificándola como **depresión mínima, depresión leve, depresión moderada y depresión severa**. Un resultado de depresión severa será compatible con un diagnóstico de depresión mayor.

2.7. SCID. Entrevista clínica estructurada

La prueba de M. B. First, R. L. Spitzer, M. Gibbon y J. B. W. Williams se trata de una entrevista semiestructurada que nos va a ayudar a determinar un diagnóstico dentro del eje I del DSM.

Que sea semiestructurada supone que dispondremos de un guion prefijado de preguntas abiertas sobre las que la persona que la está realizando puede incluir otras cuestiones que crea relevantes para aclarar o incidir en determinadas cuestiones.

2.8. CIDI. Entrevista diagnóstica internacional compuesta

Esta entrevista estructurada, que propone la Organización Mundial de la Salud, permite realizar un diagnóstico en base a los sistemas de clasificación CIE y DSM. Al igual que la anterior, se centra, en concreto, en los trastornos del eje I. Ambas, además, se estructuran en bloques que permiten saltar de uno a otro en caso de que constatemos que no existen evidencias del trastorno tratado en un apartado concreto. La CIDI nos planteará preguntas adicionales cuando se constaten síntomas presentes con el fin de obtener más información. En este caso, **las secciones son**:

⇨   Trastornos debidos al consumo de tabaco.

⇨ Trastornos somatomorfos y disociativos.

⇨ Trastornos fóbicos y otros trastornos de ansiedad.

⇨ Trastornos depresivos y trastorno distímico.

⇨ Episodio maníaco y trastorno afectivo bipolar.

⇨ Esquizofrenia y otros trastornos psicóticos.

⇨ Trastornos de la conducta alimentaria.

⇨ Trastornos debidos al consumo de alcohol.

⇨ Trastorno obsesivo-compulsivo y trastorno de estrés postraumático.

⇨ Trastornos debido al consumo de psicotrópicos.

⇨ Demencia, amnesia y otros trastornos cognoscitivos.

Permite realizar 17 diagnósticos generales y 6 diagnósticos secundarios.

La CIDI puede orientarse a distintos momentos temporales. En concreto, podemos hacer referencia a toda la vida, al último año o al último mes.

Cada pregunta debe valorarse en los siguientes **términos**: ausente/presente a nivel subclínico/presente debido al consumo de sustancias/presente debido a una causa orgánica/claramente presente.

2.9. DICA. Entrevista diagnóstica para niños y adolescentes

La entrevista diagnóstica para niños y adolescentes es de D. Saffer, P. Fisher y C. Lucas. Si el caso que nos ocupa no es un adulto si no un niño o un adolescente, la DICA o EDNA en su versión en castellano, puede sernos una herramienta útil para la valoración y el diagnóstico basado en el DSM.

Las categorías que se estudian a través de esta entrevista estructurada son:

a) **Trastornos de conducta**

• Trastorno por déficit de atención con hiperactividad.

• Trastorno negativista desafiante.

• Trastorno disocial.

• Uso y dependencia de alcohol.

• Uso y dependencia del tabaco.

- Uso y dependencia de la marihuana.

- Uso y abuso de otras drogas.

b) **Trastornos del estado de ánimo**

- Trastorno depresivo mayor.

- Manía o hipomanía.

- Trastorno distímico.

c) **Trastornos de ansiedad**

- Trastorno de ansiedad por separación.

- Agorafobia.

- Trastorno por angustia.

- Trastorno de ansiedad generalizada.

- Fobia específica.

- Fobia social.

- Trastorno obsesivo-compulsivo.

- Trastorno por estrés postraumático.

d) **Trastornos de la conducta alimentaria**

- Anorexia nerviosa.

- Bulimia nerviosa.

e) **Trastornos de la eliminación**

- Enuresis.

- Encopresis.

f) **Trastornos de tics**

- Síndrome de Tourette.

- Trastorno de tics motores o vocales crónicos.

- Trastorno de tics transitorios.

g) **Otros trastornos**

- Trastorno por somatización.

h) Psicosis y esquizofrenia.

Según la edad del menor se empleará una versión u otra. Dispone de una versión de 6 a 12 años, otra de 13 a 17 y una última en el caso de que la vayan a contestar los padres de niños de entre 6 y 17 años.

2.10. PHQ. Patient health questionnaire

Este cuestionario de Pfizer está basado en los criterios diagnósticos del DSM y diseñado en un principio para su aplicación en atención primaria. Disponemos de una versión española desarrollada por Díez-Quevedo en el año 2001 que ha demostrado su validez y eficacia.

Es una prueba breve y rápida de realizar, con un objetivo de filtrado o detección dentro de las siguientes categorías:

⇨ Depresión.

⇨ Ansiedad.

⇨ Abuso de alcohol.

⇨ Enfermedades psicosomáticas.

⇨ Trastornos de la alimentación.

En el caso de la depresión, la prueba dispone de cinco ítems que presentan sintomatología depresiva y sobre los que el sujeto ha de indicar la frecuencia con las que los ha experimentado durante los últimos quince días. La escala de valoración empleada es: nunca/algunos días/más de la mitad de los días/casi cada día.

2.11. Entrevista diagnóstica en salud mental

Esta herramienta de C. Vázquez y M. Muñoz plantea, para cada trastorno recogido en el DSM, los criterios diagnósticos de dicho sistema, por un lado, y una batería de preguntas para examinarlos, por otro. Así, se plantea una entrevista semiestructurada que nos ayudará a indagar sobre el trastorno a estudiar y permitirá comprobar la presencia de los síntomas.

Además, se incluyen algunas pruebas más encaminadas al análisis del funcionamiento general de la persona, su calidad de vida y sus posibles problemas psicosociales.

111

Las áreas de estudio son:

- Depresión mayor.
- Distimia.
- Manía.
- Hipomanía.
- Ansiedad generalizada.
- Trastorno de pánico.
- Agorafobia.
- Fobia social.
- Fobia específica.
- Obsesiones.
- Compulsiones.

- Trastorno dismórfico corporal.
- Abuso y dependencia de alcohol.
- Abuso y dependencia de otras drogas.
- Bulimia nerviosa.
- Anorexia nerviosa.
- Trastorno por estrés postraumático.
- Psicosis.
- Sueño.
- Sexuales.
- Adaptativas.

2.12. El inventario de síntomas SCL-90-R

Este inventario permite analizar conjuntos de síntomas a través de 90 ítems que deben valorarse en una escala con cinco posibilidades (del 0 al 4).

a) **Dimensiones evaluadas:** evalúa nueve dimensiones primarias, que son:

- Somatizaciones: molestias relacionadas con funciones corporales como gastrointestinales o respiratorias.

- Obsesiones y compulsiones: ideaciones o conductas percibidas como imposibles de ser controladas o no deseadas.

- Sensitividad interpersonal: percepción personal de ser inferior o inadecuado, en comparación con los semejantes.

- Depresión: estudia los síntomas más representativos de los trastornos de depresión.

- Ansiedad: evalúa los síntomas característicos de los trastornos de ansiedad.

- Hostilidad: estudia la presencia de sentimientos afectivos negativos relacionados con el enfado y el enojo.

- Ansiedad fóbica: respuesta irracional y desproporcionada a un estímulo externo.

- Ideación paranoide: pensamiento proyectivo, suspicacia, temor a la pérdida de autonomía.

- Psicoticismo: ítems relacionados con sentimientos de soledad, estilo de vida esquizoide, alucinaciones y control del pensamiento.

b) **Ítems adicionales relevantes a nivel clínico:** también incluye siete ítems adicionales que no computan en las dimensiones anteriores pero que se consideran relevantes a nivel clínico:

- Poco apetito.

- Problemas para dormir.

- Pensamientos acerca de la muerte o morirse.

- Comer en exceso.

- Despertarse muy temprano.

- Sueño intranquilo.

- Sentimientos de culpa.

c) **Valoraciones más generales:** además, incluye tres valoraciones más generales sobre el malestar psicológico del sujeto:

- Índice global de severidad: evalúa la gravedad del malestar percibido por la persona.

- Total de síntomas positivos: contabiliza la cantidad de ítems que reciben una puntuación por encima de cero. Es un indicador muy útil para valorar posibles falseamientos en las respuestas. En la población general, puntuaciones de 3 o inferiores en hombres y de 4 o menos en mujeres se consideran que apuntan a un intento por parte del sujeto de mostrar una imagen más positiva de su estado real. Por el contrario, puntuaciones superiores a 50 en hombres o a 60 en mujeres indican una amplificación de los síntomas.

- Índice malestar sintomático positivo: al igual que la escala anterior, esta valoración permite estudiar el grado de falseamiento de las respuestas, así como la tendencia del sujeto a enmascarar o exagerar sus síntomas.

Es una prueba rápida que puede ser administrada en unos quince minutos.

113

A la hora de responder, debemos indicar a la persona que piense acerca de cómo se ha sentido en los últimos 7 días, incluido el día de administración de la propia prueba.

3. Diagnóstico diferencial: DSM-5

3.1. Trastorno de desregulación disruptiva del estado de ánimo

En este apartado 3, atendiendo nuevamente al manual de clasificación DSM-5 y una vez constatados que los síntomas que refiere u observamos en nuestro paciente se corresponden con los criterios diagnósticos de un trastorno en cuestión, detallaremos el diagnóstico diferencial indicado en el propio manual o, lo que es lo mismo, las exclusiones o especificaciones que permiten diferenciar un trastorno determinado de otros.

Comenzamos con el **trastorno de desregulación disruptiva del estado de ánimo**. Debemos atender a las siguientes consideraciones:

⇨ La elevación del estado de ánimo apropiada al desarrollo, como sucede en el contexto de un acontecimiento muy positivo o a la espera del mismo, no se ha de considerar un síntoma de manía o hipomanía.

⇨ Este diagnóstico no puede coexistir con el trastorno negativista desafiante, el trastorno explosivo intermitente o el trastorno bipolar, aunque puede coexistir con otros, como el trastorno de depresión mayor, el trastorno de déficit de atención con hiperactividad, el trastorno de conducta y los trastornos por consumo de sustancias.

⇨ En individuos cuyos síntomas cumplen los criterios para el trastorno de desregulación disruptiva del estado de ánimo y el trastorno negativista desafiante, solamente se debe hacer el diagnóstico de trastorno de desregulación disruptiva del estado de ánimo.

Atendiendo en profundidad al diagnóstico diferencial, el DSM-5 aporta un guía que permite diferenciar **trastornos muy similares** entre sí:

a) **Trastornos bipolares versus trastorno de desregulación disruptiva del estado de ánimo**

El punto fundamental para establecer esta diferencia reside en el curso longitudinal de los síntomas esenciales, ya que **los trastornos bipolares son trastornos episódicos y el trastorno de desregulación disruptiva del estado de ánimo no**. En el caso del trastorno bipolar I y del trastorno bipolar II, la afección se manifiesta de forma episódica a través de episodios delimitados de alteración del estado de ánimo que pueden apreciarse de forma diferenciada en la forma de ser habitual del niño.

Durante un episodio maníaco, la alteración del estado de ánimo es claramente diferente al estado de ánimo habitual en el niño. Además, este cambio en el estado de ánimo irá precedido o acompañado de un empeoramiento de los síntomas cognitivos, conductuales o físicos asociados al trastorno, como estar distraído, por ejemplo, que también se distinguen claramente del estado normal del sujeto. En base a todo ello, si lo que efectivamente se produce es un episodio maníaco, los padres o incluso los niños en algunos casos, deberían ser capaces de identificar y aislar del resto del comportamiento, en ese periodo de tiempo en el que el ánimo y la conducta son significativamente distintos del ser habitual del niño.

Por el contrario, la irritabilidad asociada al trastorno de desregulación disruptiva del estado de ánimo está presente y persiste durante varios meses. Si bien pudiera darse el caso de que desapareciera y reapareciera en cierta medida, esta irritabilidad grave es característica de este trastorno. Es más, este diagnóstico no se produciría en caso de que el niño hubiera experimentado un episodio completo de hipomanía o manía o si hubiera tenido algún episodio de más de un día de duración.

Otro punto de diferenciación son el estado de **ánimo elevado o expansivo y de grandiosidad**, síntomas característicos y habituales de la manía, pero no específicos del trastorno de desregulación disruptiva del estado de ánimo.

b) **Trastorno negativista desafiante versus trastorno de desregulación disruptiva del estado de ánimo**

Nos encontramos con que los síntomas del trastorno desafiante suelen aparecer también en el trastorno que nos ocupa, por lo que la clave para **la diferenciación de ambos está en los síntomas afectivos**, que rara vez aparecen en los niños con trastorno negativista desafiante. Así, la clave en este caso es atender a la presencia o ausencia de ataques de cólera graves y frecuentes y una alteración persistente del ánimo entre dichos ataques, síntomas habituales del trastorno de desregulación disruptiva.

Igualmente, es requisito indispensable para el diagnóstico la alteración grave en, al menos, un entorno y una alteración leve o moderada en el segundo entorno. Es habitual, en consecuencia, que los niños que cumplan los criterios para un trastorno de desregulación disruptiva los cumplan, también, para el trastorno negativista desafiante, pero no al revés. En cualquier caso, si el niño cumpliera los criterios diagnósticos de ambos trastornos, se establecería el diagnóstico de trastorno de desregulación disruptiva del estado de ánimo.

c) **Trastorno por déficit de atención/hiperactividad, trastorno depresivo mayor, trastornos de ansiedad y trastorno del espectro autista versus trastorno de desregulación disruptiva del estado de ánimo**

Sería posible otorgar a un mismo niño un diagnóstico comórbido de trastorno de desregulación disruptiva del estado de ánimo al mismo tiempo que un diagnóstico de TDAH, trastorno depresivo mayor o trastorno de ansiedad. Ahora bien, en el caso de que la irritabilidad ocurriera solamente durante un episodio depresivo mayor o un trastorno depresivo persistente, se debe anteponer este diagnóstico.

Del mismo modo, si la irritabilidad se manifestara dentro de un contexto de exacerbación de un trastorno de ansiedad, el diagnóstico apropiado sería el de ansiedad. En el caso de los **trastornos del espectro autista**, los niños pueden presentar episodios de ira en determinadas situaciones concretas, como cuando se alteran sus rutinas prestablecidas. En estas situaciones, la ira debería considerarse secundaria al trastorno autista y debería otorgarse este diagnóstico y no el de trastorno de desregulación disruptiva del estado de ánimo.

d) **Trastorno explosivo intermitente versus trastorno de desregulación disruptiva del estado de ánimo**

En ambos trastornos vamos a encontrar accesos graves de ira pero, en el caso del trastorno explosivo intermitente, no se requiere la presencia de alteración persistente del estado de ánimo entre dichos accesos.

Por otro lado, el trastorno explosivo intermitente establece en tres meses el requisito temporal de aparición de síntomas y doce en el caso del trastorno de desregulación disruptiva del estado de ánimo. Por consiguiente, ante niños con accesos de ira e irritabilidad intercurrentes y persistentes, se debería hacer el diagnóstico de trastorno de desregulación disruptiva del estado de ánimo.

3.2. Trastorno de depresión mayor

El **código diagnóstico** del trastorno de depresión mayor se basa en si es un episodio único o recurrente, la gravedad actual, la presencia de características psicóticas y el estado de remisión. La gravedad actual y las características psicóticas solo están indicadas si se cumplen actualmente todos los criterios para un episodio de depresión mayor. Los especificadores de remisión solo están indicados si actualmente no se cumplen todos los criterios para un episodio de depresión mayor. También se especifican variables como la ocurrencia con ansiedad, con características mixtas o con características melancólicas.

En el criterio A no deben incluirse síntomas que se pueden atribuir claramente a otra afección médica, y deben tenerse en cuenta las peculiaridades del caso cuando se trata de niños o adolescentes. En concreto, el estado de ánimo deprimido al que hace referencia el primer apartado podría ser irritable en este caso, los cambios en el peso considerados en el apartado 3, debemos entenderlos aquí también como el fracaso a la hora de un aumento de peso esperado.

Se establece que para el diagnóstico de un episodio de depresión mayor deben cumplirse los criterios A–C.

Las **respuestas a una pérdida significativa** (por ejemplo, duelo, ruina económica, pérdidas debidas a una catástrofe natural, una enfermedad o discapacidad grave) pueden incluir el sentimiento de tristeza intensa, rumiación acerca de la pérdida, insomnio, pérdida del apetito y pérdida de peso que figuran en el criterio A y pueden simular un episodio depresivo. Aunque estos síntomas pueden ser comprensibles o considerarse apropiados a la pérdida, también se debería pensar atentamente en la presencia de un episodio de depresión mayor además de la respuesta normal a una pérdida significativa. Esta decisión requiere inevitablemente el criterio clínico basado en la historia del individuo y en las normas culturales para la expresión del malestar en el contexto de la pérdida. En este sentido, se especifica que para distinguir la culpabilidad de un episodio de depresión mayor (EDM) es útil tener en cuenta que en la culpabilidad el afecto predominante es el sentimiento de vacío y pérdida, mientras que, en un EDM, es el estado de ánimo deprimido persistente y la incapacidad de esperar felicidad o placer.

La disforia en la **culpabilidad** probablemente disminuye de intensidad en días o semanas y se produce en oleadas, las denominadas punzadas de culpa. Estas oleadas tienden a asociarse a pensamientos o recuerdos del difunto. El estado de ánimo deprimido de un EDM es más persistente y no se asocia a pensamientos o preocupaciones específicos. El dolor de la culpabilidad puede ir acompañado de humor y emociones positivas que no son característicos de la intensa infelicidad y miseria que caracteriza a un EDM. El contenido de los pensamientos asociados a la culpabilidad generalmente presenta preocupación vinculada a pensamientos y recuerdos del difunto, y no la autocrítica o la **rumiación pesimista** que se observa en un EDM. En la culpabilidad, la autoestima por lo general se conserva, mientras que en un EDM son frecuentes los sentimientos de no valer para nada y de desprecio por uno mismo. Si en la culpabilidad existen ideas de autoanulación, implican típicamente la percepción de haber fallado al difunto (por ejemplo, no haberlo visitado con más frecuencia, no decirle lo mucho que lo quería). Si un individuo en duelo piensa en la muerte y en el hecho de morir, estos pensamientos se centran, generalmente, en el difunto y posiblemente en "reunirse" con él; en un EDM estos pensamientos se centran en poner fin a la propia vida debido al sentimiento de inutilidad, de no ser digno de vivir o de ser incapaz de hacer frente al dolor de la depresión.

El **duelo** suele conllevar un gran sufrimiento, pero no induce normalmente un episodio depresivo mayor. Cuando ocurren a la vez, los síntomas depresivos y el deterioro funcional tienden a ser más graves y el pronóstico es peor que el del duelo que no se acompaña de trastorno depresivo mayor. La depresión relacionada con el duelo tiende a ocurrir en las personas vulnerables a los trastornos depresivos y se puede facilitar la recuperación mediante el tratamiento antidepresivo.

En cuanto al criterio E (nunca ha habido un episodio maníaco o hipomaníaco), esta exclusión no se aplica si todos los episodios de tipo maníaco o hipomaníaco son inducidos por sustancias o se pueden atribuir a los efectos fisiológicos de otra afección médica.

A la hora de explorar el diagnóstico diferencial de nuestro paciente habremos de atender a los siguientes trastornos o afecciones:

⇨ **Episodios maníacos con ánimo irritable o episodios mixtos:** ante un caso de depresión mayor en el que nos encontremos un marcado ánimo irritable, es fundamental que la evaluación clínica sea lo más exhaustiva posible a fin de descartar la posibilidad de que se trate de un episodio maníaco con ánimo irritable o un episodio mixto.

⇨ **Trastorno del humor debido a otra afección médica:** en este caso, el diagnóstico más acertado debería ser el de episodio depresivo mayor. Será necesario atender a la historia personal del paciente, al examen físico y a las pruebas de laboratorio en caso de que no esté claro que el trastorno sea consecuencia directa de una afección específica.

⇨ **Trastorno depresivo o bipolar inducido por sustancias/medicamentos:** este diagnóstico debe plantearse cuando exista una sustancia etiológicamente relacionada con la alteración anímica. En este caso el trastorno depresivo o bipolar se produce en relación con el uso, abuso o abstinencia de la droga, medicación o toxina.

⇨ **Trastorno por déficit de atención/hiperactividad:** tanto el trastorno por déficit de atención/hiperactividad como el episodio depresivo mayor comparten la sintomatología relacionada con la distraibilidad y la baja tolerancia a la frustración. La recomendación es realizar ambos diagnósticos en el caso de que se cumplan los criterios de ambos. Ahora bien, si el paciente a diagnostica es un niño con trastorno por déficit de atención/hiperactividad, debemos tener precaución, ya que la alteración anímica puede corresponderse con irritabilidad y no con tristeza o pérdida de interés.

⇨ **Trastorno de adaptación con ánimo deprimido:** para distinguir un episodio depresivo mayor que se produce en respuesta a un factor estresante psicosocial de un trastorno de adaptación con ánimo deprimido, habremos de fijarnos en que, si el trastorno es efectivamente un episodio depresivo mayor y cumple sus criterios diagnósticos al completo, no se cumplirán los del trastorno de adaptación.

⇨ **Tristeza:** la tristeza es un sentimiento inherente a la condición humana. Un periodo de tristeza nunca debería diagnosticarse como un episodio depresivo mayor a no ser que se cumplan los criterios de gravedad, es decir, que aparezcan cinco de los nueve síntomas y los criterios de duración referentes a que ese sentimiento esté presente la mayor parte del día, casi cada día durante, al menos, dos semanas. También, es esencial que exista un malestar o un deterioro clínicamente significativo para concluir el diagnóstico.

3.3. Trastorno depresivo persistente (distimia)

Si estamos trabajando con niños o adolescentes, es importante que tengamos en cuenta que **los síntomas pueden manifestarse de manera diferente**. El manual también advierte de que como los criterios para un episodio de depresión mayor incluyen cuatro síntomas que no están en la lista de síntomas del trastorno depresivo persistente (distimia), un número muy limitado de individuos tendrán síntomas depresivos que han persistido durante más de dos años, pero no cumplirán los criterios para el trastorno depresivo persistente.

Si en algún momento durante el episodio actual de la enfermedad se han cumplido todos los criterios para un episodio de depresión mayor, se hará un diagnóstico de trastorno de depresión mayor. De no ser así, está justificado un diagnóstico de otro trastorno depresivo especificado o de un trastorno depresivo no especificado. Los pacientes cuyos síntomas cumplan los criterios del trastorno depresivo mayor durante dos años deberían diagnosticarse de trastorno depresivo persistente además del trastorno depresivo mayor.

A la hora de codificar el diagnóstico, el manual señala que debe especificarse si aparece con ansiedad o con características atípicas, entre otras. También deben enumerarse cuestiones como la remisión, el momento de inicio, la aparición de otros trastornos o la gravedad.

En concreto, todo esto es en cuanto a los síntomas siguientes:

⇨ El estado de ánimo puede ser irritable y la duración ha de ser como mínimo de un año.

⇨ El criterio de tiempo en niños y adolescentes es de un año.

El diagnóstico diferencial para el trastorno depresivo persistente debe contemplar las siguientes especificaciones:

⇨ **Trastorno depresivo mayor:** se realizará el diagnóstico de trastorno depresivo persistente si existe ánimo deprimido sumado a dos o más de los síntomas recopilados en los criterios diagnósticos del episodio depresivo persistente durante dos años o más. En el ámbito temporal está la diferencia con los episodios de depresión, cuya duración será inferior a los dos años. Ahora bien, si se produjera el cumplimiento de los criterios para dar un diagnóstico de episodio depresivo mayor al mismo tiempo, se llevará a cabo este diagnóstico codificándolo como un especificador dentro del trastorno depresivo persistente. La codificación sería del siguiente modo: si se cumplen todos los criterios para el episodio depresivo mayor en la actualidad, se especificará "con episodios intermitentes de depresión mayor con el episodio actual"; si su duración ha sido de, al menos, dos años y sigue presente "con episodio de depresión mayor persistente"; si no se cumplen los criterios en la actualidad pero ha habido episodios durante los dos años de síntomas depresivos persistentes "con episodios intermitentes de depresión mayor, sin episodio actual"; y si, por el contrario, no ha habido episodios en los dos últimos años, se utilizará "con síndrome distímico puro".

⇨ **Trastornos psicóticos:** la sintomatología depresiva es común encontrarla en pacientes con trastornos psicóticos crónicos como el trastorno esquizoafectivo, la esquizofrenia o el trastorno delirante. Durante el curso de un trastorno psicótico, aun si es una fase residual, no debe realizarse un diagnóstico diferenciado de trastorno depresivo persistente.

⇨ **Trastorno depresivo o bipolar debido a otra afección médica:** si el paciente sufre alguna otra enfermedad, se considerará el trastorno depresivo persistente como diagnóstico primario siempre y cuando se entienda que los síntomas depresivos no pueden ser atribuidos a los efectos fisiológicos de la otra afección médica. En este caso, esta enfermedad será codificada como afección médica concomitante. Si, por el contrario, en base a la historia del paciente, su examen físico y las pruebas de laboratorio se considera que las alteraciones de ánimo tienen su origen en los efectos fisiopatológicos de la enfermedad, el diagnóstico será de trastorno depresivo o bipolar debido a otra afección médica.

⇨ **Trastorno depresivo o bipolar inducido por sustancias/medicamentos:** se realizará este diagnóstico y no el de trastorno depresivo persistente cuando se considere que la alteración anímica es inducida por una sustancia.

⇨ **Trastornos de la personalidad:** si el paciente cumpliera los criterios diagnósticos para un trastorno depresivo persistente y, además, para un trastorno de la personalidad, deberán realizarse ambos diagnósticos.

3.4. Trastorno disfórico premenstrual

Se especifica que los síntomas referidos en los criterios A a C deben haberse cumplido durante la mayoría de los ciclos menstruales del año anterior.

Aunque se indica la necesidad de asegurar el diagnóstico con evaluaciones diarias (criterio F), el diagnóstico podría ser otorgado de forma provisional hasta su confirmación o en ausencia de la misma si ya se ha realizado dicha evaluación. La confirmación se produciría tras la evaluación adecuada de los síntomas durante dos meses. Para llevar a cabo esta evaluación se han desarrollado varias escalas, como la de Evaluación diaria de la gravedad de los problemas y la Escala analógica visual para los síntomas anímicos premenstruales. También se utiliza la Escala de evaluación de la tensión premenstrual para valorar la gravedad de la enfermedad. Esta última escala puede utilizarse en su versión autoaplicada o por parte de un observador.

En general, la **sintomatología alcanza su máximo en los momentos de comienzo de la menstruación,** aunque es posible que aparezcan síntomas también durante los primeros días de la misma. Aunque es posible la aparición de síntomas conductuales y somáticos estos, si se producen en ausencia de los afectivos o de la ansiedad, no serán suficiente para realizar el diagnóstico.

En raras ocasiones, aparecen delirios y alucinaciones en la fase lútea tardía del ciclo menstrual (fase que ocurre entre la ovulación y la siguiente menstruación).

Veamos el diagnóstico diferencial para el **trastorno disfórico premenstrual**:

⇨ **Síndrome premenstrual:** esta afección no tendría que cumplir con el mínimo de cinco síntomas que se requieren para el diagnóstico del trastorno. Además, no existe un convenio establecido sobre cuáles deberían ser los síntomas afectivos a incluir dentro del síndrome premenstrual. Aunque ambos aparecen durante la misma fase del ciclo, se considera que el síndrome premenstrual suele presentar una sintomatología más leve. Es probable que un cuadro clínico que incluya síntomas premenstruales físicos o conductuales sin la presencia de los síntomas afectivos de los criterios del trastorno, conforme un diagnóstico de síndrome premenstrual.

⇨ **Dismenorrea:** en primer lugar, el punto central de la dismenorrea es el dolor que produce la menstruación, mientras que en el caso del trastorno disfórico premenstrual serían los cambios afectivos. En segundo lugar, varía el momento de presentación: la dismenorrea comienza con el inicio de la menstruación mientras que el trastorno debe comenzar con anterioridad.

⇨ **Trastorno bipolar, trastorno depresivo mayor y trastorno depresivo persistente (distimia):** es habitual encontrar pacientes con alguno de estos trastornos que cree que además sufre un trastorno disfórico premenstrual. Esto puede ser debido a que ante síntomas crónicos o intermitentes se puede crear una falsa asociación a situaciones fáciles de identificar y recordar, como es el comienzo de la menstruación. Sin embargo, las evaluaciones diarias prospectivas suelen poner de manifiesto que los síntomas de estas pacientes no se asocian con un momento determinado de la fase del ciclo menstrual. Se hace necesario llevar a cabo esta evaluación prospectiva cuando haya dudas y se requiera un diagnóstico diferencial.

⇨ **Uso de tratamientos hormonales:** determinados tratamientos con hormonas, como pueden ser los anticonceptivos hormonales, pueden producir síntomas premenstruales moderados o graves. Si observamos que los síntomas aparecen tras el comienzo del tratamiento, es probable que este sea el causante del problema y no un trastorno subyacente. En cualquier caso, si el tratamiento hormonal se suspende y los síntomas desaparecen, estaríamos ante un trastorno depresivo inducido por sustancias/medicamentos.

⇨ **Trastornos médicos o mentales:** trastornos médicos como la migraña, el asma, las alergias o la epilepsia, así como otros trastornos mentales, pueden sufrir un empeoramiento de los síntomas durante la fase premenstrual. El rechazo de hipótesis en estos casos de que pudiera tratarse de un trastorno disfórico premenstrual radica en la ausencia de periodos libres de síntomas, criterio esencial para determinar este diagnóstico. Sin embargo, si los síntomas y los cambios funcionales fueran los característicos del trastorno y notablemente diferentes de la sintomatología de la otra afección, podría considerarse el otorgar ambos diagnósticos.

3.5. Trastorno depresivo inducido por una sustancia/ medicamento

El DSM-5 informa de que este diagnóstico se otorgará siempre y cuando el trastorno no se explique mejor por un trastorno depresivo no inducido por sustancia o medicamento (criterio C). La evidencia de un trastorno depresivo independiente puede incluir lo siguiente:

- Los síntomas fueron anteriores al inicio del uso de la sustancia/ medicamento.

- Los síntomas persisten durante un periodo importante (por ejemplo, aproximadamente un mes) después del cese de la abstinencia aguda o la intoxicación grave.

- Existen otras pruebas que sugieren la existencia de un trastorno depresivo independiente no inducido por sustancias/medicamentos (por ejemplo, antecedentes de episodios recurrentes no relacionados con sustancias/medicamentos).

Es decir, que podremos distinguirlos en base a factores como el comienzo y el curso de la afección y debemos apoyarnos en la historia clínica, el examen físico y las pruebas de laboratorio para recabar datos que puedan probar la existencia de consumo, abuso, intoxicación o abstinencia de alguna sustancia previamente al inicio de la depresión. Debemos tener en cuenta que, en situaciones de abstinencia de algunas sustancias, este estado puede prolongarse en el tiempo, al igual que pueden hacerlo los síntomas depresivos.

En cualquier caso, si los síntomas persistieran más de cuatro semanas más de lo esperado para la abstinencia de esa sustancia/medicamento, deberíamos explorar otras causas como origen de la sintomatología depresiva.

Se otorgará este diagnóstico y no el de intoxicación por una sustancia o abstinencia de una sustancia cuando los síntomas del criterio A predominen en el cuadro clínico y cuando sean suficientemente graves para justificar la atención clínica.

Algunos medicamentos como los estimulantes, los esteroides, la L-dopa, los antibióticos, los fármacos del sistema nervioso central, los agentes dermatológicos, los fármacos quimioterápicos o los agentes inmunológicos, son capaces de inducir alteraciones anímicas depresivas. En estos casos, el juicio clínico es imprescindible para discernir si el medicamento es el causante de la depresión o si esta se ha desarrollado de forma independiente a la par que se está administrando el tratamiento.

El manual incluye también especificaciones a la hora de codificar el trastorno relativas al tipo de sustancia, su correspondencia con la clasificación CIE-10 o el momento de inicio.

Veamos el **diagnóstico diferencial** del trastorno depresivo inducido por sustancias/medicamentos:

⇨ **Intoxicación y abstinencia de sustancias:** muchas sustancias pueden provocar, por sí mismas o durante su periodo de abstinencia, sintomatología depresiva. El diagnóstico debería ser de trastorno depresivo inducido por sustancias y no de intoxicación o abstinencia en el caso de que los síntomas depresivos incluyan síntomas afectivos lo suficientemente graves como para requerir de una atención clínica independiente.

⇨ **Trastorno depresivo primario:** como hemos comentado, se determinará si está inducido o no por sustancias/medicamentos en base a su relación con los síntomas.

⇨ **Trastorno depresivo debido a otra afección médica:** hay que distinguir cuidadosamente si los síntomas afectivos que muestra el paciente son debidos a la medicación que se le administra para el tratamiento de una enfermedad o a la propia enfermedad en sí misma, en cuyo caso se diagnosticaría un trastorno depresivo debido a otra afección médica. Para discernir una causa de la otra, a veces, será necesario hacer cambios sobre el propio tratamiento y observar de manera empírica si se producen cambios anímicos.

En caso de que la conclusión fuera que existen ambas alteraciones, una debida a afección médica y otra debida al consumo o abstinencia de una sustancia, se procederá a otorgar los dos diagnósticos. Si tras los estudios pertinentes no es posible asegurar si los síntomas se originan en una u otra causa o en ambas, el diagnóstico apropiado será el de trastorno depresivo especificado o no especificado.

123

3.6. Trastorno depresivo debido a otra afección médica

A la hora de codificar el trastorno, el manual considera que será:

⇨ Con características depresivas cuando no se cumplan todos los criterios para un episodio de depresión mayor.

⇨ Con episodio del tipo de depresión mayor si se cumplen los criterios para un episodio de depresión mayor excepto el C.

⇨ Con características mixtas cuando existan, pero no predominen, síntomas de manía o hipomanía.

También debemos incluir el nombre de la otra afección médica en el nombre del trastorno mental.

El diagnóstico diferencial:

⇨ **Trastornos depresivos no debidos a otra afección médica:** como hemos visto, es necesario realizar un estudio minucioso que aclare si la afección médica es el origen o no de la depresión.

⇨ **Trastorno depresivo inducido por medicamentos:** hay que discernir si es la enfermedad o el medicamento el causante del trastorno depresivo.

⇨ **Trastornos de adaptación:** el inicio de una enfermedad médica puede considerarse en sí mismo como un factor vital estresante, lo que podría conllevar el desarrollo de un trastorno de adaptación. Debemos prestar especial atención a la generalización del cuadro depresivo y al número y la cualidad de los síntomas depresivos presentes en el sujeto.

3.7. Otro trastorno depresivo especificado

Como ya hemos visto, esta terminología se utiliza para aquellos cuadros clínicos donde no se cumplen todos los criterios diagnósticos, especialmente en lo referente a su duración o gravedad, y se quiere especificar el motivo o causa de este incumplimiento. El manual presenta algunos ejemplos de codificación en este caso:

⇨ **Depresión breve recurrente:** presencia concurrente de estado de ánimo deprimido y, al menos, otros cuatro síntomas de depresión durante 2-13 días por lo menos una vez al mes (no asociados al ciclo menstrual) durante un mínimo de doce meses consecutivos en un individuo cuya presentación no ha cumplido nunca los criterios para ningún otro trastorno depresivo o bipolar y que actualmente no cumple los criterios activos o residuales para un trastorno psicótico.

⇨ **Episodio depresivo de corta duración (4–13 días):** afecto deprimido y, al menos, cuatro de los otros ocho síntomas de un episodio de depresión mayor asociados a malestar clínicamente significativo o deterioro que persiste durante más de cuatro días, pero menos de catorce días, en un individuo cuya presentación nunca ha cumplido los criterios para otro trastorno depresivo o bipolar, no cumple actualmente los criterios activos o residuales para un trastorno psicótico y no cumple los criterios para una depresión breve recurrente.

⇨ **Episodio depresivo con síntomas insuficientes:** afecto deprimido y, al menos, cuatro de los otros ocho síntomas de un episodio de depresión mayor asociado a malestar clínicamente significativo o deterioro que persiste durante un mínimo de dos semanas en un individuo cuya presentación nunca ha cumplido los criterios para otro trastorno depresivo o bipolar, no cumple actualmente los criterios activos o residuales para un trastorno psicótico y no cumple los criterios para depresión breve recurrente.

3.8. Especificadores de codificación

Si, una vez realizada la evaluación, aplicadas las pruebas diagnósticas y atendido a las peculiaridades, concluimos que nuestro paciente presenta un trastorno depresivo, el DSM-5 nos indica una serie de **especificadores de codificación** a los que debemos de atender para nombrarlo correctamente. Estos son los siguientes:

1. **Con ansiedad:** la ansiedad se define como la presencia de dos o más de los síntomas siguientes durante la mayoría de los días de un episodio de depresión mayor o trastorno depresivo persistente (distimia):

    • Se siente nervioso o tenso.

    • Se siente inhabitualmente inquieto.

    • Dificultad para concentrarse debido a las preocupaciones.

    • Miedo a que pueda suceder algo terrible.

    • El individuo siente que podría perder el control de sí mismo.

    Especificar la gravedad actual:

    • Leve: dos síntomas.

    • Moderado: tres síntomas.

    • Moderado-grave: cuatro o cinco síntomas.
    • Grave: cuatro o cinco síntomas y con agitación motora.

Nota del DSM-5

Ansiedad que se aprecia como característica destacada tanto del trastorno bipolar como del trastorno de depresión mayor en la asistencia primaria y en los servicios especializados en salud mental. Los altos grados de ansiedad se han asociado a un riesgo mayor de suicidio, duración más prolongada de la enfermedad y mayor probabilidad de falta de respuesta al tratamiento. Por lo tanto, para planificar el tratamiento y controlar la respuesta terapéutica es clínicamente útil especificar con precisión la presencia y la gravedad de la ansiedad.

2. **Con características mixtas:**

a) Al menos tres de los síntomas maníacos/hipomaníacos siguientes están presentes casi todos los días durante la mayoría de los días de un episodio de depresión mayor:

- Estado de ánimo elevado, expansivo.

- Aumento de la autoestima o sentimiento de grandeza.

- Más hablador de lo habitual o presión para mantener la conversación.

- Fuga de ideas o experiencia subjetiva de que los pensamientos van a gran velocidad.

- Aumento de la energía dirigida a un objetivo (social, en el trabajo o la escuela, o sexual).

- Implicación aumentada o excesiva en actividades que tienen muchas posibilidades de consecuencias dolorosas (por ejemplo, dedicarse de forma desenfrenada a compras, juergas, indiscreciones sexuales o inversiones de dinero imprudentes).

- Disminución de la necesidad de sueño (se siente descansado a pesar de dormir menos de lo habitual; contrastar con el insomnio).

b) Los síntomas mixtos son observables por parte de otras personas y representan un cambio del comportamiento habitual del individuo.

c) En individuos cuyos síntomas cumplen todos los criterios de manía o hipomanía, el diagnóstico será trastorno bipolar I o bipolar II.

d) Los síntomas mixtos no se pueden atribuir a los efectos fisiológicos de una sustancia (por ejemplo, una droga, un medicamento u otro tratamiento).

Nota del DSM-5

Las características mixtas asociadas a un episodio de depresión mayor son un factor de riesgo significativo para el desarrollo de trastorno bipolar I o bipolar II. Por lo tanto, para planificar el tratamiento y controlar la respuesta terapéutica es clínicamente útil apreciar la presencia de este especificador.

3. **Con características melancólicas**

a) Una de las características siguientes está presente durante el periodo más grave del episodio actual:

- Pérdida de placer por todas o casi todas las actividades.

- Falta de reactividad a estímulos generalmente placenteros (no se siente mucho mejor, ni siquiera temporalmente, cuando sucede algo bueno).

b) Tres (o más) de las características siguientes:

- Una cualidad bien definida del estado de ánimo depresivo es un desaliento profundo, desesperación y/o mal humor, o lo que se conoce como estado de ánimo vacío.

- Depresión que acostumbra a ser peor por la mañana.

- Despertar pronto por la mañana (es decir, al menos dos horas antes de lo habitual).

- Notable agitación o retraso psicomotor.

- Anorexia o pérdida de peso importante.

- Culpa excesiva o inapropiada.

Nota del DSM-5

El especificador "con características melancólicas" se aplica si estas características están presentes en la fase más grave del episodio. Ausencia casi completa de la capacidad de placer, no simplemente una disminución. Una norma para evaluar la falta de reactividad del estado de ánimo es que nisiquiera los acontecimientos muy deseados se asocian a una elevación notable del estado de ánimo. El estado de ánimo no aumenta en absoluto o solo aumenta parcialmente (por ejemplo, hasta un 20%-40% de lo normal solo durante unos minutos seguidos).

La "cualidad bien definida" del estado de ánimo característico del especificador "con características melancólicas" se experimenta como cualitativamente diferente del que se produce durante un episodio depresivo no melancólico. Un estado de ánimo deprimido que se describe simplemente como más grave, más prolongado o presente sin ningún motivo no se considera de cualidad bien definida. Casi siempre existen cambios psicomotores y son observables por parte de otras personas. Las características melancólicas solo muestran una tendencia ligera a repetirse en los episodios del mismo individuo. Son más frecuentes en los pacientes hospitalizados, en contraposición a los ambulatorios; es menos probable que aparezcan en episodios más leves de depresión mayor que en episodios más graves; y es más probable que se produzcan en episodios con características psicóticas.

4. **Con características atípicas:** este especificador se puede aplicar cuando estas características predominan durante la mayoría de los días del episodio de depresión mayor actual o más reciente o trastorno depresivo persistente.

   a) Reactividad del estado de ánimo (es decir, aumento del estado de ánimo en respuesta a sucesos positivos reales o potenciales).

   b) Dos (o más) de las características siguientes:

      - Notable aumento de peso o del apetito.

      - Hipersomnia.

      - Parálisis plúmbea (es decir, sensación de pesadez plúmbea en brazos o piernas).

- Patrón prolongado de sensibilidad de rechazo interpersonal (no limitado a los episodios de alteración del estado de ánimo) que causa deterioro social o laboral importante.

c) No se cumplen los criterios para "con características melancólicas" o "con catatonía" durante el mismo episodio.

Nota del DSM-5

"Depresión atípica" tiene un significado histórico (es decir, atípica en contraposición con las presentaciones más clásicas de depresión agitada, "endógena", que eran la norma cuando la depresión se diagnosticaba raramente en pacientes ambulatorios y casi nunca en adolescentes o adultos jóvenes). Actualmente, no connota una presentación clínica inhabitual o inusual como el término podría implicar. Reactividad del estado de ánimo es la capacidad de animarse cuando se presentan acontecimientos positivos (por ejemplo, una visita de los hijos, alabanzas por parte de otras personas).

El estado de ánimo se puede volver eutímico (no triste) incluso durante periodos prolongados si las circunstancias externas se mantienen favorables. El aumento del apetito se puede manifestar por un aumento claro de la ingestión de alimentos o por un aumento de peso. La hipersomnia puede incluir un periodo prolongado de sueño nocturno o siestas diurnas que totalizan un mínimo de 10 horas de sueño diarias (o, al menos, 2 horas más que cuando el individuo no está deprimido). La parálisis plúmbea se define como una sensación de pesadez plúmbea o de lastre, generalmente en los brazos o las piernas. Esta sensación está presente, por lo general, durante al menos 1 hora diaria, pero con frecuencia dura muchas horas seguidas. A diferencia de las demás características atípicas, la sensibilidad patológica de rechazo interpersonal percibido es un rasgo que tiene un inicio temprano y que persiste durante la mayor parte de la vida adulta. La sensibilidad de rechazo se produce tanto cuando la persona está deprimida como cuando no lo está, aunque se puede exacerbar durante los periodos depresivos.

5. **Con características psicóticas**

- Con características psicóticas: presencia de delirios y/o alucinaciones.

- Con características psicóticas congruentes con el estado de ánimo: el contenido de todos los delirios y alucinaciones está en consonancia con los temas depresivos típicos de incapacidad personal, culpa, enfermedad, muerte, nihilismo o castigo merecido.

- Con características psicóticas no congruentes con el estado de ánimo: el contenido de los delirios o alucinaciones no implica los temas depresivos típicos de incapacidad personal, culpa, enfermedad, muerte, nihilismo o castigo merecido, o el contenido es una mezcla de temas congruentes e incongruentes con el estado de ánimo.

6. **Catatonía:** el especificador de catatonía se puede aplicar a un episodio de depresión si existen características catatónicas durante la mayor parte del episodio.

7. **Con inicio en el periparto:** este especificador se puede aplicar al episodio actual o, si actualmente no se cumplen todos los criterios para un episodio de depresión mayor, al episodio de depresión mayor más reciente si el inicio de los síntomas del estado de ánimo se produce durante el embarazo o en las cuatro semanas después del parto.

8. **Con patrón estacional:** este especificador se aplica al trastorno de depresión mayor recurrente:

   a) Ha habido una relación temporal regular entre el inicio de los episodios de depresión mayor en el trastorno de depresión mayor y un momento del año particular (por ejemplo, en otoño o invierno).

   No deben incluirse casos en los que existe un efecto claro de factores de estrés psicosocial relacionados con las estaciones (por ejemplo, desempleo regularmente cada invierno).

   b) Las remisiones totales (o un cambio de depresión mayor a manía o hipomanía) también se producen en un momento del año característico (por ejemplo, la depresión desaparece en primavera).

   c) En los últimos dos años, se han producido dos episodios de depresión mayor que demuestran la relación estacional definida más arriba y episodios de depresión mayor no estacional durante el mismo periodo.

   d) El número de episodios de depresión mayor estacionales (como se han descrito más arriba) supera notablemente el de episodios de depresión mayor no estacionales que pueden haber sucedido a lo largo de la vida del individuo. El especificador "con patrón estacional" se puede aplicar al patrón de episodios de depresión mayor en el trastorno de depresión mayor, recurrente. La característica esencial es la aparición y remisión de episodios de depresión mayor en momentos del año característicos. En la mayoría de los casos, los episodios comienzan en otoño o invierno y remiten en primavera. Con menos frecuencia, pueden registrarse episodios depresivos recurrentes en verano.

Este patrón de aparición y remisión de los episodios tiene que haber sucedido durante un periodo de, al menos, 2 años, sin episodios no estacionales durante este periodo. Además, los episodios depresivos estacionales han de superar notablemente a los episodios depresivos no estacionales a lo largo de toda la vida del individuo. Este especificador no se aplica a las situaciones en que el patrón se explica mejor por factores de estrés psicosocial estacionales (por ejemplo, desempleo estacional o calendario escolar).

Los episodios de depresión mayor que se producen según un patrón estacional con frecuencia se caracterizan por una importante presencia de energía, hipersomnia, sobrealimentación, aumento de peso y anhelo de carbohidratos. No está claro si el patrón estacional es más probable en el trastorno de depresión mayor recurrente o en los trastornos bipolares. Sin embargo, en el grupo de los trastornos bipolares, el patrón estacional parece más probable en el trastorno bipolar II que en el trastorno bipolar I. En algunos individuos, el inicio de los episodios maníacos o hipomaníacos también se puede asociar a una estación en particular. La prevalencia del patrón estacional de invierno varía aparentemente con la latitud, la edad y el sexo. La prevalencia aumenta con la latitud. La edad también es un factor de predicción importante de la estacionalidad, ya que las personas más jóvenes tienen mayor riesgo de presentar episodios depresivos en invierno.

Especificar si:

- **En remisión parcial:** los síntomas del episodio de depresión mayor inmediatamente anterior están presentes, pero no se cumplen todos los criterios o, cuando acaba un episodio de este tipo, existe un periodo que dura menos de dos meses sin ningún síntoma significativo de un episodio de depresión mayor.

- **En remisión total:** durante los últimos dos meses no ha habido signos o síntomas significativos del trastorno.

- **Especificar la gravedad actual:** la gravedad se basa en el número de síntomas del criterio, la gravedad de estos síntomas y el grado de discapacidad funcional.

  ⇨ Leve: pocos o ningún síntoma más que los necesarios para cumplir los criterios diagnósticos, la intensidad de los síntomas

131

causa malestar, pero es manejable y los síntomas producen poco deterioro en el funcionamiento social o laboral.

⇨ Moderado: el número de síntomas, la intensidad de los síntomas y/o el deterioro funcional están entre los especificados para "leve" y "grave."

⇨ Grave: el número de síntomas supera notablemente a los necesarios para hacer el diagnóstico, la intensidad de los síntomas causa gran malestar y no es manejable, y los síntomas interfieren notablemente en el funcionamiento social y laboral.

4. Diagnóstico diferencial: CIE-11

4.1. Trastorno depresivo de episodio único

Al igual que el manual diagnóstico DSM-5, la CIE-11 también presenta un diagnóstico diferencial o una serie de exclusiones asociadas a cada uno de los trastornos que presenta, con el fin de que el diagnóstico sea el más acertado posible. Igualmente, los trastornos se especifican y codifican en función de criterios tales como la asociación a otros síntomas o la remisión. A continuación, se presentan estas exclusiones y especificaciones para cada uno de los trastornos recogidos en dicho manual.

Las exclusiones para este trastorno son:

⇨ Trastorno de adaptación (trastorno específicamente asociado al estrés que desarrollaremos en la unidad de ansiedad).

⇨ Trastornos bipolares u otros trastornos relacionados.

⇨ Trastorno depresivo recurrente.

Siguiendo con la CIE-11, dentro de esta categoría tenemos las siguientes subcategorías:

⇨ **Trastorno depresivo de episodio único, leve:** se cumplen los requisitos de definición de un episodio depresivo y el episodio es de gravedad leve. El individuo suele estar angustiado por los síntomas y tiene alguna dificultad para continuar funcionando en uno o más dominios (personal, familiar, social, educativo, ocupacional u otros dominios importantes). No hay delirios ni alucinaciones durante el episodio.

⇨ **Trastorno depresivo de episodio único, moderado, sin síntomas psicóticos:** se cumplen los requisitos de definición de un episodio depresivo, no hay antecedentes de episodios depresivos previos, el episodio es de gravedad moderada y no hay delirios ni alucinaciones durante el episodio. En un episodio depresivo moderado, varios síntomas de un episodio depresivo están presentes en un grado marcado, o un gran número de síntomas depresivos de menor gravedad están presentes en general. El individuo típicamente tiene una dificultad considerable para funcionar en múltiples dominios (personal, familiar, social, educativo, ocupacional u otros dominios importantes).

⇨ **Trastorno depresivo, episodio único moderado con síntomas psicóticos:** se cumplen los requisitos de definición de un episodio depresivo, no hay antecedentes de episodios depresivos previos, el episodio es de gravedad moderada y hay delirios o alucinaciones durante el episodio. En un episodio depresivo moderado, varios síntomas de un episodio depresivo están presentes en un grado marcado, o un gran número de síntomas depresivos de menor gravedad están presentes en general. El individuo típicamente tiene una dificultad considerable para funcionar en múltiples dominios (personal, familiar, social, educativo, ocupacional u otros dominios importantes).

⇨ **Trastorno depresivo, episodio único grave sin síntomas psicóticos:** se cumplen los requisitos de definición de trastorno depresivo de episodio único y el episodio actual es grave y no hay delirios ni alucinaciones durante el episodio. Muchos o la mayoría de los síntomas de un episodio depresivo están presentes en un grado marcado, o están presentes un número menor de síntomas y se manifiestan en un grado intenso. El individuo tiene serias dificultades para continuar funcionando en la mayoría de los dominios (personal, familiar, social, educativo, ocupacional u otros dominios importantes).

⇨ **Trastorno depresivo, episodio único grave con síntomas psicóticos:** se cumplen los requisitos de definición de trastorno depresivo de episodio único y el episodio actual es grave y hay delirios o alucinaciones durante el episodio. En un episodio depresivo severo, muchos o la mayoría de los síntomas de un episodio depresivo están presentes en un grado marcado, o están presentes un número menor de síntomas y se manifiestan en un grado intenso. El individuo tiene serias dificultades para continuar funcionando en la mayoría de los dominios (personal, familiar, social, educativo, ocupacional u otros dominios importantes).

⇨ **Trastorno depresivo, episodio único de gravedad no especificada:** se cumplen los requisitos de definición de un episodio depresivo, no hay antecedentes de episodios depresivos anteriores y no hay información suficiente para determinar la gravedad del episodio depresivo actual. Los síntomas están asociados con al menos alguna dificultad para continuar con el trabajo ordinario y las actividades sociales o domésticas.

133

⇨ **Trastorno depresivo, episodio único, actualmente en remisión parcial:** se cumplen todos los requisitos de definición de un episodio depresivo y no hay antecedentes de episodios depresivos anteriores. Ya no se cumplen todos los requisitos de definición de un episodio depresivo, pero permanecen algunos síntomas del estado de ánimo.

⇨ **Trastorno depresivo, episodio único, actualmente en remisión total:** se cumplen todos los requisitos de definición de un episodio depresivo y ya no hay síntomas significativos del estado de ánimo. No hay antecedentes de episodios depresivos anteriores al episodio bajo consideración.

⇨ **Otro trastorno depresivo, episodio único, especificado:** categoría residual del tipo "otro especificado".

⇨ **Trastorno depresivo de episodio único, sin especificación:** categoría residual del tipo "sin especificación".

4.2. Trastorno depresivo recurrente

La CIE-11 incluye dentro de esta categoría el trastorno depresivo estacional y excluye los siguientes:

⇨ Trastorno de adaptación.

⇨ Trastornos bipolares u otros trastornos relacionados.

⇨ Trastorno depresivo de episodio único.

En este caso, las subcategorías que indica el manual son las siguientes:

⇨ **Trastorno depresivo recurrente, episodio actual leve:** se cumplen los requisitos de definición de trastorno depresivo recurrente y existe actualmente un episodio depresivo de gravedad leve. El individuo suele estar angustiado por los síntomas y tiene alguna dificultad para continuar funcionando en uno o más dominios (personal, familiar, social, educativo, ocupacional u otros dominios importantes). No hay delirios ni alucinaciones durante el episodio.

⇨ **Trastorno depresivo recurrente, episodio actual moderado sin síntomas psicóticos:** se cumplen los requisitos de definición de trastorno depresivo recurrente y existe actualmente un episodio depresivo de gravedad moderada, y no hay delirios ni alucinaciones durante el episodio. El individuo típicamente tiene una dificultad considerable para funcionar en múltiples dominios (personal, familiar, social, educativo, ocupacional u otros dominios importantes).

⇨ **Trastorno depresivo recurrente con un episodio actual moderado y con síntomas psicóticos:** se cumplen los requisitos de definición del trastorno depresivo recurrente y actualmente hay un episodio depresivo de un nivel de gravedad moderado, con delirios o alucinaciones durante el episodio. El individuo generalmente tiene una dificultad considerable para funcionar en múltiples dominios (personal, familiar, social, educativo, ocupacional u otros dominios importantes).

⇨ **Trastorno depresivo recurrente, episodio actual grave, sin síntomas psicóticos:** se cumplen los requisitos de definición de trastorno depresivo recurrente y el episodio actual es grave y no hay delirios ni alucinaciones durante el episodio. El individuo tiene serias dificultades para continuar funcionando en la mayoría de los dominios (personal, familiar, social, educativo, ocupacional u otros dominios importantes).

⇨ **Trastorno depresivo recurrente con un episodio actual grave y con síntomas psicóticos:** se cumplen los requisitos de definición del trastorno depresivo recurrente y el episodio actual es grave y hay delirios o alucinaciones durante el episodio. En un episodio depresivo severo muchos, o la mayoría, de los síntomas de un episodio depresivo están presentes en un grado marcado o en un número menor de síntomas y se manifiestan en un grado intenso. El individuo tiene serias dificultades para continuar funcionando en la mayoría de los dominios (personal, familiar, social, educativo, ocupacional u otros dominios importantes).

⇨ **Trastorno depresivo recurrente con un episodio actual de gravedad no especificada:** se cumplen los requisitos de definición de un episodio depresivo y hay antecedentes de episodios depresivos anteriores, pero no hay información suficiente para determinar la gravedad del episodio depresivo actual. Los síntomas están asociados con al menos alguna dificultad para continuar con el trabajo ordinario y las actividades sociales o domésticas.

⇨ **Trastorno depresivo recurrente actualmente en remisión parcial:** se cumplen los requisitos de definición del trastorno depresivo recurrente; los requisitos de definición completos de un episodio depresivo ya no se cumplen, pero se mantienen algunos síntomas del estado de ánimo.

⇨ **Trastorno depresivo recurrente actualmente en remisión completa:** se cumplen todos los requisitos de definición de un episodio depresivo y ya no hay síntomas significativos del estado de ánimo.

⇨ **Otro trastorno depresivo recurrente especificado:** categoría residual.

⇨ **Trastorno depresivo recurrente, sin especificación:** categoría residual.

4.3. Trastorno distímico

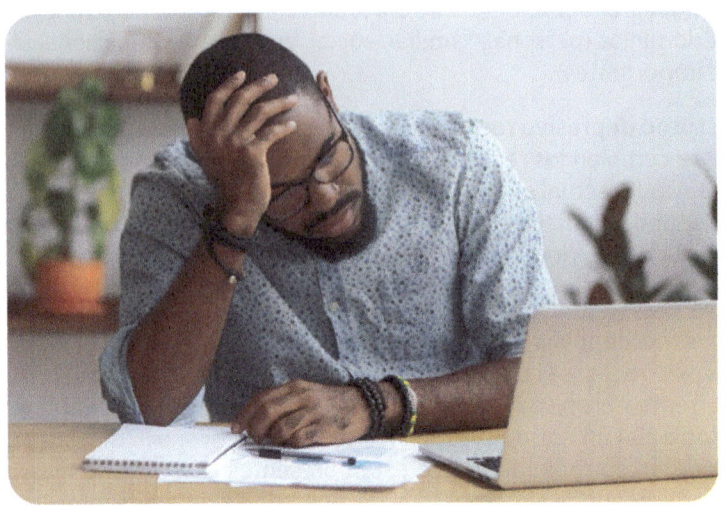

La CIE-11 **incluye** en esta categoría la distimia y **excluye** la depresión y la ansiedad leves o no persistentes.

4.4. Trastorno disfórico premenstrual

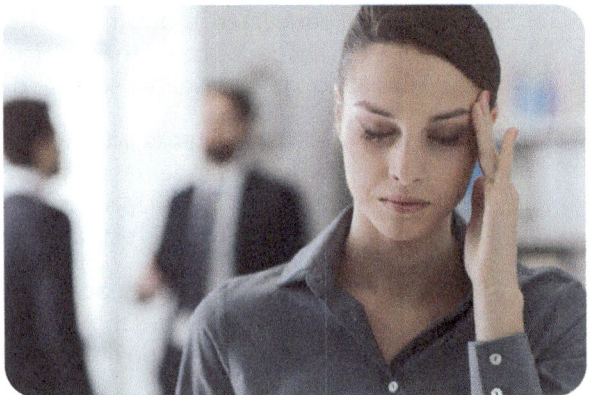

En este caso **se excluye del diagnóstico el síndrome de tensión premenstrual**: síndrome femenino, frecuentemente idiopático, caracterizado por ciertos factores ambientales, metabólicos o de comportamiento que ocurren durante la fase lútea del ciclo menstrual y conducen a síntomas cíclicos de tipo emocional, físico o de comportamiento que interfieren con el estilo de vida personal.

El primer paso a la hora de abordar un caso clínico o el estudio y, en su caso, tratamiento de un sujeto, siempre ha de ser la planificación y puesta en marcha de una evaluación exhaustiva que nos permita determinar de forma inequívoca cuáles son los signos o síntomas que presenta el individuo.

Esta evaluación se establecerá en cuatro pasos: recogida de información, establecimiento de hipótesis, comprobación de dichas hipótesis y comunicación de resultados al interesado o interesada.

Para establecer y comprobar nuestras hipótesis tendremos que aplicar las herramientas acordes al caso y utilizar las pruebas de evaluación y diagnósticas que nos permitan llegar a un diagnóstico concreto. Como hemos visto, disponemos de múltiples vías para nuestro propósito: test, entrevistas, autoinformes, observación, listas de adjetivos, etc.

También será fundamental atender a las excepciones o particularidades que, para la mayoría de los trastornos, especifican los respectivos manuales diagnósticos.

Es esencial que siempre tengamos presentes las normas éticas y de procedimiento que guían cualquier evaluación o intervención psicológica.

De igual forma, es primordial que atendamos a los criterios de aplicación y corrección de cualquiera de los instrumentos diagnósticos que nos propongamos utilizar a lo largo del proceso.

137

UNIDAD DIDÁCTICA 4

Pronóstico. Intervención y tratamiento

Contenido & Objetivos

Introducción

1. **Expectativa de recuperación, enfermedades comórbidas y consecuencias funcionales**

2. **Riesgo de suicidio**

Los **objetivos** de esta unidad son:

1. Aprender cuáles van a ser las consecuencias funcionales de la persona diagnosticada con un trastorno depresivo.

2. Saber cuáles son las expectativas sobre el pronóstico de la enfermedad.

3. Conocer las posibilidades de desarrollo de otros trastornos de forma comórbida con el de depresión.

4. Distinguir los factores de riesgo de la conducta suicida, muy relacionada con estos trastornos.

5. Aprender cuáles son los tratamientos más recomendables para intervenir.

6. Disponer de las terapias necesarias para incidir también sobre otras características del sujeto que puedan ayudar en su recuperación y/o prevenir futuras posibles recaídas.

Introducción

Una vez tenemos un diagnóstico claro y sabemos qué le ocurre exactamente al sujeto, vamos a estudiar cuál es su pronóstico o, dicho con otras palabras, qué podemos esperar de la forma en que el trastorno va a afectar a la persona, qué implicaciones va a tener a nivel social o familiar, cuáles son las expectativas de recuperación y cuáles son las posibilidades de que el trastorno conviva con otros.

Llegados a este punto, el siguiente paso es el de la intervención. Hay que elegir el tratamiento o tratamientos que mejor se ajusten a las necesidades de la persona que tenemos delante y su cuadro diagnóstico.

1. Expectativa de recuperación, enfermedades comórbidas y consecuencias funcionales

1.1. Trastorno de desregulación disruptiva del estado de ánimo

Cada uno de los trastornos depresivos presenta unas peculiaridades con respecto al pronóstico de la enfermedad. El DSM-5 aporta datos muy interesantes relativos a la expectativa de recuperación, las posibilidades de desarrollo de otras enfermedades comórbidas o las consecuencias funcionales de los mismos.

Comenzaremos analizando el **trastorno de desregulación disruptiva del estado de ánimo**.

Según informa el DSM-5 en relación con el **trastorno de desregulación disruptiva del estado de ánimo**, esta irritabilidad grave crónica se asocia a una importante alteración en el entorno de la familia del niño, en sus relaciones con compañeros y en el ámbito del rendimiento académico. Como veíamos, los niños diagnosticados con este trastorno tienen una tolerancia a la frustración extremadamente baja, lo que les va a provocar dificultades para progresar en el colegio y participar en las actividades que generalmente disfrutan los niños.

El ambiente y día a día de la familia suele alterarse de forma severa a consecuencia de sus crisis y su irritabilidad y, del mismo modo, encontrará grandes dificultades para hacer o conservar amistades. Si lo comparamos con las consecuencias que suelen tener los niños diagnosticados con un trastorno bipolar, los niveles de disfunción suelen ser similares, lo que provoca, en ambos casos, una grave perturbación en la vida de los afectados y sus familias. Es igualmente frecuente en ambos trastornos la aparición de conductas peligrosas, la ideación o los intentos de suicidio, la agresividad intensa y la hospitalización psiquiátrica.

Si atendemos a las tasas de **comorbilidad** con otros trastornos, observamos que son extremadamente altas, hasta tal punto que es extraño encontrar pacientes cuyos síntomas cumplan únicamente con los criterios del trastorno de desregulación disruptiva del estado de ánimo. De hecho, esta comorbilidad con otros síndromes (en referencia a los datos obtenidos con los trastornos establecidos en el DSM-4), parece ser más alta que en otras enfermedades mentales infantiles. En concreto, el mayor solapamiento se produce con el trastorno negativista desafiante.

Del mismo modo, la comorbilidad también es muy alta con un amplio número de enfermedades. Es habitual encontrar a estos niños en la consulta achacados de múltiples síntomas y diagnósticos de conductas perturbadoras, de síntomas afectivos, de ansiedad o del espectro autista.

1.2. Trastorno depresivo mayor

El **trastorno depresivo mayor** se asocia a una alta mortalidad, estando la mayor parte de esta debida al suicidio, aunque hay varias causas.

Los pacientes con depresión que ingresan en residencias de ancianos tienen una probabilidad notablemente incrementada de fallecer en el primer año. Estos pacientes muestran habitualmente llanto, irritabilidad, estado taciturno, rumiación obsesiva, ansiedad, fobias, preocupación excesiva por la salud física y quejas de dolor.

Cuando la enfermedad se **cronifica**, y cuanto más tiempo pasa, mayor será la probabilidad de que existan trastornos subyacentes de personalidad, ansiedad y consumo de sustancias. Por el contrario, disminuirá la probabilidad de adhesión a un tratamiento hasta lograr la remisión completa.

El **pronóstico de recuperación** para el trastorno depresivo mayor es de la recuperación de dos de cada cinco pacientes dentro de los tres meses siguientes al comienzo de la enfermedad, y de cuatro de cada cinco en un plazo de un año. Es esperable, además, que muchos de los pacientes con depresiones recientes de varios meses se recuperen de modo espontáneo. No parece que estos tiempos de recuperación varíen en función de la edad a la que se sufre el trastorno.

Las tasas de recuperación más bajas se asocian a variables como la duración del episodio actual, los rasgos psicóticos, la ansiedad intensa, los trastornos de personalidad y la gravedad de los síntomas.

Cuanto más prolongado sea el tiempo que el individuo pase en remisión, menor es el riesgo de recurrencia del trastorno. A este respecto, el **riesgo de recurrencia** es más alto en pacientes que tuvieran un episodio más grave, en pacientes jóvenes y en aquellos que ya hayan sufrido varios episodios. Otro elemento que nos va a indicar que existen altas probabilidades de recurrencia es la persistencia de síntomas depresivos durante el período de remisión.

Un aspecto importante a tener en cuenta es que, en una proporción considerable, pacientes que creíamos que tenían una depresión mayor y que, de hecho, comienzan sufriendo uno o más episodios depresivos, terminan por **desarrollar un trastorno bipolar**. Esta probabilidad aumenta en pacientes cuya enfermedad se inició durante la adolescencia, en aquellos con rasgos psicóticos y en los que tienen antecedentes familiares de trastorno bipolar.

Las personas que reciben un diagnóstico de depresión con indicador de **"con rasgos mixtos"** también tienen más opciones para sufrir en el futuro un episodio de manía o hipomanía. En el caso del trastorno bipolar es útil reseñar que, sobre todo en el caso de aquel que cursa con rasgos psicóticos, este puede derivar en esquizofrenia.

En el caso de que estemos ante un caso de d**epresión con inicio en una edad temprana**, sería recomendable ahondar un poco más, ya que es probable que esté asociada a alteraciones de la personalidad.

Si atendemos a las **consecuencias que sufre la persona a nivel funcional**, nos encontramos con que para unas personas el deterioro será muy ligero y, de hecho, los síntomas depresivos pasarán inadvertidos para la mayoría de los interlocutores de la persona. Sin embargo, en otros casos el deterioro puede llegar hasta provocar la incapacidad completa de la persona, viéndose el paciente incapaz de atender sus necesidades básica de autocuidado, o generando mutismo o un estado catatónico. En comparación con otros pacientes que se atienden en los centros médicos generales, los sujetos con trastorno depresivo mayor sufren más dolor, más enfermedades físicas y una mayor disminución del funcionamiento físico, social y personal.

Es habitual que el trastorno depresivo mayor aparezca en asociación a trastornos relacionados con sustancias, el trastorno de pánico, el trastorno obsesivo-compulsivo, la anorexia nerviosa, la bulimia nerviosa y el trastorno límite de personalidad.

1.3. Trastorno depresivo persistente

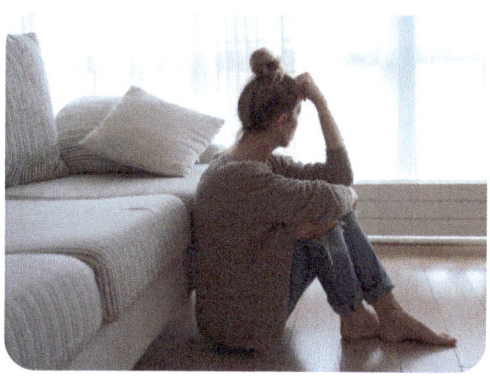

En el caso del **trastorno depresivo persistente**, las repercusiones sobre el funcionamiento social y laboral son muy variables, si bien sus efectos pueden ser igual de importantes o más que los que provoca el trastorno depresivo mayor.

Factores como niveles altos de neuroticismo, la mayor gravedad de los síntomas, el peor funcionamiento global y la presencia de trastornos de ansiedad o de conducta, hacen que el **pronóstico a largo plazo** del paciente sea peor.

Si los comparamos con los sujetos que padecen un trastorno depresivo mayor, los que sufren uno depresivo persistente tienen un riesgo mayor de comorbilidad psiquiátrica en general y, en particular, de desarrollar trastornos de ansiedad y de abuso de sustancias. En caso de que la dolencia haya tenido un inicio temprano, también se asocia con claridad a trastornos de personalidad.

1.4. Trastorno disfórico premenstrual

Los síntomas del **trastorno disfórico premenstrual**, aunque de menor duración, son comparables en cuanto a su gravedad a los experimentados en otros trastornos mentales como el episodio depresivo mayor o el trastorno de ansiedad generalizada.

El malestar producido por esta dolencia puede manifestarse en forma de conflictos matrimoniales, problemas con los hijos u otros miembros de la familia o desavenencias con amigos y allegados. Hay que tener cuidado para distinguir los problemas relacionales con los que aparecen únicamente durante la aparición del trastorno.

El trastorno previo que con más frecuencia se refiere en las pacientes con trastorno disfórico premenstrual es el episodio depresivo mayor.

1.5. Trastorno depresivo inducido por una sustancia/ medicamento

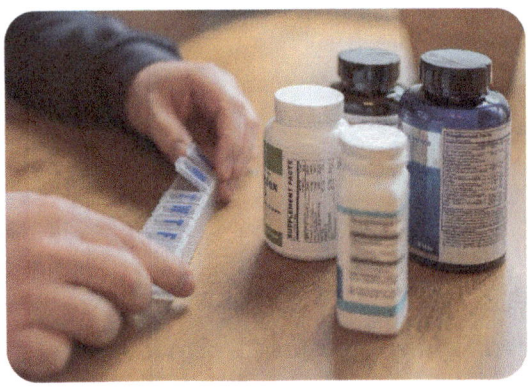

Podemos afirmar que sufrir un trastorno por consumo de alcohol o drogas y las consecuencias relacionadas con los propios efectos de las sustancias aumentarán la probabilidad de desarrollo del trastorno. Los antecedentes de trastorno depresivo mayor o de depresión inducida por drogas, así como los factores estresantes psicosociales son factores de riesgo para el consumo de sustancias.

Los pacientes cumplen con un mayor número de criterios para el trastorno depresivo mayor que la población general (teniendo en cuenta el DSM-4).

Estos sujetos presentan con más probabilidad **sentimientos de inutilidad, insomnio/hipersomnia y pensamientos de muerte e intentos de suicidio**. Por el contrario, tienen una menor probabilidad de expresión de ánimo deprimido y de pérdida parental por fallecimiento antes de los 18 años.

Si comparamos los pacientes aquejados de un trastorno depresivo inducido por sustancias/medicamentos con aquellos diagnosticados con un trastorno depresivo mayor, los primeros tendrán mayores tasas de comorbilidad con cualquier otro trastorno mental, mayor probabilidad de desarrollar trastornos específicos de juego patológico, trastorno por consumo de alcohol, trastorno por consumo de cualquier otra sustancia, trastorno histriónico de personalidad, personalidad paranoide, histriónica y antisocial. En contraposición, tienen menos probabilidades de tener un trastorno depresivo persistente (distimia).

1.6. Trastorno depresivo debido a otra afección médica

En pacientes con **trastorno depresivo debido a otra afección médica** se ha señalado que el delirio puede aparecer con anterioridad o a la vez a los síntomas depresivos asociados a otra afección médica como la enfermedad de Cushing.

 También es habitual, como en cualquier cuadro de depresión, la presencia de síntomas de ansiedad.

2.   Riesgo de suicidio

2.1. Relación entre el suicidio y los trastornos mentales

Uno de los elementos habituales dentro de los casos de depresión son los **intentos de suicidio** o la consecución de los mismos en el pronóstico de la enfermedad. Dada la relevancia de este tema y su asociación no solo con este cuadro clínico, sino, también, con otros, vamos a tratarlo separadamente. Según la Organización Mundial de la Salud, cada año se suicidan más de 700.000 personas, y otras tantas tratan de hacerlo, siendo el suicidio la cuarta causa de muerte en el segmento de población entre los 15 y los 29 años. Afecta a todas las edades y países, si bien más del 77% de los suicidios ocurridos en el año 2019 se produjeron en países de ingresos bajos y medianos.

La relación entre el suicidio y los trastornos mentales está ampliamente documentada en países de altos ingresos, especialmente en los casos de **depresión y consumo de alcohol**. Ahora bien, muchos de los casos se cometen por personas que lo hacen de manera impulsiva durante una situación de crisis durante la cual su capacidad para afrontar las vicisitudes de la situación ha disminuido, como los problemas económicos, las rupturas de relaciones o el dolor asociado a enfermedades crónicas.

También ha quedado probado que vivir sucesos como conflictos, catástrofes, actos violentos, abusos, pérdida de seres queridos o sensación de aislamiento son capaces de provocar conductas suicidas. Otro factor de riesgo a tener en cuenta es que la persona pertenezca a un **grupo vulnerable y discriminado**, como, por ejemplo, los refugiados, los migrantes, los pueblos indígenas, las personas lesbianas, homosexuales, bisexuales, transexuales e intersexuales y los reclusos. Las tasas de suicidio en estos grupos son más elevadas que en la población general.

Un **intento previo de suicidio** es, sin lugar a duda, el principal factor de riesgo para un acto de suicidio consumado.

Atendiendo a la información aportada por el **DSM-5**, en el caso del trastorno depresivo mayor, los intentos de suicidio disminuyen durante la adultez media y tardía, aunque no disminuye el riesgo de suicidio consumado. En el caso de las mujeres existe un mayor riesgo de intentos de suicidio, si bien el riesgo de suicidio consumado es menor. La posibilidad de una conducta suicida está presente durante todo el tiempo que duran los episodios de depresión mayor. Se apunta como factor de riesgo más usual a los antecedentes de intentos o amenazas de suicidio, si bien es importante tener en cuenta que la mayoría de los suicidios consumados no han tenido intentos fallidos previos. También son factores de riesgo de suicidio consumado el ser varón, estar soltero o vivir solo y tener intensos sentimientos de desesperanza. El trastorno límite de la personalidad aumenta notablemente el riesgo de intentar suicidarse.

Algunos consideran la fase premenstrual un período con riesgo de suicidio en las personas que sufren depresión disfórica premenstrual. La tendencia al suicidio inducida por drogas o por un tratamiento supone un **cambio notable en los pensamientos y la conducta de la persona** con respecto a su situación basal, se asocia temporalmente al comienzo del uso de una sustancia y debe diferenciarse de los trastornos mentales primarios subyacentes.

En relación con la **tendencia al suicidio asociada al tratamiento con antidepresivos**, un comité asesor de la Agencia de Alimentación y Drogas estadounidense (FDA) consideró un metaanálisis de 99.839 sujetos participantes en 372 ensayos clínicos aleatorizados de antidepresivos en el ámbito de los trastornos mentales. Los análisis mostraron que, al combinar los datos de todos los grupos de edad adulta, no había un aumento perceptible del riesgo de conducta o ideación suicida. Sin embargo, en los análisis estratificados según la edad aparecía elevado el riesgo en los sujetos de entre 18 y 24 años, aunque no significativamente. El metaanálisis de la FDA muestra un riesgo absoluto de suicidio en los pacientes incluidos en estudios de antidepresivos del 0,01 %. En conclusión, el suicidio es claramente un fenómeno que se asocia al tratamiento de manera extremadamente rara, pero el resultado de suicidio es lo suficientemente serio como para motivar que la FDA emitiera una alerta ampliada en 2007 sobre la importancia de la monitorización minuciosa de la ideación suicida asociada al tratamiento, sobre todo en los pacientes tratados con antidepresivos.

En el caso de los **trastornos depresivos debidos a otra afección médica**, los datos parecen indicar que el riesgo de suicidio es igual o incluso mayor que el que se da en otras formas de episodio depresivo mayor.

Según este mismo manual, los pacientes con mayor riesgo de suicidio pueden haber puesto sus asuntos en orden (por ejemplo, testamento actualizado, deudas pagadas), haber adquirido los materiales necesarios (por ejemplo, una cuerda o una pistola) y haber elegido un lugar y una fecha para consumar el suicidio. Las **motivaciones del suicidio** pueden ser el deseo de rendirse a la vista de obstáculos que se perciben como insuperables, un intenso deseo de terminar con lo que se percibe como un estado de dolor emocional interminable y terriblemente doloroso, la incapacidad de imaginar ningún disfrute en la vida o el deseo de no ser una carga para los demás. La resolución de tales pensamientos puede servir mejor que la negación de dichos planes para medir si disminuye el riesgo de suicidio.

Así, debemos atender a las **manifestaciones verbales y no verbales** de las personas, que pueden estar mostrando señales de alarma. A nivel verbal, el individuo puede estar expresando sus deseos de quitarse la vida, ya sea sin un plan determinado o con un plan suicida concreto. Este último caso nos estaría avisando de que el riesgo para la persona es muy alto. Preguntar al sujeto sobre estos posibles planes es, a pesar de lo que se puede pensar, recomendable, ya que la investigación avala que hablar sobre ello reduce las posibilidades de cometerlo y puede ser la única opción que tiene el sujeto para replantearse sus pensamientos. De hecho, la gran mayoría de las personas que se quitan la vida expresan claramente sus intenciones.

Otra señal de alerta es la comparación de su situación con la de personas conocidas que se suicidaran.

Si el sujeto no exterioriza su ideación suicida, hay ciertas conductas que pueden ponernos en alerta. Si, tras una fase de agitación o angustia, el sujeto se muestra de manera abrupta con **mucha calma y serenidad**, podemos sospechar que esa tranquilidad se debe a que ha tomado la decisión de quitarse la vida. También debemos ponernos alerta si no emite respuesta cuando se le pregunta por estas ideas, pero muestra conductas como llorar, bajar la cabeza, mirar al suelo, ponerse intranquilo o angustiarse ante la pregunta.

Debe prestarse especial atención a aquellos individuos que varíen mucho su comportamiento normal y realicen conductas poco adaptativas socialmente como beber grandes cantidades de alcohol, tomar drogas, abandonar el trabajo, separarse, etc.

Como reflexión final a esta parte, debemos quedarnos con la idea de que **el suicidio se puede prevenir si somos capaces de atender a las señales de alerta**.

2.2. Intervención y tratamiento

A la hora de **tratar a una persona con un diagnóstico de depresión** debemos considerar que este debe ser específico para la persona, en base a la historia del paciente, las necesidades que pueda tener, las variables implicadas en que se haya desarrollado el trastorno y los objetivos a conseguir. En muchas ocasiones, la intervención no se centrará únicamente en resolver la depresión, sino, también, en aportar al sujeto **herramientas** que le ayuden a no volver a padecerla en el futuro.

Pero antes de conocer las técnicas concretas que podemos utilizar ante un caso de depresión, vamos a ver los aspectos más relevantes de la **intervención psicológica** en general:

⇨ La intervención psicológica tiene como fin ayudar a los pacientes a entender sus problemas, superarlos y, en general, mejorar la salud mental del individuo. Como decíamos, el objetivo no suele ser únicamente el de incidir o eliminar el trastorno, también se trabajan objetivos relacionados con la mejora personal y el aprendizaje de habilidades.

⇨ La intervención puede ser individual, cuando el trabajo durante las sesiones es con un único individuo, o grupal. En el primer caso, a pesar de que se trabaje con una sola persona, en ocasiones es necesario hacer partícipe a su entorno para tener una visión más amplia del problema. Las terapias grupales se plantean para grupos de personas con problemas similares y que consideramos que la experiencia colectiva o el aprendizaje con más personas va a beneficiar el resultado.

⇨ Una vez tengamos un diagnóstico, este será expuesto al paciente, se acordarán con él los objetivos a conseguir y el abordaje para lograrlo y se fijará un calendario de sesiones. Una vez consideremos que el sujeto ha logrado los objetivos, nos plantearemos finalizar la intervención. Lo ideal es que el abandono de la terapia sea gradual y se espacie en el tiempo, valorando igualmente la posibilidad de establecer sesiones de control en los meses siguientes.

2.3. Métodos de reestructuración cognitiva

2.3.1. Introducción

El supuesto fundamental de estas teorías es que las personas interpretan y reaccionan ante lo que les sucede en base a su significación percibida, esto es, sus **creencias, expectativas y actitudes** afectan a la conducta. Un segundo supuesto importante en estos planteamientos es que las distorsiones cognitivas son capaces de crear desórdenes emocionales.

El objetivo final de estos abordajes será cambiar las cogniciones de los pacientes. Se centran en la conducta verbal interna y en la percepción que tienen de sí mismos y el mundo que les rodea.

A continuación, estudiaremos dos métodos de reestructuración cognitiva:

⇨ La terapia cognitiva de Beck.

⇨ La terapia racional-emotiva de Ellis (TRE).

2.3.2. Terapia cognitiva de Beck

A) Características

La **terapia cognitiva de Beck** pretende servir como una estrategia global sobre la forma de manejar los problemas presentados por el paciente. Se fundamenta en las técnicas de reestructuración cognitiva, aunque es perfectamente compatible con el uso de otras técnicas más conductistas.

Esta teoría se sostiene en la idea de que el modo en que construimos el mundo percibido, tanto externo como interno, es lo que determina nuestras emociones y conductas. El trabajo del terapeuta no será otro que acompañar y ayudar al paciente para que se dé cuenta de cómo es su percepción del mundo y entienda que esa forma de construir su realidad es la responsable de sus emociones y comportamientos.

El papel del paciente debe ser muy activo, ya que lo que se pretende con esta intervención es que sea capaz de controlar sus emociones y sus conductas, con la consiguiente modificación cognitiva de sus esquemas y pensamientos automáticos.

Las peculiaridades de este abordaje terapéutico son las siguientes:

a) El foco se pone sobre las cogniciones y, en un segundo plano, en las conductas y emociones.

b) Los objetivos del tratamiento se personalizan y formulan de forma individual para cada paciente y, en consecuencia, también se personaliza el tratamiento a emplear.

c) La relación paciente-terapeuta es una parte importante del proceso y es muy colaborativa.

d) Aporta al sujeto una visión novedosa de cómo afrontar sus problemas.

e) Pone la atención sobre los factores actuales que estén manteniendo el problema.

f) Dota al paciente de herramientas que le permitan enfrentar sus futuros conflictos de modo autónomo.

g) En general, la duración de la terapia es breve. En el caso de un trastorno depresivo mayor, unas 15 o 30 sesiones de una hora, normalmente realizadas dos veces a la semana durante el primer mes, semanalmente después y quincenalmente al final. Con posterioridad pueden establecerse sesiones de refuerzo en meses posteriores. Sin embargo, siempre hay que tener en cuenta que la temporalidad debe adaptarse a cada caso concreto.

h) Las sesiones suelen tener una estructura que se mantiene a lo largo de la intervención.

i) Es importante el trabajo que el paciente realiza en su casa entre sesión y sesión.

j) Incluye o permite la utilización de otras técnicas cognitivo-conductuales.

B) Fases del proceso de la terapia

El proceso de la terapia cognitiva de Beck puede establecerse en cinco fases:

1. **Fase educativa**

Se le explica al paciente en qué consiste este tipo de terapia cognitiva y cómo se aplica al trastorno que padece. Un buen punto desde el que comenzar es estudiar junto al sujeto sus creencias, las causas que él considera que han causado y que están manteniendo su problema. Es en este momento cuando debemos explicarle cómo funcionan los pensamientos automáticos y los esquemas, y como pueden ser activados por factores estresantes.

Se trata, y así ha de transmitirse al sujeto, de un trabajo conjunto entre el paciente y el terapeuta, en el que, juntos, tratarán de establecer cuáles son los pensamientos automáticos que se disparan y cuándo lo hacen. Una vez localizados esos pensamientos, se buscarán evidencias a favor y en contra de su validez. En fases posteriores se repetirá el proceso tratando de inferir los esquemas básicos que subyacen a estos pensamientos automáticos y cuestionando, de nuevo, su validez.

2. **Fase de entrenamiento en la observación y registro de pensamientos automáticos**

Para que el paciente sea capaz de discernir estos pensamientos, debemos aportarle descripciones detalladas y bien ilustradas de cómo pueden presentarse, aportar ejemplos y recordarle que también las imágenes pueden ser uno de ellos. El sujeto tendrá ahora que llevar a cabo la labor de registrar diariamente la aparición de estos pensamientos. Más adelante también trataremos de evaluar cómo están influyendo en las emociones y comportamientos del paciente. En el cuaderno de registro deben figurar los siguientes ítems:

- Fecha y hora del registro.

- Situación o bien recuerdo que está provocando que el sujeto se sienta mal.

- Los pensamientos automáticos o imágenes que se han disparado, así como su valoración acerca de la credibilidad que les otorga.

- Las emociones que experimenta y su intensidad.

Posteriormente, durante la fase de restructuración cognitiva, se añadirán dos elementos más a este registro: los pensamientos racionales que pueden corregir las distorsiones cognitivas subyacentes a cada pensamiento automático (con la valoración de credibilidad) y la nueva intensidad que suponen las emociones.

3. **Examinar y someter a prueba de realidad los pensamientos automáticos**

Queremos que el sujeto obtenga una visión más real de sí mismo y del mundo, para lo cual, analizaremos las distorsiones cognitivas presentes y pondremos a prueba las creencias básicas contenidas en sus esquemas. Este procedimiento tiene su base en el cuestionamiento socrático del apoyo empírico que apoye estos pensamientos automáticos o imágenes, cuestionando las creencias y tratando de refutarlas con la evidencia y la realidad.

4. **Detección y modificación de esquemas básicos**

Cuando hayamos recopilado suficiente información y ejemplos de los pensamientos e imágenes automáticas del paciente, se hará patente la existencia de ciertos patrones de pensamiento que señalen hacia unas determinadas creencias básicas. En caso de que no veamos claro cuáles son esas creencias subyacentes, podemos poner en práctica las siguientes estrategias:

- Determinar los acontecimientos o situaciones que producen una especial felicidad o bienestar, lo que nos servirá para establecer cuál es el criterio de éxito del sujeto y cuáles son las consecuencias emocionales en caso de no conseguirlo.

- Pedir al paciente que explicite las razones por las que él cree que otras personas pueden sentirse bien o mal, como una forma distinta de aproximarnos a sus creencias básicas.

Una vez establecidas estas creencias básicas, vamos a trabajar con ellas a modo de hipótesis que debemos validar juntos. Podemos incluso llevar a cabo experimentos que confirmen o rechacen nuestras propuestas.

Hay que tener en cuenta que podemos encontrar cierta o mucha resistencia a cambiar estas creencias, ya que suponen la forma de entender y ver el mundo del sujeto durante casi toda su vida.

El trabajo sobre las creencias básicas va a ser un pilar importante a la hora de prevenir recaídas en pacientes con depresión o ansiedad.

5. **Técnicas cognitivo-conductuales que apoyan la terapia**

Conjuntamente al trabajo expuesto anteriormente, podemos utilizar otra serie de técnicas cognitivo-conductuales que apoyen la terapia:

- La técnica de la reatribución está pensada para equilibrar el sentimiento de culpa que las personas con depresión suelen atribuirse en exceso ante situaciones negativas o episodios que escapan a su control. El proceso consiste en decidir, conjuntamente, cuál sería la proporción de culpa que sería razonable atribuir al paciente y cuál debería achacarse otros factores.

- La búsqueda de interpretaciones alternativas conlleva realizar una búsqueda activa de nuevas interpretaciones o soluciones para los problemas que enfrenta el paciente. Una forma de llevarla a cabo es la técnica de las dos columnas, siguiendo la cual se divide en dos una hoja y se coloca, en el lado izquierdo, la interpretación problemática que se quiere modificar y, en el derecho, las interpretaciones alternativas que se les vayan ocurriendo al paciente. Es normal que tenga algunas dificultades para generar las alternativas al principio, por lo que podemos ayudarle a empezar.

- La búsqueda de soluciones alternativas es una buena herramienta cuando pueda existir un problema "real" en la vida del paciente. Con frecuencia, estos sujetos pueden pensar que no existe solución posible a su situación y que no existen ya más opciones que probar, lo que es fuente de su malestar. Sin embargo, si hacemos una búsqueda detallada puede que hallemos una solución alternativa que el paciente aún no ha explorado y que conlleve la resolución del conflicto.

- Cuestionar la evidencia supone preguntar directamente: "¿qué evidencia tenemos de...?" y puede ser muy útil para realizar una restructuración cognitiva.

- La técnica de la triple columna requiere la división de una hoja en tres columnas en las que situaremos: en la primera, las situaciones que le provocan malestar emocional; en la segunda, sus pensamientos automáticos; y en la tercera, las distorsiones cognitivas que subyacen a esos pensamientos.

- El descentramiento tiene como fin que la persona se dé cuenta de que no es el centro del mundo y de que los demás no son capaces de leer su mente. Podemos realizar experimentos o *role-playing* que le ayuden a entender cuando sí es el foco de atención.

- La contrastación de predicciones catastróficas tiene como objetivo trabajar sobre la tendencia a vaticinar consecuencias catastróficas, a menudo obviando parte de la información a su alrededor y obviando que predicciones similares en el pasado no llegaron a cumplirse. Una forma de abordarlo sería el autorregistro de todas esas predicciones durante un período de tiempo y su verificación posterior.

Cuando demos por finalizadas estas fases, convendría incluir una fase final con el objetivo de prevenir posibles recaídas. En este momento revisaremos junto al paciente todo lo aprendido a lo largo del proceso y le recordaremos que debe seguir poniéndolo en práctica. Es importante que avisemos al paciente de que existe la posibilidad de que se produzcan recaídas, por lo que trataremos de identificar aquellas situaciones susceptibles de producir problemas y especificaremos los síntomas depresivos a los que el sujeto debe prestar especial atención. También redactaremos juntos un listado de estrategias de afrontamiento de situaciones de alto riesgo y de los primeros signos de recaída.

C)   Estructura de las sesiones

Si atendemos a la distribución general y habitual del tiempo de cada sesión, la estructura suele ser la siguiente:

1. Revisión de autoinformes en caso de que el paciente tuviera alguno que completar en casa.

2. Revisión de la sesión anterior, comentando brevemente lo que se consideró más importante y cualquier comentario que se tenga al respecto.

3. Establecimiento del orden del día, acordando los puntos a tratar durante la sesión y el orden a seguir.

4. Revisión de las actividades que el paciente realiza de manera independiente, atendiendo a los autorregistros, hablando sobre las actividades programadas y los aprendizajes o dificultades que pudieran haber surgido.

5. Trabajo con el tema o los temas principales que se han acordado para el día.

6. Acuerdo sobre las próximas actividades a realizar hasta la próxima sesión en base a lo tratado en terapia y asegurando la correcta comprensión de las mismas por parte del sujeto.

7. Resumen por parte del paciente de lo aprendido en el día, de cómo se ha sentido al respecto y aclaración de dudas.

Los ámbitos de aplicación en los que se usa con más frecuencia son en el tratamiento del trastorno depresivo mayor, el trastorno depresivo no psicótico, la conducta suicida, los trastornos de ansiedad, los trastornos de personalidad y los problemas de pareja.

La terapia cognitiva ha demostrado que es más eficaz que la ausencia de tratamiento en el tratamiento de trastornos de ansiedad, depresión mayor, trastorno bipolar, trastornos de alimentación, trastornos somatomorfos, trastornos por abuso de sustancias, juego patológico, algunos trastornos de personalidad, trastorno negativista desafiante, insomnio, ira, agresión sexual, disfunción eréctil, conflictos de pareja y problemas de salud.

También parece prometedor en otros ámbitos menos utilizado como los trastornos disociativos, los intentos de suicidio, la fibromialgia, los acúfenos, la esquizofrenia y el trastorno de déficit de atención. En el caso de los trastornos de ansiedad y el trastorno depresivo mayor, ha resultado igual de eficaz a corto plazo que el tratamiento farmacológico. Sin embargo, si observamos la proporción de recaídas en un período de un año, podemos observar que el porcentaje de recaídas es menor en aquellos pacientes que fueron tratados con terapia cognitiva. La combinación de ambos abordajes puede ser útil para potenciar su efectividad, si bien la eficacia en un período de dos años de la terapia no se ve incrementada por el uso de la medicación.

2.3.3. Terapia racional-emotiva de Ellis (TRE)

Ellis, basándose en su modelo A-B-C (Acontecimiento-Creencia-Consecuencia), añade a esta secuencia dos elementos más a la hora de llevar a cabo el tratamiento, siendo D la restructuración cognitiva y E las formas más adaptativas de interpretar y valorar los eventos, resultado de D. Este proceso daría lugar a nuevas emociones y conductas.

⇨ A: determinar cuáles son los acontecimientos activadores, los pensamientos o los sentimientos que se producen inmediatamente antes de la perturbación emocional o el comportamiento disfuncional.

⇨ B: descubrir cuáles son las creencias irracionales que aparecen entre los sucesos activadores y las emociones o conductas posteriores.

⇨ C: codificar los sentimientos perturbadores y las conductas desadaptativas que se producen como consecuencia de las creencias irracionales.

⇨ D: discutir las creencias irracionales investigadas en B, a través del medio socrático u otros.

⇨ E: plantear las nuevas creencias, ahora racionales y adaptativas, que han surgido a partir de la discusión.

⇨ F: codificar los nuevos sentimientos y conductas consecuencia de la restructuración de las creencias irracionales.

Para llevar a cabo este tipo de terapia, debemos seguir las siguientes fases:

A) **Presentación al paciente de la filosofía de la terapia racional emotiva**

Debemos explicar cuáles son los supuestos básicos que conforman la teoría y sostienen su problema, haciendo hincapié en la idea de los pensamientos irracionales como fuente de malestar subjetivo y en la conducta desadaptativa (modelo A-B-C). El objetivo es hacer entender al sujeto que los acontecimientos externos están contribuyendo de forma parcial al desarrollo de sus sentimientos negativos, pero que no son la causa directa que los origina.

B) **Identificación de los pensamientos irracionales**

A través del entrenamiento en discriminación, observación sistemática y evaluación lógico-empírica de las autodeclaraciones del individuo. Se utilizan dos procedimientos para este propósito:

• El paciente busca sus "debería" o sus "tiene que ser", es decir, las necesidades o imperativos internos que experimenta al vivir un suceso externo que actúa como activador y que son origen de su perturbación al transformar sus deseos en necesidades categóricas y sus preferencias en exigencias. Esta herramienta se utiliza porque se parte de la idea de que las personas que tienen un problema emocional tienen una exigencia absoluta de algo, en consecuencia, se sentirán muy mal al no conseguirlo, generarán emociones negativas y llegarán a la conclusión de que son personas con poco valor.

• El paciente reconoce la existencia de cualquiera de las creencias irracionales más habituales, a través de un listado o un autoinforme estandarizado como el Registro de opiniones de Davis, McKay y Eshelman.

C) **Discusión**

Se trata de hacer comprender al paciente que sus creencias son irracionales, modelando sistemas de creencias adecuados y reforzando los cambios observados. La restructuración cognitiva se orienta a discutir las irracionalidades detectadas, aprendiendo a diferenciar los pensamientos lógicos de los ilógicos (los adaptativos de los desadaptativos) y haciendo una reconceptualización con el objetivo de cambiar las sobregeneralizaciones y apreciar los sucesos de forma más realista y menos catastrofista. A lo largo de esta fase, se establecerán tareas para casa para facilitar la autoobservación en situaciones cotidianas y llevar a cabo registros que nos servirán para la discusión en la siguiente sesión.

A la hora de aplicar esta técnica, podemos optar por un **enfoque didáctico** o uno socrático. Siguiendo un enfoque didáctico, enseñaríamos directamente al sujeto las alternativas racionales a sus creencias irracionales, aportando información acerca de por qué los pensamientos irracionales son incorrectos y contraproducentes. Por su parte, utilizar un **enfoque socrático** supone guiar al paciente para que sea él mismo el que descubra las alternativas racionales. Para conseguirlo, el terapeuta cuestiona sus creencias irracionales para forzar su revaluación.

2.4. Entrenamiento en habilidades sociales

2.4.1. Mecanismos de adquisición y mantenimiento

Se trata de un tipo de **abordaje cognitivo conductual** que tiene como objetivo la mejora de las relaciones interpersonales, de comunicación y relacionales a través de distintas técnicas.

La falta de habilidades en relaciones sociales tiene relación con **problemas emocionales y de desadaptación**. En 1949, Salter propone la terapia de reflejos condicionados, en la que defiende que los problemas a nivel de relaciones interpersonales se relacionan con un predominio de procesos inhibitorios que produce, a su vez, un déficit de expresión emocional. El modo de intervención propuesto sería a partir del *role-playing* que permita aumentar los efectos excitatorios a través de la expresión emocional, la expresión facial, hablar de uno mismo o defender opiniones, incluso contrarias a otros. Se demuestra su asociación con problemas de aislamiento social, fracaso escolar y delincuencia en niños y adolescentes. En el caso de los adultos, se asocia con problemas de aislamiento, depresión, ansiedad social y problemas de pareja. Así pues, es una herramienta casi imprescindible en terapia, ya que, por un lado, el déficit de habilidades sociales puede estar en la base del problema que estemos tratando y, por otro, se trata de una capacidad que involucra todos los aspectos de la vida de la persona.

A) Mecanismos de adquisición de habilidades sociales

Kelly afirma que las habilidades sociales no son sino conductas aprendidas. Existen mecanismos para su adquisición y mantenimiento:

1. **Reforzamiento positivo:** las conductas sociales de las personas se producen y mantienen por sus consecuencias reforzantes. Las consecuencias positivas de nuestros comportamientos producirán que estos se vean reforzados e incluidos en nuestros repertorios de respuesta.

2. **Experiencia de aprendizaje vicario u observacional:** el aprendizaje observacional hace referencia a la capacidad del ser humano para adquirir las habilidades en base a la observación, sin necesidad de realizar directamente la conducta. El sujeto observaría la conducta en un modelo y la ejecutaría después. La exposición a un modelo tendrá como efecto que, o bien el observador desarrolle una conducta nueva, o bien muestre más a menudo una conducta que ya tenía (efecto desinhibitorio) o bien disminuya la frecuencia de un comportamiento que emitía habitualmente (efecto inhibitorio).

3. **Retroalimentación interpersonal:** la retroalimentación es la forma en que el medio nos informa acerca de su reacción o valoración sobre nuestra conducta. Si esta retroalimentación es positiva, fortalecerá la conducta social tanto a nivel conductual como cognitivo, mientras que, si la retroalimentación es negativa, debilitará la conducta. La retroalimentación interpersonal se considera un refuerzo social producido durante la interacción. Es un recurso muy útil para utilizar en el entrenamiento en habilidades sociales.

4. **Desarrollo de las expectativas cognitivas con respecto a las situaciones interpersonales:** uno de los elementos que va a influir en la manifestación o no de una conducta social es la expectativa que tenga el sujeto sobre si va a ser capaz de desenvolverse con éxito en esa situación. Si el sujeto, en base a sus experiencias, desarrolla la expectativa cognitiva de éxito, esa persona será capaz de poner en marcha las habilidades adecuadas para afrontar la situación. Además, los distintos y posibles reforzadores tendrán un valor subjetivo para cada persona, de modo que el valor que cada cual le otorgue determinará la emisión de la conducta en cuestión. En este sentido también entrarían en juego las expectativas de autoeficacia planteadas por Bandura, que viene a señalar que los pensamientos que tenga la persona acerca de su capacidad de afrontamiento de una determinada situación social determinarán su exposición o no a esa situación.

B) ¿Por qué hay individuos que no muestras conductas socialmente adecuadas?

Ahora bien, podríamos plantearnos por qué hay individuos que no muestran conductas socialmente adecuadas. Bellak y Morrison plantean las siguientes explicaciones:

1. **Modelo de déficit de conductas:** en base a esta teoría, la incompetencia social se debería a la carencia de conductas adecuadas en el repertorio comportamental del sujeto, producto de una socialización deficiente o una falta de experiencias sociales adecuadas, lo que ha provocado que la persona no haya tenido las suficientes oportunidades para aprender las habilidades necesarias.

2. **Modelo de ansiedad condicionada:** se considera que los sujetos están sujetos a una ansiedad condicionada a determinados estímulos, que son los que configuran sus relaciones sociales.

157

3. **Modelo de discriminación errónea:** el fracaso en las interacciones sociales tendría su base en la creencia o uso erróneo de habilidades perceptivas y cognitivas, lo que ocasionaría una interpretación errónea de las señales sociales.

4. **Modelo de déficit cognitivo evaluativo:** el sujeto estaría realizando evaluaciones equivocadas de las situaciones, manteniendo expectativas negativas acerca de su actuación y emitiendo autorreferencias negativas. Todo ello le llevaría a inhibir las respuestas eficientes y fracasar a nivel social.

5. **Modelo interactivo:** este paradigma plantea que la competencia social se conformaría a partir de los procesos cognitivos y de conducta, que se inician con una percepción correcta de estímulos interpersonales relevantes, sigue con el procesamiento flexible de dichos estímulos para generar y valorar las posibles opciones de respuesta y termina con la expresión de la alternativa de acción elegida.

2.4.2. Tipos de habilidades

Las habilidades sociales son variadas y responden a una gran cantidad de competencias. Podríamos agruparlas como sigue:

1. Habilidades no verbales: lenguaje corporal, contacto ocular, etc.

2. Habilidades básicas de conversación.

3. Habilidades de comunicación.

4. Habilidades emocionales.

5. Habilidades de autoprotección.

6. Habilidades de solución de problemas.

7. Habilidades de aproximación-evitación en las relaciones íntimas y en la consecución de objetivos vitales.

Una forma diferente de agruparlas que puede sernos útil para llevar a cabo el entrenamiento en habilidades sociales es la planteada por Caballo:

1. **Habilidades conductuales:** conductas manifiestas relacionadas con las interacciones sociales. Incluyen:

   - No verbales: mirada, sonrisa, gestos…

   - Paralingüísticos: volumen de la voz, cadencia del habla…

   - Verbales: lo expresado en el discurso.

- Mixtos: confluyen varios elementos como en la acción de ceder la palabra al otro.

2. **Habilidades cognitivas:** hacen referencia a cómo las personas seleccionan las situaciones, los estímulos y los acontecimientos y cómo los perciben y evalúan. Podemos distinguir:

- **Percepciones sobre ambientes de comunicación:** una conducta será más o menos eficaz en función del buen o mal ajuste que tenga con respecto a las características del contexto. Este es un elemento fundamental en la habilidad social. Cada tipo de ambiente (privado, familiar, distante...) requerirá un tipo de respuestas diferente al resto.

- **Variables cognitivas del individuo:**

  ⇨ Competencias cognitivas: capacidad de generar de forma activa conductas habilidosas adaptadas a la situación. Para ello, el sujeto debe tener en cuenta cuál es la conducta apropiada, atender a las costumbres sociales y a las señales de respuesta, ser capaz de ponerse en el lugar del otro y tener capacidad de solución de problemas.

  ⇨ Estrategias de codificación y constructos personales: lo que aprendemos y lo que hacemos viene determinado, en parte, por la forma en que codificamos y atendemos las secuencias conductuales que observamos. En el éxito de este proceso influirá tener una percepción social e interpersonal adecuada, la existencia o no de estereotipos y las creencias personales, entre otros.

  ⇨ Expectativas en relación a lo que se espera como consecuencia de la conducta:

    - Expectativas de resultado: confianza en ser capaz de realizar la conducta.

    - Expectativas positivas en relación a las consecuencias de la acción.

    - Relaciones estímulo-resultado, es decir, que el resultado final esperado variará en función de los estímulos que componen la situación particular.

  ⇨ Valores subjetivos de los estímulos: los valores subjetivos de cada persona van a influir en la percepción de las relaciones y en su propio comportamiento durante la interacción.

  ⇨ Planes y sistemas de autorregulación: una autorregulación adecuada, basada en elementos como las autoinstrucciones, la autoobservación o la autoestima ayudarán a que se afronte la situación de forma más adecuada.

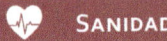
- **Cambios fisiológicos que se manifiestan ante una interacción social:** tasa cardiaca, la respiración o el flujo sanguíneo.

2.4.3. Habilidades que se suelen entrenar

En los programas de entrenamiento en habilidades sociales, las habilidades que se suelen entrenar son las siguientes:

a) Iniciar y mantener conversaciones.

b) Hablar en público.

c) Expresar amor, afecto y agrado.

d) Defender los propios derechos.

e) Pedir favores.

f) Rechazar peticiones.

g) Hacer cumplidos.

h) Aceptar cumplidos.

i) Expresar opiniones personales, incluyendo el desacuerdo.

j) Expresar de forma justificada la molestia, el desagrado o el enfado.

k) Aprender a disculparse o admitir la propia ignorancia.

l) Pedir cambios en la conducta del otro.

m) Afrontar las críticas.

 Una vez hayamos decidido que nuestro paciente requiere un entrenamiento en habilidades sociales, debemos asegurarnos, según Alberti y Emmons, de que comprenda los principios básicos de una conducta socialmente apropiada, se sienta preparado para emprender el programa de entrenamiento, reciban refuerzo sus intentos de generar la conducta apropiada y hayan sido valorados los cambios que presuntamente puedan generarse en el entorno del sujeto cuando genere su nueva conducta aprendida.

2.4.4. Aspectos a tener en cuenta en el entrenamiento de habilidades sociales

Según Caballo, el entrenamiento en habilidades sociales requiere incidir en los siguientes aspectos:

⇨ **Entrenamiento en habilidades *per se*:** enseñando conductas específicas que deberán practicarse e integrarse en el repertorio del individuo.

⇨ **Reducción de la ansiedad:** si la situación genera altos niveles de ansiedad, previamente, debemos abordar esta problemática para que no interfiera en el aprendizaje que vamos a llevar a cabo. En el bloque referente a ansiedad estudiaremos todas las técnicas al respecto.

⇨ **Reestructuración cognitiva:** como ya hemos visto, se trata de modificar las creencias, cogniciones o actitudes que estén influyendo de forma negativa, si bien en ocasiones la mera adquisición de la conducta adaptativa generará la restructuración cognitiva.

⇨ **Entrenamiento en solución de problemas:** con el objetivo de mejorar la percepción de las situaciones relevantes, generar posibles respuestas y seleccionar la más adecuada.

2.4.5. Herramientas de evaluación

Antes de abordar el entrenamiento en habilidades sociales, debemos determinar cuáles son los recursos y estrategias que utiliza el sujeto. Para ello, podemos poner en práctica nuestras herramientas de evaluación, a saber:

⇨ **Entrevista.** Observaremos las peculiaridades de la conducta social del individuo, tratando de identificar sus déficits.

⇨ **Autoinformes**

- Medidas de habilidad social: estos inventarios plasman la frecuencia con la que se manifiesta una conducta social y/o el grado de malestar y la capacidad para enfrentar algunas situaciones, además del grado de dificultad que suponen para la persona. Algunos de estos instrumentos son el Inventario de Asertividad de Rathus, el Inventario de Aserción, la Escala Inventario de la Actuación Social y la Escala Multidimensional de Expresión Social. Parte Motora.

- Medidas de ansiedad social: las trataremos con detalle en el siguiente bloque.

- Medidas de las cogniciones: valoran el miedo de la persona ante las evaluaciones negativas de los demás y la frecuencia con la que aparecen autoverbalizaciones positivas y negativas. Disponemos, entre otros, del cuestionario de temor a la evaluación negativa y el test de autoverbalizaciones asertivas.

⇨ **Informes de otros.** Podemos requerir información de familiares, pareja o allegados para conocer el comportamiento social inadecuado y las situaciones en las que se hace patente.

⇨ **Autoobservación y registro.** Esta técnica aporta el valor añadido de que permite a la persona tomar conciencia de su conducta.

⇨ **Observación.** Tanto en situaciones naturales como artificiales preparadas al efecto.

2.4.6. Estrategias

El entrenamiento debe adecuarse a las habilidades concretas sobre las que hay que incidir. Sin embargo, hay una serie de estrategias que pueden sernos útiles en cualquiera de nuestras intervenciones:

⇨ **Justificación e instrucciones del entrenamiento.** Se explica la importancia de poseer buenas habilidades sociales y de comunicación, instruyendo al paciente sobre cuáles son las básicas, cuál es la clave de su funcionamiento y cómo llevarlas a cabo. Cada vez que trabajemos una nueva habilidad, debemos describirla con precisión, ejemplificarla, diferenciar sus componentes y explicar cómo se va a entrenar.

⇨ **Modelado.** Se muestra cómo debe manifestar esa habilidad para que sea efectiva y, por el contrario, cómo no debería manifestarse.

⇨ **Ensayo conductual.** El sujeto pone en práctica lo aprendido en un primer momento mediante un *role-playing*, que permite la práctica controlada y la retroalimentación posterior, así como el reforzamiento de sus conductas. A la hora de llevar a cabo estos ensayos de conducta, Caballo advierte que deben realizarse con un problema cada vez, siguiendo el orden en el que se han ido explicando, escogiendo preferentemente situaciones recientes en el tiempo y evitando que los ensayos se demoren más allá de los tres minutos, ya que las respuestas deberían ser todo lo cortas que sea posible.

⇨ **Feedback.** La retroalimentación sobre la conducta puesta en marcha es fundamental para que el entrenamiento sea efectivo. El *feedback* puede ser positivo, negativo, descriptivo, corrector o autorrevelador. Se debería comenzar dando una retroalimentación positiva y después correctora. El *feedback* debe ser concreto y orientarse a la acción, no a la persona, atendiendo a los aspectos verbales y no verbales. Debe darse la oportunidad al sujeto de dar su opinión acerca de esta valoración y su concordancia o no con la misma. Por último, es preferible que esta valoración se realice inmediatamente después a la realización de la conducta.

⇨ **Reforzamiento.** El refuerzo de las conductas aumenta su probabilidad de repetición y favorece su arraigo.

⇨ **Asignación de tareas para casa.** Este paso solo debe llevarse a cabo cuando el entrenamiento previo garantice que el sujeto va a tener alguna tasa de éxito en su consecución de forma autónoma.

⇨ **Estrategias de generalización.** Se trata de que el sujeto ponga en práctica lo aprendido en contextos diferentes a los del aprendizaje, generalizando su capacidad de uso de la habilidad.

El **entrenamiento en habilidades sociales** ha demostrado su eficacia en el tratamiento de problemas de alcoholismo y abuso de sustancias, *bullying*, depresión, esquizofrenia, problemas de ansiedad, problemas de pareja y problemas de integración o inserción social.

2.5. Métodos autodirigidos de afrontamiento

2.5.1. Entrenamiento en autoinstrucciones

Los métodos autodirigidos de afrontamiento son técnicas de modificación cognitiva de la conducta y se centran en el entrenamiento en autoinstrucciones y de solución de problemas para ayudar a los pacientes a manifestar conductas útiles ante situaciones complejas.

Comenzaremos con el **entrenamiento en autoinstrucciones**. Meichenbaum y Goodman plantearon esta técnica inicialmente para ayudar a niños a controlar sus conductas impulsivas, aunque su aplicación actual es mucho más diversa.

Se trata de un modelo de cambio comportamental basado en la idea de que existe una interrelación entre las respuestas motoras y las cogniciones. Se establece un papel importante del lenguaje como controlador de la conducta motora y se considera que estos cambios incluirán aprendizajes por condicionamiento, por observación de modelos e instruccionales a través del lenguaje.

Se parte de la idea de que el comportamiento, entendido como las respuestas motoras, fisiológicas y cognitivas del sujeto, es consistente y, por lo tanto, puede ser modificado al modificar alguno de esos sistemas de respuesta. En consecuencia, el lenguaje interno, considera Meichenbaum, es capaz de controlar el comportamiento y, por ende, el procedimiento por el cual modifiquemos las verbalizaciones internas del sujeto conllevará la modificación de la conducta manifiesta. Podemos considerar por tanto esta técnica como una técnica cognitiva de cambio de comportamiento, en la que el objetivo es cambiar las **autoverbalizaciones** o pensamientos del sujeto ante un conflicto por unas nuevas más útiles para resolverlo. Se trata de modificar las verbalizaciones internas del sujeto que usa al enfrentarse a problemas ante los que generalmente fracasa al realizar respuestas inadecuadas.

Es importante que, durante el proceso de aprendizaje, se aprenda a generar **autorrefuerzos** para aquellas respuestas que, si bien no son exactamente la que queremos lograr, se aproximan a la solución del problema, así como **autoinstrucciones** de afrontamiento ante el error. Se presume que, finalmente, estos cambios en el pensamiento generen cambios manifiestos en la conducta, concretamente en los ámbitos de mejora en una tarea, aumento de la capacidad de autocontrol y, finalmente, solución de un problema.

Cuando hablamos de autoinstrucciones nos estamos refiriendo a aquellas cogniciones, en forma de lenguaje, que el sujeto se dice a sí mismo en el contexto de realización de una actividad, para el automanejo de su propia conducta durante su actuación. Son las órdenes que guían una actuación concreta. Por ejemplo, "voy a ponerme a escribir". Estas autoinstrucciones se harán más manifiestas cuando la actuación a acometer sea más compleja, tenga mayor dificultad o se desconozca el procedimiento. Ante estas situaciones podemos observar cómo nuestros pensamientos se muestran en forma de lenguaje y dirigen nuestras acciones.

Por tanto, el objetivo de esta técnica es proporcionar al paciente un entrenamiento en un tipo general de instrucciones que le facilitarán en el futuro una rápida y eficaz actuación.

Recordemos que esta **técnica comenzó** dirigida a niños, por lo que vamos a ver cuál era el razonamiento para poder entender bien la técnica.

Pues bien, según Luria, existirían tres etapas en la explicación del comienzo o inhibición de un comportamiento a través del lenguaje. En una primera fase, serían los adultos los que, a través del lenguaje, manejen la iniciación o inhibición del comportamiento. En un segundo momento, los niños pasan a guiar su propia conducta en gran parte a través de las verbalizaciones que se dirigen a sí mismos en voz alta. Por último, en una tercera fase, los niños conducen su propio comportamiento a través de un lenguaje encubierto o subvocal.

De hecho, las verbalizaciones en voz alta disminuyen conforme nos vamos haciendo mayores, pero reaparecen en aquellas situaciones en las que enfrentamos tareas relevantes o complejas.

También durante la **vida adulta** seguimos estas fases en múltiples ocasiones, como cuando aprendemos a conducir o a bailar, partiendo de las verbalizaciones e instrucciones del profesor hasta convertirlas en verbalizaciones internas.

Ahora bien, la eficacia de las autoinstrucciones dependerá del conocimiento o no de la tarea. En conductas que ya tenemos automatizadas, tratar de darnos instrucciones puede generar el efecto de enlentecer el desempeño de la tarea. Sin embargo, ante situaciones nuevas o complicadas, las autoinstrucciones pueden mejorar el resultado.

A)   Adiestramiento en el uso del lenguaje interno

El adiestramiento en el uso del lenguaje interno se organiza en cinco fases:

1.   Modelado: el terapeuta realiza una simulación de la situación aversiva acompañada de verbalizaciones a sí mismo en voz alta sobre lo que está haciendo. El

paciente debe atender a lo expuesto por el terapeuta y aprender, a través de la observación, a enfrentar la situación. Estas verbalizaciones incluirán la definición del problema, una guía de cómo llevar a cabo la respuesta, autorrefuerzos y auto-correcciones en caso de que no se consiga lograr el objetivo, afrontando el error.

2. Guía externa en voz alta: mientras el paciente enfrenta la situación aversiva, el terapeuta proporciona instrucciones en voz alta que guían la forma de abordarlo y hacerle frente.

3. Autoinstrucciones en voz alta: el paciente se enfrenta ahora a la situación aversiva, dirigiéndose a sí mismo en voz alta, mientras el terapeuta le sirve de orientación y refuerzo.

4. Autoinstrucciones en voz muy baja: el sujeto se enfrenta a la situación aversiva, dirigiéndose a sí mismo en voz muy baja, mientras el terapeuta le orienta y refuerza.

5. Autoinstrucciones encubiertas: con la ayuda de la orientación y el refuerzo del terapeuta, el paciente enfrenta la situación dirigiendo su comportamiento por medio de autoverbalizaciones encubiertas.

B) Ámbitos de aplicación de esta técnica

Para que este proceso sea satisfactorio es necesario adecuarlo a las características particulares del paciente, ajustando las explicaciones al entendimiento del sujeto e implicándole en el proceso. Un buen recurso es utilizar las frases o verbalizaciones que el sujeto ya utiliza en otras ocasiones y que considera que le son útiles. Una vez aprendida la técnica, hay que favorecer su uso en múltiples y diversas situaciones para conseguir que se generalice su utilización.

Los ámbitos de aplicación de esta técnica son:

1. Problemas derivados de la impulsividad del sujeto como hiperactividad, agresividad o falta de consecución de lo esperado por llevar a cabo respuestas precipitadas: las autoinstrucciones funcionan ralentizando la acción, facilitando así una mayor reflexión y consiguiendo, a la larga, su realización de forma más efectiva.

2. **Problemas que derivan del uso de autoinstrucciones negativas o inadecuadas como la ansiedad, el estrés o la depresión:** cuando hay un problema importante de lenguaje interno inadecuado, la terapia puede dirigirse a la sustitución de esas verbalizaciones encubiertas por otras más apropiadas.

3. Problemas relacionados con la falta de autocontrol en problemas de abuso de sustancias, prevención de recaídas o control de conductas delictivas: en estos casos, muchas veces el problema reside en que la acción del individuo no es

reflexiva y no valora las posibles consecuencias negativas que va a conllevar su comportamiento. Las verbalizaciones internas se encaminarían a realizar precisamente esta evaluación de consecuencias.

4. **Problemas derivados de las dificultades en el aprendizaje:** como hemos visto, en el aprendizaje de destrezas, el lenguaje interno es una herramienta fundamental.

En cualquier caso, la eficacia de las mismas viene también muy determinada por el contenido concreto de la instrucción. Para el aprendizaje correcto del modo de administrarse las autoinstrucciones, Meichenbaum utilizó la técnica de solución de problemas.

2.5.2. Métodos de solución de problemas

Estos métodos centran la intervención en enseñar a las personas a resolver de forma eficaz sus dificultades personales a través del razonamiento lógico.

Como expone D´Zurilla, el entrenamiento en solución de problemas pretende enseñar al sujeto un método sistemático para la resolución de problemas; el objetivo no es la eliminación de los conflictos, sino proporcionar métodos para que el individuo sea capaz de analizar y evaluar posibles opiniones y ofrezca un modo de enfocar el mundo más satisfactorio. En palabras de D´Zurilla y Nezu, la técnica de resolución de problemas no es sino un proceso cognitivo-afectivo-comportamental mediante el cual un individuo o grupo identifica o descubre medios efectivos para solucionar conflictos propios del vivir cotidiano. En esencia, el objetivo de estas técnicas es dotar a los sujetos de habilidades que les faciliten la resolución eficaz de las diversas problemáticas que pueden aparecen en el día a día.

Por tanto, el uso de estas herramientas puede ser tanto interventivo como preventivo. Podemos emplearlas para el tratamiento de problemas psicológicos que se sustenten sobre la incapacidad de resolver conflictos, pero también para mejorar las propias habilidades del paciente y prepararle para enfrentar mejor las problemáticas futuras. Una persona con una capacidad limitada para solucionar problemas presentará expectativas más pobres en relación al control de su ambiente, escogerá soluciones de forma poco reflexiva y a menudo sin poseer toda la información necesaria, tendrá dificultades a la hora de recoger información relevante y tendrá dificultades para concretar los problemas.

Por consiguiente, el uso complementario de esta técnica nos puede ser muy útil para lograr incrementar la capacidad de nuestros pacientes de enfrentar satisfactoriamente sus problemas. De este modo, es empleada en el tratamiento de problemas de estrés, depresión, ansiedad, obesidad, adicciones, comportamiento antisocial, problemas de pareja, retraso mental y problemas comportamentales en la infancia.

A) Técnica de resolución de problemas de D´Zurilla y Goldfried

La técnica de resolución de problemas de D´Zurilla y Goldfried trata de explicitar la forma correcta de resolución de problemas para que su efectividad sea mayor, valorando una gran variedad de alternativas y aumentando la probabilidad de que la escogida sea la que conlleve los mejores resultados. Se lleva a cabo en seis fases:

⇨ Orientación general

Definición de la situación y establecimiento del problema o tarea. Se trata de hacer entender a los pacientes que se pueden enfrentar de una forma menos impulsiva. Habitualmente, el sujeto se orienta al problema de una forma negativa, como resultado de sus creencias y experiencias previas pero una resolución eficaz pasa por la aceptación de los problemas como una parte más de la vida y algo a lo que somos perfectamente capaces de hacer frente. Debemos ser capaces de localizar los problemas cuando aparecen y controlar la impulsividad en la respuesta.

En esta fase trataremos de mejorar la actitud del paciente hacia el enfrentamiento de problemas en general, le ayudaremos a controlar sus pensamientos y emociones negativas, así como su impulsividad a la hora de emitir una respuesta. Las causas del problema deben estudiarse de la forma más objetiva posible, sin buscar culpables.

⇨ Definición del problema

Evaluación y definición del problema, especificando la historia, los factores involucrados y todos aquellos elementos que puedan estar interviniendo en el mismo. Una buena definición del problema ayudará en gran medida a la generación de soluciones eficaces. Se formularán y fijarán objetivos concretos y realistas una vez hayamos encontrado y definido el problema, siempre en términos concretos y específicos y evitando las metas poco realistas.

Debemos tener en cuenta que, en ocasiones, el problema que plantea el sujeto no es realmente el más importante y, en estos casos, debemos ayudarle a desentrañar el problema de base que sustenta su queja. Cualquier distorsión o desviación de la realidad también debe ser trabajada.

⇨ Generación de alternativas

Creación de una lista de posibles soluciones. En este momento no importa si las opciones son o no plausibles, lo que nos interesa es que el sujeto piense en todas las posibles, cuanto más diversas y variopintas, mejor. Cuantas más opciones estén a nuestra disposición más probable es que encontremos soluciones de calidad.

167

En este punto podemos utilizar la técnica de brainstorming, teniendo siempre en cuenta que no debe usarse la crítica, que el objetivo es la obtención de cuantas más ideas mejor y combinando y mejorando las ideas que vayan surgiendo en el proceso.

⇨ Toma de decisiones

Evaluación de las consecuencias, ganancias, pérdidas y alcance de cada una de las posibles soluciones, eliminando las que son claramente imposibles y considerando las repercusiones a corto, medio y largo plazo. Deben valorarse las alternativas en función de su adecuación a los objetivos a conseguir. En función de todo ello, elección de una de ellas, considerando si va a ser capaz de resolver el conflicto, el bienestar que le va a producir al sujeto esa medida, la relación de tiempo/esfuerzo que supondrá y el bienestar general.

⇨ Implementación

Se establece un plan de acción para poner en práctica la solución elegida, dividiéndola en objetivos concretos y estableciendo tácticas concretas.

⇨ Verificación de la eficacia de la elección en función de los logros conseguidos

Seguimiento del proceso para corroborar que se ha conseguido una solución. Si no es así, habrá que escoger una nueva alternativa. El seguimiento requerirá de la utilización de autorregistros que incluyan valoraciones comportamentales y emocionales.

En el caso de Meichenbaum, añade dos aspectos a este proceso, a saber: las verbalizaciones de autorrefuerzo y las verbalizaciones de autocorrección.

Para el trabajo en consulta, una vez explicado el procedimiento, se utilizará el modelado progresivo y participativo de las habilidades del paciente.

Este tipo de planteamientos requieren de una alta motivación por parte del sujeto, además de una gran tolerancia a la frustración, por lo que no serán útiles con todos los pacientes.

- ## Técnica de solución de problemas interpersonales de Spivack y Shure

Por su parte, Spivack y Shure plantean, con su técnica de solución de problemas interpersonales, que existe una gran relación entre la habilidad de resolución de problemas cotidianos y un buen ajuste social. El objetivo de su técnica es mejorar el ajuste social y la competencia interpersonal incrementando las habilidades interpersonales de solución de problemas cotidianos. Su fundamento se sostiene sobre la idea de que no hay que enseñar qué pensar, sino cómo pensar.

Plantean que existe una serie de habilidades que pueden medir el ajuste social de la persona:

1. Pensamiento alternativo: generar soluciones alternativas a los problemas interpersonales.

2. Pensamiento causal o pensamiento medios-fines: capacidad para definir los medios adecuados para la consecución de las metas. En pacientes psiquiátricos, la capacidad para enfrentar hipotéticas situaciones problemáticas de la vida cotidiana es menor, dato con el que podemos afirmar que su peor ajuste social puede tener que ver con un déficit en sus habilidades de solución de problemas interpersonales.

3. Pensamiento consecuencial: habilidad para valorar las consecuencias de cada una de las opciones.

B) Ciencia personal o SCIENCE de Mahoney

Mahoney también desarrolla un programa de solución de problemas al que denominó ciencia personal o SCIENCE. Con él trata de convertir al sujeto en un científico personal, de modo que pueda ser él mismo el encargado de diagnosticar y controlar su propia conducta conflictiva. El entrenamiento se basa en el modelado, el reforzamiento sistemático de los progresos del cliente, la realización gradual de las tareas y la adquisición de habilidades de autoevaluación adaptativas.

Con esta técnica se pretende que sea el propio sujeto el responsable de su autocontrol y autorregulación, por lo que solo podrá llevarse a cabo con personas que se involucren activamente. Suele ser atractivo para individuos que valoran de forma especial la ciencia y la competencia.

Mahoney entiende los problemas como sentimientos, ya que generan discrepancias.

Su técnica se desarrolla siguiendo las siguientes fases:

⇨ S *(Specify)*: definición del problema, especificación genérica del problema.

⇨ C *(Collect)*: recoger información personal lo más exacta posible. Se estudia el estado actual del problema, sus posibles causas y soluciones a través de autorregistros, observación o cuestionarios.

⇨ I *(Identify)*: identificar las causas que pueden estar en el origen o mantenimiento del problema. Habrá que atender a las cuestiones ambientales, sociales y cognitivas.

⇨ E *(Examine)*: examinar las soluciones, distinguiendo metas y medios para lograrlas. Las soluciones no son sino estrategias que me permiten llegar a lo que quiero que sea, que requieren, para lograrlo, llevar a cabo cambios sobre la situación, la conducta o la cognición.

⇨ N *(Narrow)*: delimitar y experimentar: se van eliminando las opciones menos viables hasta seleccionar una, que habrá que poner en práctica a modo de experimento personal. Conviene especificar el tiempo y forma en que el sujeto la va a llevar a cabo.

⇨ C *(Compare)*: comparar el progreso, evaluando los resultados de la puesta en marcha anterior en comparación con la situación previa al tratamiento.

⇨ E *(Extend)*: ampliar, revisar o reemplazar la solución hasta llegar a un resultado satisfactorio. Es importante valorar todos los logros producidos en el proceso, por mínimos que sean.

Esta técnica puede aplicarse a problemas de depresión, ansiedad, alcoholismo, migraña, adicciones, hábitos de estudio o trabajo, problemas sexuales y problemas de sueño.

2.6. Terapia de autocontrol de Rehm

La terapia de autocontrol de Rehm se enmarca dentro de la corriente cognitivo conductual y está diseñada para el tratamiento de la depresión.

Se fundamenta, como ya vimos, en la idea de que el origen de la depresión puede hallarse en un desequilibrio entre recompensas y castigos causado por una inadecuada gestión por parte del individuo de su propia conducta. En consecuencia, el objetivo primordial de esta terapia será el **desarrollo y entrenamiento de habilidades de autocontrol** para conseguir la mejora anímica y el aumento de la autoestima.

El proceso de terapia se estructura en doce sesiones repartidas en tres fases:

⇨ **Fase de autoobservación:** con ayuda del terapeuta, el paciente va focalizando su atención y va tomando en cuenta las experiencias positivas y agradables.

⇨ **Fase de autoevaluación:** las metas y objetivos poco realistas e inalcanzables van a ser sustituidos por metas más específicas, concretas, realizables y realistas. Se aumentan así las posibilidades de que el sujeto alcance sus objetivos y, en consecuencia, aumente su valoración positiva de sí mismo.

⇨ **Fase de autorrefuerzo:** el paciente aprende a identificar y usar los reforzadores importantes para él.

La terapia de autocontrol de Rehm ha demostrado su eficacia en el tratamiento de casos de depresión.

2.7. Curso para el afrontamiento de la depresión de Lewinsohn (CAD)

El curso para el afrontamiento de la depresión de Lewinsohn (CAD) es un programa eficaz en el abordaje de la depresión destinado, a un uso a nivel grupal.

Es un abordaje fundamentalmente conductual, aunque con cierto trabajo a nivel cognitivo, de índole psicoeducativa y donde la figura del terapeuta pasa a ser la de instructor del grupo. El programa está estructurado a lo largo de doce sesiones más dos de apoyo y seguimiento posterior al mes y a los seis meses. Las sesiones se centran en el trabajo en cuatro grandes áreas:

⇨ **Programación de actividades agradables.** Junto con los sujetos, se establecen las estrategias y planificaciones necesarias que consigan aumentar las opciones de experimentar situaciones positivas y agradables, así como tratar de disminuir la exposición a las aversivas. La idea que subyace es que si el individuo cambia sus comportamientos conseguirá cambiar también sus emociones. Además de la búsqueda activa y programada de actividades placenteras, se trabajan otros aspectos, como la comunicación positiva, la asertividad, la gestión del tiempo y la relajación.

⇨ **Entrenamiento en habilidades sociales.** A través del modelado y el *role-playing* se trabajará el aprendizaje de habilidades interpersonales que influyan en la mejora de las relaciones sociales del grupo, como la defensa de los propios derechos y pensamientos de forma asertiva o la forma de expresar dudas y quejas frente a otros. La dificultad se irá incrementando conforme a los progresos mostrados.

⇨ **Modificación de cogniciones.** Se incide sobre las creencias de los pacientes, actuando sobre los sesgos cognitivos. Los pensamientos del sujeto se toman como hipótesis, para después buscar diferentes interpretaciones posibles y ponerlas a prueba de forma controlada a través de experimentos diseñados para tal fin.

⇨ **Orientación y planes vitales.** Se estudian las metas y objetivos vitales del paciente, analizando su influencia sobre la vida del sujeto y la medida en que este está orientado a su consecución. Podrán establecerse pasos intermedios para llegar a cumplir esos objetivos y se valorarán las dificultades que puedan plantearse en el camino.

El programa resulta eficaz en el tratamiento de la depresión mayor y en trastornos que cursan con episodios de depresión mayor en grupos de adultos, niños y ancianos y, de manera especialmente eficiente, en grupos de adolescentes. De hecho, en este grupo poblacional se considera como uno de los tratamientos más eficaces. Aunque hemos hablado de su utilización a nivel grupal, es posible adaptarlo al trabajo individual. Resulta también de utilidad a modo de prevención de la depresión y en la administración a grupos de padres de niños y adolescentes con depresión.

2.8. Terapia interpersonal

La terapia interpersonal trata de solucionar problemas emocionales y psicológicos a través de la mejora de las relaciones interpersonales de la persona. Este tipo de intervenciones se basan en las teorías de Sullivan, quien sostenía que la base de la salud mental se hallaba en las relaciones interpersonales. Algunos autores que han puesto en práctica esta terapia son Klerman y Markowitz.

La fundamentación de este tratamiento parte de la idea de que los trastornos psicológicos como la depresión son una respuesta a las complicaciones generadas por una interacción defectuosa con el resto. Esta respuesta toma la forma de la sintomatología depresiva, que a su vez influye sobre las propias interacciones y vuelta al comienzo.

El proceso se estructura y basa en la idea de que, si las interacciones de la persona mejoran, la sintomatología también lo hará. Tendrá una duración breve de entre doce y dieciséis semanas.

El proceso comienza identificando los problemas interpersonales que se quieren tratar y ordenándolos según la importancia que se les otorga. Posteriormente, se trabajará con cada uno de estos problemas, tratando de entender qué es lo que está sucediendo, ajustando la conducta y poniendo en práctica esos ajustes en situaciones naturales. El rol del terapeuta durante esta fase será el de analizar la comunicación, aclarar los problemas y ofrecer escucha y apoyo. La terapia se orienta única y exclusivamente a la resolución de los problemas planteados, sin incidir más allá.

Antes de dar por concluida la terapia, habrá que repasar los problemas más importantes, asegurarse de la correcta aplicación de lo aprendido y de su correcta puesta en práctica en la vida cotidiana.

Algunas de las técnicas que se utilizan en las sesiones son las siguientes:

a) Identificación de emociones: el terapeuta ayudará al paciente a darse cuenta de cuáles son sus emociones.

b) Expresión de emociones: manifestándolas de una forma más saludable.

c) Hacer frente a los problemas del pasado: se trata de buscar patrones en el comportamiento de experiencias pasadas que pudieran estar afectando a las situaciones presentes.

d) Análisis de los patrones de relación: algunas de las formas de relacionarse con los otros pueden estar siendo disfuncionales, por lo que se examinan las interacciones y se identifican los problemas.

e) Resolución de conflictos: aprendizaje y puesta en práctica de habilidades para la resolución adecuada de los conflictos.

f) Técnicas de comunicación efectiva: aprendizaje y puesta en práctica de habilidades de comunicación.

g) *Role-playing:* los juegos de rol permiten la práctica, en un entorno controlado, de las habilidades que se quieren implementar.

h) Focalización en el presente: se pone el foco de atención sobre los acontecimientos presentes y las actuales relaciones interpersonales del sujeto.

i) Exploración de las relaciones familiares: se estudia cómo las relaciones familiares pueden estar influyendo sobre el bienestar del paciente.

j) Técnicas de relajación: aprender a relajarse permitirá al individuo un mejor manejo del estrés e interacciones más efectivas.

La terapia interpersonal se utiliza en el tratamiento de problemas de depresión, trastornos emocionales, conflictos interpersonales, trastornos de ansiedad, trastornos alimentarios, trastornos de personalidad, trastornos relacionados con el estrés, transición de roles (cambio en las circunstancias vitales de una persona), afrontamiento del duelo y déficits interpersonales (malas relaciones con alguien o la falta de un tipo de relación deseada por el sujeto). Está especialmente indicada en aquellos casos donde el problema es fácilmente identificable. En el caso que nos ocupa, estudios muestran que la efectividad a corto plazo del curso de terapia interpersonal es similar a la conseguida con antidepresivos.

2.9. Terapias de tercera generación

2.9.1. Tratamientos que incluyen conciencia plena y aceptación

La plena conciencia hace referencia a la consciencia, al darse cuenta y a la descripción de los comportamientos manifiestos y encubiertos en ausencia de juicio sobre los mismos. Se sustenta en prestar especial atención a todo lo que se ve, se huele, se saborea o se toca mientras sucede la experiencia, así como atender a las sensaciones íntimas, los pensamientos, sentimientos y las conductas en todo momento.

Por su parte, el concepto de **aceptación** hace referencia a las conductas que se generan como respuesta a la plena conciencia, evitando los juicios sobre los propios pensamientos, sensaciones o comportamientos. Los pensamientos se valoran en términos de ocurrencia, son respuestas a acontecimientos y nada más. Todos los sentimientos, ya sean positivos o negativos, se aceptan como naturales.

El objetivo de este tipo de técnicas es que las personas sean capaces de vivir sus sentimientos y pensamientos del tipo que sean, sentirlos, y aprender que, a pesar de ellos, pueden realizar acciones constructivas consistentes con sus valores y metas.

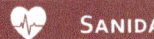

2.9.2. Terapia de aceptación y compromiso de Hayes

La terapia de aceptación y compromiso de Hayes y colaboradores se estructura en tres fases:

a) Para empezar, los sujetos deben entender que los intentos por **controlar pensamientos y emociones** no solo no son exitosos, sino que van a provocar que aparezcan de forma más habitual. Esta fase se trabajará a partir de metáforas, paradojas o historias.

b) Después, se tomará conciencia y **se aceptarán** todos los pensamientos y sentimientos experimentados, incluidos aquellos que puedan resultar desagradables.

c) Por último, los sujetos tratan **de identificar sus propios valores** en los distintos ámbitos de su vida, que posteriormente se convertirán en metas concretas y alcanzables.

2.9.3. Terapia dialéctica conductual de Linehan

La terapia dialéctica conductual de Marsha M. Linehan es un planteamiento relativamente reciente que partió como una respuesta a la conducta parasuicida, especialmente en trastornos límite de la personalidad. Como hemos visto, el suicidio también se encuentra unido en muchas ocasiones a los trastornos depresivos, por lo que conviene conocer una técnica especialmente orientada a este respecto.

A) Enfoque dialéctico

La terapia dialéctica-conductual se fundamenta en la aceptación y validación de la conducta presente, trabaja sobre aquellos comportamientos que puedan estar interfiriendo en la terapia, entiende la relación terapéutica como una parte muy importante del tratamiento y se basa en procesos dialécticos. Este enfoque dialéctico se plasma sobre la concepción que se tiene de la naturaleza, la realidad y la conducta humana. Según este planteamiento, en la realidad se produce una interrelación, existe oposición entre fuerzas de distinto signo cuya síntesis genera un nuevo grupo de fuerzas y la esencia de la realidad radica en el cambio o el proceso.

Siguiendo esta teoría, el trastorno límite de personalidad se entendería como la incapacidad de la persona para lograr la síntesis entre las polaridades características de esta afección (pensamientos, conductas y emociones dicotómicas). Esta dicotomía constituye un fracaso dialéctico. El papel del terapeuta es, a través de la dialéctica, ayudar al paciente a superar esta situación. Durante el propio proceso terapéutico se producen ciertas polaridades:

⇨ La necesidad del sujeto de aceptarse frente a la necesidad de cambio.

⇨ La tensión entre obtener lo que necesita o perder apoyo por el aumento de su competencia.

⇨ Confirmar que necesita ayuda y a la vez que necesita aprender ciertas habilidades.

La idea de que el paciente necesita cambiar debe ser equilibrada (a través de la síntesis), atendiendo tanto a los objetivos de la intervención como a los **puntos fuertes y débiles** del sujeto. La aceptación y la validación van a ser fundamentales durante el proceso de cambio.

El proceso de intervención sigue **un protocolo estructurado con terapias individuales y sesiones en grupo** cuyo objetivo es el entrenamiento en habilidades. Se utilizan herramientas típicas de los planteamientos cognitivo-conductuales como la resolución de problemas, la exposición, el entrenamiento en habilidades o la modificación cognitiva, sumándoles la aceptación y la práctica de *mindfulness*.

Este tipo de terapias ponen la aceptación a uno mismo en el centro del proceso, considerando que este punto es fundamental para la consecución exitosa de cualquier terapia. Esta aceptación tiene que ser, además, un **compromiso**, no algo pasivo.

B) Estructura del proceso

El proceso se estructura de la siguiente manera:

⇨ **Fase de pretratamiento:** la fase de pretratamiento comenzará informando al paciente acerca de la terapia y cómo va a ser la intervención, con explicaciones de la teoría que subyace al tratamiento e información sobre la forma que van a tomar las distintas sesiones. Se establecerán también los objetivos y compromisos que guiarán la terapia. En este momento, es fundamental que se establezca una relación terapéutica satisfactoria. Estas son algunas de las reglas que se establecen, orientadas especialmente a las sesiones grupales:

- Los pacientes que salgan de la terapia no podrán volver a entrar.

- Todos los participantes acudirán, además, a sesiones individuales.

- No se puede ir a las sesiones bajo la influencia de sustancias o alcohol.

- Los comentarios sobre anteriores conductas suicidas entre los participantes quedan restringidas al ámbito de las sesiones y no se pueden producir fuera de ellas.

- Los pacientes que llamen a otros en busca de ayuda ante una ideación suicida tienen que estar dispuestos a recibir la ayuda.

- Todo lo recopilado en las sesiones será confidencial.

- Los pacientes no pueden entablar relaciones fuera de la terapia.

- Las parejas tendrán que participar en grupos diferentes.

⇨ **Fase de tratamiento:** la fase de tratamiento, como hemos comentado, puede desarrollarse tanto en sesiones individuales como grupales.

- El **formato grupal** está muy estructurado, las sesiones son semanales, de dos horas y media y el proceso durará, al menos, un año. Los participantes suelen ser unos seis u ocho y serán guiadas por dos terapeutas. El objetivo es la formación y el entrenamiento de habilidades básicas:

  1. Habilidades de atención plena o mindfulness: suponen la base sobre la que se trabajarán todas las demás.

  2. Habilidades de tolerancia del malestar: pretenden que los sujetos sean capaces de encontrar un significado a su malestar y conseguir tolerar situaciones desagradables. Para ello, se aprenden estrategias de distracción, acceso a estímulos positivos, mejorar el momento y pensar en los pros y los contras.

  3. Habilidades de regulación emocional:

     - Identificar y etiquetar las emociones: se tiene en cuenta el desencadenante de la emoción, la interpretación que se le dio, la sensación física asociada, las conductas con las que se expresa la emoción y las consecuencias de la misma.

     - Identificar obstáculos para el cambio emocional: encontrar las contingencias que están reforzando las emociones desadaptativas.

     - Reducir la vulnerabilidad emocional: a través de la mejora de hábitos alimenticios, ejercicio físico o higiene del sueño.

     - Incrementar la ocurrencia de acontecimientos emocionales positivos: incluyendo actividades que resulten agradables.

  4. Habilidades de eficacia interpersonal: relacionadas con la resolución de problemas, habilidades sociales o asertividad.

- Las **sesiones individuales** suelen ser semanales, de una hora. Se incide sobre la motivación y se trabaja la generalización de las habilidades aprendidas a otros aspectos de la vida. Según las características y la historia de cada paciente, se establece una lista de prioridades en cuanto a: reducir las conductas suicidas y parasuicidas, reducir las conductas que interfieren con la terapia, reducir las conductas que interfieren en la calidad de vida y aumentar las habilidades comportamentales.

Lo habitual es que el proceso se desarrolle a través de una sesión individual y una grupal a la semana, además del seguimiento a través de llamadas telefónicas.

⇨ **Fase de postratamiento:** la fase de postratamiento proporciona a los pacientes grupos de apoyo y autoayuda para tratar de **prevenir futuras crisis**.

Se utilizan distintas **herramientas** para llevar a cabo este procedimiento. Las estrategias dialécticas y nucleares son el núcleo de la terapia dialéctica conductual. Sirven para organizar la terapia y equilibrar los intentos de cambio con la aceptación. Una de las más importantes es la validación, esto es, buscar los elementos que determinen que una respuesta del sujeto, aunque sea desadaptativa, es comprensible y válida, aunque sujeta a modificación.

Las **estrategias estilísticas** se centran en la comunicación y el estilo interpersonal. Concretamente, las estrategias de gestión indican al terapeuta cómo interactuar con la red social del paciente y las estrategias integradoras muestran cómo manejar situaciones problemáticas.

Los estudios realizados hasta ahora (como hemos comentado, aún es una teoría reciente) apoyan la eficacia del tratamiento dialéctico conductual en trastornos límite de la personalidad, trastornos de la conducta alimentaria, conductas suicidas y abuso de sustancias. Como vemos, problemáticas que pueden surgir como causa o consecuencia de un trastorno depresivo.

Como se puede observar, este tipo de teorías se enfocan de forma distinta a las teorías cognitivas de Beck y Ellis explicadas anteriormente. Debemos realizar una reflexión concienzuda de cuál será el mejor método a utilizar en cada uno de los casos que se nos planteen o si lo más conveniente es una estrategia combinada.

2.10. Activación conductual (AC)

La activación conductual es una terapia específicamente desarrollada para el tratamiento de la depresión. Como hemos visto, la activación conductual centra las explicaciones sobre la depresión en el contexto y, en concreto, en la evitación conductual asociada a la persona que padece un trastorno de depresión.

Este tipo de intervención se basa en las técnicas más conductuales de la terapia cognitiva de Beck. Comparando los resultados de intervenir solo de manera conductual en comparación con realizar un tratamiento cognitivo completo que incluya la modificación de pensamientos y el cuestionamiento de las creencias, investigaciones muestran que ambas son igual de eficaces, por lo que, según estos estudios, el cambio cognitivo no parece ser un elemento imprescindible del tratamiento y, por tanto, podría aplicarse este tipo de técnica conductual en solitario. Es importante especificar que esta teoría no niega las implicaciones cognitivas o emocionales, sino que considera que estas cambiarán al incidir sobre las **variables ambientales y el cambio comportamental**.

La AC trata de devolver a la persona a su vida, mostrándola o exponiéndola a los condicionantes que pudieran reordenar su desorden. La idea fundamental es que la persona debe, a pesar de estar deprimida, activarse o ponerse en funcionamiento como medio para dejar de estarlo. Dicho de otro modo, se trata de que el paciente aumente su cantidad de conductas para, a su vez, aumentar sus posibilidades de encontrar reforzadores ambientales que producirán cambios en el pensamiento, el humor y la calidad de vida. Por supuesto, será necesario analizar cuáles de las actividades posibles van a ser las más relevantes para cada persona. No se trata de exponerla a un sinfín de actividades, sino a aquellas que sepamos que son importantes para ella. En esencia, se trata de realizar esas actividades a pesar de estar mal, incluyendo ciertas perspectivas de aceptación y compromiso, pero siempre con el foco puesto en las condiciones ambientales.

La investigación ha demostrado que la activación conductual es una **alternativa sólida al uso de medicación** en depresión, mostrando resultados de igual efectividad y sin conllevar efectos secundarios.

Este tipo de propuestas de intervención (activación conductual, terapias de tercera generación, etc.) suponen un giro importante en la forma en la que se trata la depresión, ya que dejan de poner el foco en los mecanismos o déficits de la persona (que son resueltos con medicación o terapia cognitiva en la mayoría de los casos) y se centran y **actúan sobre el contexto**. Se abre así un nuevo campo de investigación y concepción de este tipo de trastornos mentales.

2.11. Intervención farmacológica

2.11.1. Combinación de terapia y medicación

En ocasiones, se puede plantear la posibilidad (siempre bajo supervisión de un especialista) de combinar la terapia con medicación. Como bien afirma la Organización Mundial de la Salud, la utilización de estos medicamentos debe ser **racional**, es decir, que "los pacientes reciban fármacos apropiados para sus necesidades clínicas, en dosis ajustadas a su situación particular, durante un periodo de tiempo adecuado y al mínimo costo posible para ellos y la comunidad".

También indica que aquellos psicofármacos que se consideran esenciales deben estar disponibles y dispensarse en todos los niveles de la atención sanitaria. La denominación de **esenciales** sería para aquellos que satisfacen las necesidades prioritarias de la atención de salud mental de una población, que sirven para paliar los síntomas de los trastornos mentales, abreviar el curso de enfermedades, reducir la discapacidad y prevenir las recaídas. En el caso de los trastornos depresivos, los medicamentos considerados esenciales son la amitriptilina y la fluoxetina.

Antes de decidir el uso de un tratamiento farmacológico, habrá que valorar los beneficios y riesgos potenciales para cada paciente. Habrá también que hacer partícipe al sujeto en la toma de decisiones, asegurando su compromiso en el seguimiento de la pauta establecida.

Las investigaciones apuntan a que **las terapias farmacológicas son más efectivas si se combinan con terapia psicológica**. Por tanto, los profesionales de la salud no deben plantear los medicamentos como una solución única ni transmitir a los pacientes que ese tratamiento va a producir cambios a nivel mental, anímico o de conducta por sí solo. En cualquier caso, la prescripción médica siempre debe ir precedida de una evaluación detallada y prescribirse para un periodo concreto de tiempo.

2.11.2. Dosis y tipos de antidepresivos

A) Cómo administrar las dosis

En la mayoría de estos tratamientos farmacológicos, la **dosis debe ser ajustada de forma progresiva**, sobre todo si se trata de personas mayores o pacientes con enfermedades concomitantes. Debe recetarse la dosis eficaz mínima, en función de la valoración de la dosis requerida para tratar los síntomas y de la situación psicosocial del paciente. Se comenzará con una dosis baja y se aumentará gradualmente hasta llegar a la dosis planificada en un periodo de siete o catorce días.

Siempre se aportará información a los pacientes acerca de los posibles efectos secundarios y de las formas de actuación en caso de que se produzcan.

Otro aspecto importante es que el profesional de la salud ha de saber cuáles son todas las sustancias, médicas o no médicas, que consume el sujeto, a bien de conocer las posibles interacciones entre ellas, así como valorar antecedentes de abuso de sustancias.

En caso de que haya antecedentes de intentos o ideación suicida, se les ha de preguntar específicamente por este tema y, ante cualquier sospecha, se debe limitar la cantidad de medicamentos prescritos y elaborar un plan de vigilancia contando con familiares y amigos.

Cuando se decida terminar con el tratamiento, **la suspensión debe hacerse de forma gradual**.

B) Tipos de antidepresivos

En el caso concreto de los antidepresivos, se estima que son eficaces en alrededor del 60% de los pacientes, si bien se encuentra que entorno al 30% responden también

179

a un placebo. Requieren de un tiempo de unas seis u ocho semanas para desplegar su efecto terapéutico completo. Existen varios tipos de antidepresivos en función de su mecanismo de acción:

1. Tricíclicos y relacionados (amitriptilina, clomipramina, desipramina, dotiepina, dosulepina, doxepina, imipramina, lofepramina, nortriptilina, trimipramina, mianserina, trazodona).

2. Inhibidores de la monoaminoxidasa (moclobemida, isocarboxazida, fenelzina, tranilcipromina).

3. Inhibidores selectivos de la recaptación de serotonina (citalopram, escitalopram, fluoxetina, fluvoxamina, paroxetina, sertralina).

4. Otros (duloxetina, mirtazapina, reboxetina, venlafaxina).

Todos ellos presentan una eficacia similar en el tratamiento a corto plazo de los síntomas depresivos agudos. Se ha podido demostrar su efectividad en pacientes con depresiones moderadas y graves, pero no en el caso de las leves.

Por tanto, ante un caso de un paciente con síntomas moderados o graves, deterioro funcional o larga duración de la enfermedad, los especialistas de la salud podrían considerar la prescripción de un antidepresivo. Si existieran varios a disposición del paciente, debe tenerse en cuenta:

1. Primero, el uso de los que son considerados como medicamentos esenciales por la Organización Mundial de la Salud, ya que son más seguros, eficaces y rentables.

2. Cuáles obtuvieron resultados positivos en tratamientos anteriores del paciente si fuera el caso, o descartando aquellos que no funcionaron bien o mostraron muchos efectos secundarios en la persona.

3. Si hay enfermedades concomitantes, habrá que estudiar los efectos que unos medicamentos pueden tener sobre los otros. Por ejemplo, la amitriptilina debe evitarse en pacientes adultos mayores con problemas cardíacos cuando no se puedan hacer electrocardiogramas periódicamente; la venlafaxina debe recetarse con precaución a los pacientes con hipertensión.

4. Valoración real de las reacciones adversas: los posibles efectos secundarios de cada medicina serán más o menos importantes para unos grupos poblacionales que para otros.

5. Valoración de la repercusión de los costos.

En general, la Organización Mundial de la Salud no recomienda el uso de inhibidores de la monoaminoxidasa como medicamentos de primera línea en atención primaria, debido al riesgo de efectos secundarios significativos sin ninguna ventaja terapéutica.

También expone que los antidepresivos tricíclicos son tóxicos cuando se toma una sobredosis, sin embargo, la fluoxetina y otros inhibidores selectivos de la recaptación de la serotonina son menos peligrosos y pueden prescribirse a los pacientes con riesgo de autoagresión.

Tras un periodo de unas seis u ocho semanas, se valorará la eficacia del tratamiento y, si no se muestra mejoría, se valorará el aumento de la dosis o el cambio a otro tipo. Si los efectos secundarios son un problema, también se valorará el cambio de tratamiento.

Aquellos pacientes que consuman drogas no deben ser excluidos de los tratamientos farmacológicos, ya que el tratamiento de la depresión, junto con la intervención psicológica, pueden mejorar la depresión y, en consecuencia, reducir el consumo de sustancias.

Una vez se aprecie que el episodio agudo ha desaparecido, se recomienda que el tratamiento farmacológico se mantenga durante seis u ocho meses más con el fin de prevenir recaídas, con la misma dosis. Cuando se dé por finalizado el tratamiento, se irá disminuyendo la dosis poco a poco durante un periodo de dos o tres meses. La suspensión abrupta del tratamiento puede provocar un efecto rebote. Los síntomas de abstinencia incluyen agitación, ansiedad, insomnio, temblor, mareos, parestesia, fluctuaciones del estado de ánimo y rinitis.

No deben recetarse dos antidepresivos a la vez, ya que comporta riesgos para la salud del paciente.

2.11.3. Reacciones adversas de los antidepresivos

Algunas de las posibles reacciones adversas de los antidepresivos son:

1. En el caso de los medicamentos tricíclicos, la sedación, los efectos anticolinérgicos (sequedad de boca, visión borrosa, estreñimiento, retención urinaria, agitación, confusión), los efectos cardiovasculares (hipotensión ortostática, taquicardia, arritmias), la hipertrofia prostática, el glaucoma de ángulo cerrado y el aumento de peso.

2. En el caso de los inhibidores selectivos de la recaptación de serotonina, la activación, la agitación, el temblor, los mareos, el insomnio, las náuseas, la diarrea, los problemas sexuales, la cefalea, la hiponatremia, la pérdida de peso y la erupción cutánea.

3. En el caso de la venlafaxina, deben realizarse controles regulares de la presión arterial y pueden producirse efectos secundarios como las náuseas, la cefalea, el insomnio, la somnolencia, la sequedad de boca, los mareos, la disfunción sexual y el aumento de la presión arterial con dosis altas. Los prestadores de servicios de salud además deben vigilar los signos y síntomas de disfunción

cardíaca, en particular en aquellos con antecedentes de enfermedades cardio-vasculares.

4. Los intentos o la ideación suicida pueden aumentar durante las primeras fases del tratamiento.

5. Puede aparecer hiponotremia, aunque es un efecto secundario raro. Los signos son letargia, confusión, náuseas, calambres musculares y crisis convulsivas. Si aparece este efecto, se retirará el antidepresivo inmediatamente.

Con el paso del tiempo los efectos secundarios suelen disminuir, salvo los relacionados con el aumento de peso y la disfunción sexual.

Si se sospecha de una sobredosis, se recomienda enviar al paciente a un hospital.

1. Cada uno de los trastornos depresivos tiene un curso y desarrollo particular que se asocia a un pronóstico determinado. Es importante conocer las peculiaridades de cada uno a este respecto para tener una visión global del problema que tenemos delante.

2. Una vez evaluado y diagnosticado el paciente, debemos decidir cuál es la estrategia de intervención más apropiada para cada caso. Para ello, debemos considerar que el enfoque terapéutico debería tratar de mejorar o eliminar la sintomatología depresiva y además otorgar al sujeto herramientas que mejoren su calidad de vida y le ayuden a evitar una posible recaída.

3. Disponemos de múltiples tratamientos de los que nos podemos valer para este propósito, como las técnicas de restructuración cognitiva, de resolución de problemas, de activación conductual, de plena conciencia, farmacológicas, de autocontrol o de autoinstrucciones entre otras. Debemos valorar cada caso de forma individual y plantear una intervención particular y consensuada con el paciente.

4. Es importante que, una vez demos por concluida la intervención, planteemos un seguimiento a corto y medio plazo para corroborar el progreso del paciente.

UNIDAD DIDÁCTICA 5

Concepto y clasificación.
Modelos etiológicos: etiología de
los trastornos de ansiedad.
Epidemiología

Contenido & Objetivos

Introducción

1. Emociones y ansiedad

2. La ansiedad disfuncional

3. Niveles de manifestación

4. El estrés

5. Tipos de respuestas en caso de ansiedad

6. Explicaciones biológicas de la ansiedad

7. Teorías conductuales de la ansiedad

8. Teorías cognitivas de la ansiedad

9. Teorías interactivas de la personalidad

10. Perspectiva humanista de la ansiedad

11. Modelo de diátesis-estrés

12. Modelo biopsicosocial de la ansiedad

13. Clasificación de trastornos de ansiedad según el DSM-5

14. Clasificación de trastornos de ansiedad según la CIE

15. Comorbilidad y datos estadísticos

16. Peculiaridades epidemiológicas

Los **objetivos** de esta unidad son:

1. Saber a qué nos referimos cuando usamos el término ansiedad.

2. Entender las diferencias entre miedo y ansiedad.

3. Distinguir la ansiedad normal de la anormal o patológica.

4. Diferenciar el término ansiedad del término estrés.

5. Conocer cuáles son los trastornos de ansiedad según los principales manuales diagnósticos.

6. Aprender sobre las diferentes teorías explicativas del concepto de ansiedad.

7. Estudiar los datos sobre prevalencia en cuanto a edad o sexo, entre otros, de cada uno de los trastornos de ansiedad.

8. Atender a los factores de riesgo que pueden predisponer a una persona a desarrollar un trastorno de ansiedad.

Introducción

La ansiedad ha sido denominada de muchas maneras a lo largo de la historia. Términos como angustia, nerviosismo o inquietud hacen referencia al concepto de ansiedad. Este sentimiento es por todos y todas conocido, ya que todas las personas lo han sentido, con mayor o menor intensidad, en algún momento de sus vidas. La ansiedad ha sido y es necesaria para la supervivencia del ser humano. Sin embargo, cuando se expresa de forma desproporcionada puede resultar disfuncional para la persona.

1. Emociones y ansiedad

1.1. Edad antigua

Las emociones son inherentes al ser humano. Cuando sentimos cualquier emoción, como alegría, tristeza o miedo, se desencadenan conductas motoras, cogniciones y cambios en nuestro organismo a nivel fisiológico. Estas **emociones** son necesarias para la supervivencia de la persona y de la especie y son, por tanto, **adaptativas para el ser humano**. Cada emoción cumple una función importante en la persona. Por ejemplo, el miedo nos permite estar alerta ante posibles peligros, la tristeza puede servir de indicador a los demás para prestar apoyo o ayuda y la culpa impide que cometamos actos contra los demás o rebasemos las normas sociales.

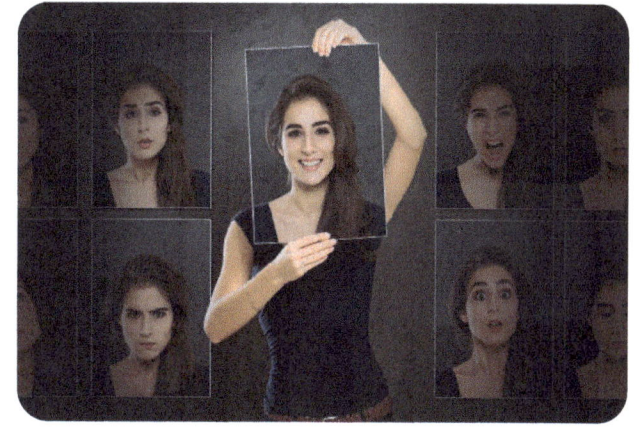

La ansiedad está muy relacionada con la emoción de miedo. Entendemos por miedo la emoción que provoca agitación y ansiedad como consecuencia de la apreciación de un peligro inminente. Supone una respuesta fisiológica hacia situaciones de peligro que prepara al organismo para enfrentar dicha amenaza. La ansiedad, por su parte, desencadena respuestas fisiológicas similares al miedo, aunque provocadas por una amenaza que no está presente en ese momento o que se anticipa que ocurrirá en el futuro. Mientras que el miedo es la respuesta emocional ante una amenaza inminente (real o imaginaria), la ansiedad es una respuesta que se produce con anterioridad a la futura posible amenaza.

Nuestro cerebro tiene la capacidad de generar la emoción de miedo como respuesta a la detección de un peligro y nos prepara para desencadenar una respuesta defensiva inmediata. Está configurado para ser capaz de **responder a los peligros** a los que el ser humano ha tenido que hacer frente a lo largo de la evolución, pero también para aprender e incorporar nuevas situaciones. Un solo suceso es capaz de generar en la mente un aprendizaje acerca de la situación de peligro, incorporándola como desencadenante futuro de la emoción de miedo y las respuestas asociadas para tratar de sobrevivir a la misma. Es más, el estímulo que propicia la respuesta puede extenderse a otros estímulos similares o vinculados al que provocó originalmente la primera respuesta, convirtiéndose otros estímulos o escenarios parecidos en estímulos desencadenantes de todo el proceso.

Una de las partes del cerebro más implicadas en esta respuesta de miedo es **la amígdala**, un grupo de núcleos neuronales situados en la profundidad del lóbulo temporal. La amígdala tiene un papel clave en el procesamiento de las señales sociales de la emoción, el condicionamiento emocional y la consolidación de las memorias emocionales. En consecuencia, el miedo será una parte muy importante del proceso de adaptación de los individuos a su entorno social y ambiental. Las estrategias de afrontamiento que se generen a partir de esa emoción podrán ser capaces de asegurar la supervivencia del sujeto o bien de desarrollar alteraciones emocionales y del afecto que puedan desencadenar en última instancia un trastorno de ansiedad o de depresión.

Así, sentir miedo ante un peligro potencial es una **respuesta emocional adaptativa** y necesaria para nuestra subsistencia. Sin embargo, sentir miedo y ansiedad ante un estímulo que no es objetivamente peligroso y desarrollar conductas de evitación ante ese estímulo, como puede ocurrir en el caso de las fobias específicas, o sentir ansiedad como consecuencia de la anticipación de un posible escenario, no suponen un comportamiento adaptativo para el sujeto.

Vemos, pues, que tanto el miedo como la ansiedad aparecen a consecuencia de una **situación de amenaza real o imaginada**, lo que desencadena una serie de comportamientos, cambios fisiológicos y cambios emocionales en el sujeto. A lo largo de los años se han estudiado las diferencias entre ellas. Uno de los primeros elementos diferenciales entre ambas es la referencia al objeto: en el caso del miedo, la amenaza es un "objeto" claramente identificado, mientras que en el caso de la ansiedad no existe un elemento referencial, siendo más bien una vivencia subjetiva indeterminada. Siguiendo esta idea, Freud planteaba que en el caso del miedo la amenaza es conocida, y en el caso de la ansiedad hay una imprecisión o desconocimiento del objeto.

Atendiendo al predominio de los síntomas y a la dimensión más subjetiva o vivencial, el miedo puede experimentarse como una situación que el sujeto puede enfrentar o bien de la que puede huir, mientras que la ansiedad se percibe como una realidad difícil de comprender e identificar. En consecuencia, **el miedo** provocaría respuestas motoras de **evitación y huida y la ansiedad respuestas cognitivas y emocionales** en mayor medida.

Si atendemos al **equilibrio entre el estímulo y la respuesta**, podríamos afirmar que la respuesta del organismo provocada por el miedo suele ser adecuada y acorde a la magnitud del peligro. Sin embargo, la respuesta asociada a la ansiedad suele ser desproporcionada a la importancia de la amenaza. Según Lazarus y Averill, las respuestas ante el miedo se adecúan a la amenaza y son un instrumento para conseguir un fin. En cambio, en la ansiedad no existe esa adecuación, pues viene provocada por indicios de la posibilidad de un peligro, del que se desconocen sus consecuencias.

Según Barlow, el miedo es una suerte de **alarma primitiva** que se activa en respuesta a un peligro presente, que se acompaña de una activación intensa y tiene un componente de acción. Por su parte la ansiedad es una emoción orientada hacia el futuro, que incluye una percepción de incontrolabilidad y falta de predictibilidad en relación a acontecimientos potencialmente aversivos, y que provoca que la atención se dirija precisamente hacia aquellos sucesos potencialmente peligrosos o bien hacia la propia respuesta afectiva que sucede como consecuencia de esos acontecimientos.

1.2. Diferencias entre el miedo y la ansiedad

Por su parte, Beck, Emery y Greenberg defienden que el **miedo** es un proceso cognitivo que lleva asociada la valoración de la existencia de un peligro real o potencial ante una determinada situación. **La ansiedad**, por su parte, es el sentimiento negativo que provoca el miedo, por lo que es considerada consecuencia del mismo. Tanto Barlow como Beck entiende la ansiedad, por tanto, como una respuesta subjetiva más general que el miedo. En sus teorías, Beck incide más en la naturaleza cognitiva del miedo, mientras que Barlow se focaliza en los rasgos neurobiológicos y conductuales automáticos.

⇨ El **miedo** es un estado neurofisiológico primitivo que se activa de forma automática como un mecanismo de alarma y que va de la mano de la valoración cognitiva de amenaza o peligro inminente para la seguridad física o psíquica de la persona.

⇨ La **ansiedad** es un sistema múltiple en el que aparecen respuestas conductuales, fisiológicas, afectivas y cognitivas que se desencadenan como consecuencia de la anticipación de sucesos o acontecimientos que se valoran como muy aversivos en base a su imprevisibilidad e incontrolabilidad, factores que podrían poner en riesgo los intereses vitales de la persona.

Hay ocasiones en las que las emociones se desencadenan de forma poco ajustada a la realidad, provocando esa combinación de respuestas físicas, cognitivas y somáticas sin un contexto acorde a las mismas. Es en estos casos cuando serían desadaptativas y pueden generar problemas en la persona. Esta falta de adaptación puede deberse a la falta de adecuación a la situación o bien a su manifestación con una intensidad o duración excesivas. Es en esta situación donde puede producirse un trastorno de ansiedad.

La ansiedad tiene una faceta necesaria para el ser humano y una faceta disfuncional. Cuando surge de forma y en la intensidad adecuada, la ansiedad supone un

189

mecanismo de vigilancia del organismo, que avisa al sujeto de posibles peligros y, por ende, le sirve de protección. Sentimos ansiedad cuando percibimos que un estímulo puede poner en peligro nuestra integridad física y/o psicológica. Ante dicha situación, se ponen en marcha los mecanismos necesarios para hacer frente a la amenaza.

1.3. Criterios de diferenciación

Para poder diferenciar el miedo o la ansiedad normal de una respuesta anormal o desadaptativa, desde las teorías cognitivas indican que podemos atender a la valoración de los siguientes criterios:

⇨ **Cognición disfuncional.** La ansiedad sería anormal cuando se produce como consecuencia de una valoración equivocada del peligro que comporta la situación que la persona está observando. Según Beck, la activación de las creencias disfuncionales sobre la amenaza, junto con los errores en el procesamiento cognitivo, desencadenan una respuesta de miedo desproporcionada que no se corresponde con la realidad objetiva.

⇨ **Deterioro del funcionamiento.** Cuando la ansiedad es patológica, interfiere sobre la capacidad de manejo de la amenaza percibida, así como sobre el funcionamiento social y laboral del individuo.

⇨ **Persistencia.** La ansiedad clínica persiste en el tiempo mucho más de lo que cabría esperar. De hecho, la persona con ansiedad patológica puede sentirse ansiosa solo con pensar en un peligro potencial, por lo que la ansiedad puede estar presente en estas personas todos los días durante varios años.

⇨ **Falsas alarmas.** En palabras de Barlow, las falsas alarmas son el miedo o pánico visibles que ocurren en ausencia de un estímulo amenazante, aprendido o no aprendido. La ocurrencia de episodios de ansiedad en ausencia de señales de amenaza, indica que es posible encontrarse ante un cuadro clínico.

⇨ **Hipersensibilidad a los estímulos.** Como indican Beck y Greenberg, en personas con ansiedad patológica, la cantidad de estímulos o sucesos percibidos como una amenaza es muy alta, siendo además muchas de estas situaciones consideradas inofensivas por el resto de las personas.

El término **ansiedad** hace referencia a la respuesta emocional caracterizada por sentimientos de aprensión y tensión emocional, sobreexcitación fisiológica y presencia de conductas de evitación y escape. Esta respuesta emocional puede producirse ante la presencia de estímulos tanto externos como internos.

El problema radica en la manifestación de todos estos cambios a priori imprescindibles para el individuo, ante estímulos o situaciones que realmente no requieren de esa activación o la exagerada activación de los mismos. En esos casos es cuando podríamos tener una **manifestación patológica** de la ansiedad. Cuando la ansiedad deja de ser adaptativa, aparece de forma reiterada, con manifestaciones muy intensas y/o muy duraderas, de forma desproporcionada en comparación con la mayoría de los individuos y provocando un gran sufrimiento en la persona, además de generar un profundo grado de interferencia sobre su vida.

2. La ansiedad disfuncional

La ansiedad, cuando es disfuncional, se acompaña de **distorsiones cognitivas relacionadas con la percepción de peligro**.

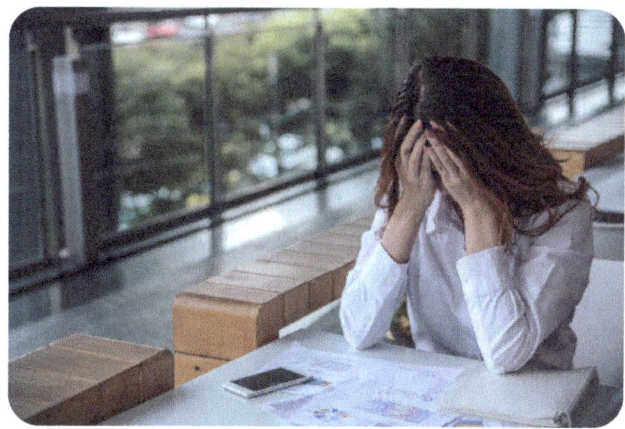

⇨ Trastornos de ansiedad según Clark: según este autor, en los trastornos de ansiedad aparecen anticipación de consecuencias negativas, pensamientos extremos, generalizaciones negativas, infravaloración de los propios recursos de afrontamiento y sobrevaloración de la probabilidad de ocurrencia de sucesos negativos. Estas distorsiones a nivel cognitivo estarían presentes de una u otra manera en todos los trastornos de ansiedad.

Se puede observar también la presencia de preocupaciones excesivas, fatiga, dificultades para dormir y concentrarse, irritabilidad, tensión muscular, actitudes agresivas de desaprobación, sensación de vulnerabilidad, vigilancia exacerbada y reacciones emocionales exageradas ante el peligro.

A nivel fisiológico se produce una actividad autonómica excesiva, que puede provocar sudoración, palpitaciones, elevación de la presión arterial, pérdida del control de esfínteres o desarrollo de úlceras gástricas.

⇨ Trastornos de ansiedad según Spielberger, Gorsuch y Lushene: para Spielberger, Gorsuch y Lushene, es necesario atender a la distinción entre ansiedad-estado y ansiedad-rasgo. El primer concepto hace referencia a la respuesta emocional transitoria que se produce como consecuencia de la aparición de una situación amenazante. Se caracteriza por sentimientos subjetivos, conscientemente percibidos, de tensión y aprensión, además de la hiperactividad del sistema nervioso autónomo.

Por su parte, la ansiedad rasgo se entiende como un rasgo de personalidad, es decir, como un estilo de respuesta estable en la persona. La ansiedad rasgo hace al sujeto más propenso a percibir las situaciones como amenazadoras y provocar el aumento de su ansiedad estado como consecuencia. Las personas con este tipo de personalidad suelen ser temerosas e indecisas, y tratan de evitar las situaciones comprometidas. Suelen ser impacientes e inseguras, y tener altos grados de autoexigencia.

La ansiedad puede mostrarse de formas muy diferentes en relación a las situaciones que la evocan, la forma de adquirirla y los patrones de respuesta resultante.

⇨ Trastornos de ansiedad según Endler y Okada: ambos inciden en la idea de que existe una ansiedad rasgo que propicia diferencias individuales en cuanto a la predisposición para generar ansiedad. Pero, a diferencia de Spielberger, que considera ese rasgo de ansiedad como un concepto unidimensional, estos autores afirman que estas diferencias pueden observarse en cuatro áreas situacionales, a saber: situaciones interpersonales, situaciones que impliquen peligro físico, situaciones ambiguas o novedosas y situaciones identificables como de evaluación social.

Las diferencias en la forma de adquisición de la ansiedad se observan en que estas respuestas de ansiedad pueden aprenderse a través de condicionamiento clásico, aprendizaje vicario o información cognitiva.

3. Niveles de manifestación

En cuanto a la forma que adopta la respuesta de ansiedad, esta se manifiesta en tres niveles diferentes: cognitivo, fisiológico y motor.

3.1. Nivel cognitivo

El nivel cognitivo engloba todo lo referente al estado afectivo y las experiencias que el sujeto puede informar a través del lenguaje. La ansiedad se experimenta desde este nivel como un **estado emocional de displacer y malestar interior**. El estado emocional se acompaña de las cogniciones o pensamientos que perciben la situación como una amenaza. Pueden aparecer pensamientos de preocupación, falta de atención o concentración o falta de motivación. Los aspectos que intervienen o modulan este nivel son la ansiedad rasgo y las estrategias de afrontamiento de que dispone el sujeto.

El **afrontamiento** es, según Lazarus y Folkman, el conjunto de estrategias cognitivas y conductuales que el sujeto emplea para hacer frente a las demandas internas y externas que se percibe que sobrepasan los recursos de la persona. Las estrategias de afrontamiento serían las herramientas que despliega un individuo para reducir el estrés generado por una situación. Estas estrategias van dirigidas tanto a la resolución del problema como al enfrentamiento de las emociones que provoca la situación estresante. Tres aspectos intervienen en este proceso: la valoración del significado del evento, el problema y las consecuencias asociadas a él, y la emoción.

Así, podemos encontrar **tres estilos de afrontamiento**: las estrategias centradas en el problema, las estrategias centradas en las emociones, y las estrategias basadas en la evitación. Las **orientadas al problema** suelen ponerse en marcha cuando se percibe la situación estresante como manejable, de modo que la persona se orienta a la resolución de las tareas que permitirán resolver el problema. Las que **se centran en las emociones** pueden manifestarse cuando la situación se entiende como incontrolable, dirigiendo el esfuerzo a tratar de calmar las emociones negativas y relajarse. Aquellas que **se sustentan en la evitación** suponen el aplazamiento del afrontamiento como tal con el objetivo de disponer de mejores estrategias en el futuro, por lo que suponen distraerse del problema u ocuparse con otra actividad. Cada una de las estrategias de afrontamiento puede ser útil y adaptativa en función del contexto donde se emplee. Por tanto, la clave es ser capaz de identificar cuál es la estrategia más conveniente para cada situación estresante, y adaptarla o cambiarla si resulta ser ineficaz.

3.2. Nivel fisiológico

A nivel fisiológico se produce la **activación** o arousal del **sistema nervioso autónomo**, lo que puede conllevar la aparición de taquicardias, mareos, sudoración, rubor, tensión estomacal o dificultades al respirar. Atendiendo a Michal, los cambios fisiológicos que se producen con la ansiedad son necesarios y beneficiosos cuando aparecen asociados a la ansiedad adaptativa.

Así, la dilatación de la pupila aumenta la discriminación visual y en consecuencia favorece una mejor respuesta; el aumento de la frecuencia cardíaca y de la presión sanguínea provocan el bombeo de una mayor cantidad de sangre al cerebro, los pulmones, los brazos y las piernas, nutriéndoles de combustible y oxígeno; el aumento de la frecuencia de la respiración aumenta la cantidad de oxígeno proporcionado a los músculos; la tensión muscular los prepara para la acción; el aumento de la transpiración ayuda a reducir el calor provocado por la activación muscular; la secreción de glúcidos y lípidos al torrente sanguíneo contribuye a aumentar el nivel de energía; la liberación de factores de coagulación sanguínea facilita que las heridas coagulen antes y evita posibles hemorragias; y la ralentización de la digestión supone un aporte mayor de sangre al cerebro y los músculos.

3.3. Nivel motor

A nivel motor puede aparecer inquietud motora, compulsiones, torpeza motora o inhibición psicomotriz. Estas **respuestas manifiestas** pueden considerarse como la parte observable de la excitación fisiológica o la expresión de conductas de evitación y escape provocadas por la amenaza.

4. El estrés

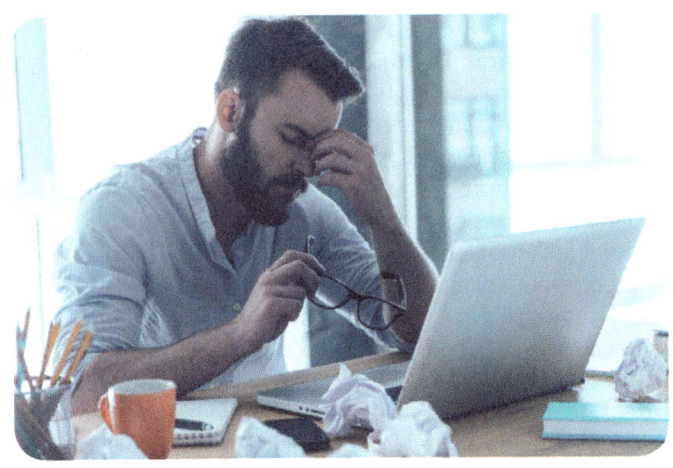

En el caso del estrés, estas situaciones ambientales constituyen los agentes estresantes. El individuo debe responder a las mismas fisiológica y emocionalmente. Si su proceso de adaptación es positivo, conseguirá adaptarse a la situación. Durante el proceso de adaptación puede producirse lo que se denomina **síndrome general de adaptación**.

El síndrome general de adaptación comienza con **una fase de alarma o de alerta** en la que el sujeto produce cambios en su organismo para tratar de hacer frente a la demanda del agente estresante. Estos cambios pueden incluir aumento de la frecuencia cardíaca, variaciones de la temperatura o cambios en la tensión, por ejemplo. Durante la fase de adaptación estos signos desaparecen debido a que la reacción al entorno va generando un proceso de adaptación al mismo. Por último, durante la **fase de agotamiento** lo característico es la disminución de las defensas debido a que el agente estresante, que perdura en el tiempo, supera la respuesta del organismo, provocando de nuevo los síntomas que aparecían durante la fase de alarma.

Los agentes estresantes pueden provenir de diferentes entornos, como el familiar, el personal, el social o el laboral. Precisamente en este último ámbito encontramos un cuadro de estrés denominado *burnout* o "síndrome de estar quemado", caracterizado por el agotamiento emocional provocado por profesiones con una alta carga de estrés. Este agotamiento se expresa en forma de pérdida de energía, fatiga y sentimiento de encontrarse al límite.

Las respuestas del individuo al estrés se manifiestan a distintos niveles:

⇨ En el **plano emocional** puede aparecer pérdida de energía, bajo estado de ánimo, apatía, baja autoestima, inestabilidad, inquietud o tensión.

⇨ A **nivel cognitivo** el sujeto puede verse incapaz de tomar decisiones, sentirse confundido o bloqueado mentalmente, o mostrarse distraído y despistado. También puede sentirse más vulnerable ante las críticas de los demás.

⇨ A **nivel comportamental o motor**, el individuo puede tartamudear o hablar demasiado rápido, consumir sustancias, reírse de forma nerviosa, morderse las uñas, arrancarse el pelo, dedicarse de forma desmedida a actividades físicas o tener alteraciones en la alimentación.

⇨ A **nivel biológico y fisiológico**, se activa el sistema nervioso central y periférico y el sistema endocrino, secretando hormonas como la adrenalina, la noradrenalina y el cortisol. También pueden verse afectados de forma negativa otros sistemas como el sistema inmune.

Al igual que en el caso de la ansiedad, cuando el estrés actúa demasiado tiempo sobre el organismo, puede convertirse en una enfermedad o generar un trastorno. El estrés genera cambios en el organismo como la secreción de hormonas catecolaminas y adrenalina, el aumento de la frecuencia cardíaca o de la tensión que pueden desencadenar, a la larga, problemas de salud como úlceras estomacales, contracción de arterias que pueden derivar en infarto o cambios en el apetito. Del mismo modo, las hormonas del estrés son perjudiciales para el cerebro, ya que los altos niveles de cortisol pueden provocar daños en el hipocampo, área muy relacionada con la memoria.

5. Tipos de respuestas en caso de ansiedad

Podemos afirmar que la **ansiedad** incluye una faceta fisiológica, una cognitiva, una conductual y una afectiva.

⇨ Las **respuestas fisiológicas** automáticas que se desencadenan en respuesta a una amenaza se consideran respuestas defensivas. Provocan una activación autónoma que prepara al organismo para enfrentarse al peligro o bien huyendo o bien luchando, sistema conocido como de lucha o huida, establecido por Canon.

⇨ Las **respuestas conductuales** se encaminan a evitar el peligro o buscar seguridad, generalmente.

⇨ Las **respuestas cognitivas** son las encargadas de dar una interpretación a nuestro estado de ánimo, etiquetándolo como ansiedad.

⇨ Las **respuestas afectivas** que se perciben como una sensación ansiosa se producen debido a la activación cognitiva y fisiológica.

6. Explicaciones biológicas de la ansiedad

6.1. Síntomas fisiológicos

Los síntomas **fisiológicos** relacionados con la ansiedad están producidos por la activación de los sistemas nerviosos simpático (SNS) y parasimpático (SNP).

La **activación del sistema nervioso simpático**, la más acusada en la ansiedad, es la responsable, según Bradley, de la constricción de los vasos sanguíneos periféricos, el aumento de la fuerza en los músculos esqueléticos, el aumento del ritmo cardíaco y de la fuerza en la contracción y dilatación de los pulmones para aumentar el aporte de oxígeno, la dilatación de las pupilas para mejorar la visión, el cese de la actividad digestiva, el aumento del metabolismo basal y el aumento de secreción de epinefrina y norepinefrina desde la médula adrenal. Todos estos fenómenos fisiológicos generan signos visibles como temblores, tiritona, sofocos y escalofríos, palpitaciones, sequedad bucal, sudor, respiración entrecortada, opresión en el pecho y tensión muscular.

La **excitación del sistema nervioso parasimpático** provoca síntomas como la inmovilidad, la caída de la presión sanguínea y los desmayos. Estos signos serían, según Friedman y Thayer acordes con la estrategia de respuesta de conservación-retirada. La activación del sistema nervioso parasimpático implica el descenso del ritmo cardíaco y la fuera de contracción, la constricción pupilar, la relajación de los músculos abdominales y la constricción de los pulmones.

6.2. Activación psicofisiológica

Para Everly, existen **tres ejes de activación psicofisiológica**:

⇨ **Eje 1. Neural:** ante una situación estresante, se activa este eje provocando la activación del sistema nervioso simpático, lo que a su vez desencadena el aumento de la respiración o de la presión arterial, entre otras cosas. Asimismo, se produce la activación del sistema nervioso periférico con la consiguiente elevación de la tensión muscular. Segundos después de la interpretación de un estímulo o situación como amenazante ya se pone en marcha este eje, disminuyendo lentamente tras la desaparición de la amenaza. En caso de que la amenaza persista, se activará el segundo eje.

⇨ **Eje 2. Neuroendocrino:** tras un tiempo presente la amenaza se activa el sistema neuroendocrino, que genera la activación de las glándulas suprarrenales provocando la secreción de adrenalina y noradrenalina. Aparece así el incremento de la presión arterial, del aporte sanguíneo al cerebro, de la tasa cardíaca, de la cantidad de sangre bombeada por latido y de la estimulación de los músculos esqueletales, junto con una disminución del aporte sanguíneo a otras zonas como la piel y los riñones. Estos cambios son los que van a permitir al organismo desarrollar una conducta de afrontamiento. El eje II solo se activará cuando la persona perciba que va a ser capaz de hacer frente a la amenaza. En caso contrario, se activará el eje III.

⇨ **Eje III. Endocrino**

- Adrenal-hipofisiario: se libera cortisol y corticosterona, lo que provoca irritación gástrica, incremento en la producción de urea, supresión de los mecanismos inmunológicos, supresión del apetito, sentimientos de desesperanza, depresión, indefensión y pérdida de control, entre otros efectos.

- Secreción de la hormona del crecimiento: no está clara cómo se implica en la respuesta de estrés.

- Incremento de la secreción de las hormonas tiroideas: la tiroxina es la responsable de la sensación de desgaste general.

- Secreción de vasopresina: lo que produce un aumento en la retención de líquidos.

El eje III se pondrá en marcha en situaciones de estrés prolongado sobre las cuales el sujeto sienta que no tiene control o que no va a ser capaz de afrontarlas. Provoca una gran activación cerebral y puede desencadenar trastornos psicológicos, en especial de depresión y ansiedad.

Barlow señala que la investigación muestra que las personas que están crónicamente ansiosas presentan un nivel persistentemente elevado de activación autónoma, habitualmente en ausencia de estímulo o suceso desencadenante de la ansiedad. Otros autores como **Costello** o Eysenck señalan hacia un exceso de labilidad y reactividad autónoma en lugar de un nivel permanente de activación. Para Craske, la reactividad cardiovascular aumentada podría ser un factor predisponente para las crisis de ansiedad. Para este autor, la tendencia a experimentar activación autónoma intensa y aguda podría aumentar la saliencia y, en consecuencia, la amenaza atribuida a las sensaciones corporales.

Los estudios apuntan hacia la idea de que el aumento de reactividad fisiológica ante estímulos de miedo puede ser mayor en los casos de fobia específica, aunque menos evidente en el caso de otros trastornos de ansiedad. Lo que sí parece común a todos ellos es un nivel de activación basal aumentado y un índice de habituación más lento, es decir, una disminución de la respuesta fisiológica ante la amenaza más lenta. Estas peculiaridades a nivel fisiológico predisponen a la persona a una malinterpretación de su constante estado de hiperactivación como una prueba de amenaza o peligro anticipado.

Además, la investigación de **Noyes y Hoehn-Saric** indica que las personas con ansiedad crónica muestran flexibilidad autónoma disminuida en respuesta a los estímulos estresores. Esto implica que el sujeto muestra una respuesta que, aunque débil, se mantiene en el tiempo en respuesta a los estímulos, produciendo una trayectoria de habituación pobre.

6.3. Factores genéticos

Si consideramos los **factores genéticos**, Barlow indica que existen pruebas empíricas que demuestran la transmisión familiar de la ansiedad. Las estimaciones de heredabilidad rondan el 30 o 40%, con diferencias en función de los diferentes trastornos. Serían, eso sí, los factores ambientales los que determinan el desarrollo de la ansiedad.

Los estudios en este ámbito apuntan hacia la heredabilidad de una **vulnerabilidad general** hacia los trastornos de ansiedad, estando menos claro que se herede un trastorno de ansiedad específico. Esta vulnerabilidad se ha interpretado de varias maneras por los estudiosos del tema, pudiendo ser a lo que las teorías se refieren con términos como neuroticismo, ansiedad-rasgo alta, afectividad negativa o síndrome de afecto negativo.

Utilicemos el término que utilicemos, parece que las personas que sufren esta vulnerabilidad muestran una **respuesta emocional más intensa o duradera** ante situaciones aversivas o estresantes. Pero es importante incidir en la idea de que esta vulnerabilidad interactúa con los factores ambientales y cognitivos para determinar la aparición final de un trastorno de ansiedad o no.

6.4. El papel de la amígdala

Atendiendo a la **neurofisiología**, se establece la amígdala como centro de procesamiento emocional, además de poseer un papel fundamental en la memoria. Según LeDoux, la amígdala es el eje de la rueda del miedo, participando en la valoración del sentido emocional. Esta parte emocional del cerebro debe valorar el significado afectivo de los estímulos mentales, físicos o externos, es decir, evaluar si estos estímulos suponen o no una amenaza.

LeDoux establece dos vías en el proceso del miedo. La **vía tálamo-amígdala** es más directa, más rápida y se produce sin mediar razonamiento. La **vía tálamo-corti-**

cal-amígdala es más lenta y requiere de procesamiento del estímulo. Efectivamente, todas las áreas implicadas en estas vías de comunicación cerebral se ven implicadas en la experiencia de ansiedad. Estudios de este autor muestran como la respuesta de miedo puede ser preconsciente, sin la participación del procesamiento cognitivo superior, aunque estos hallazgos no excluyen el papel crucial que tienen en el proceso la atención, el razonamiento, la memoria y la valoración subjetiva.

Siguiendo con estas ideas, Luu, Tucker y Derryberry consideraban que las representaciones mentales relevantes al miedo del córtex influyen sobre el funcionamiento no solo a la hora de expresarlo, sino que pueden tener una **función anticipatoria**, que puede ponerse en marcha incluso antes de que el estímulo se halle físicamente presente. Sin embargo, también se observa que las funciones ejecutivas prefrontales, o, dicho de otra manera, las cogniciones y pensamientos, son capaces de inhibir la expresión de miedo, por lo que la cognición puede desempeñar un rol importante para inhibir las respuestas de ansiedad.

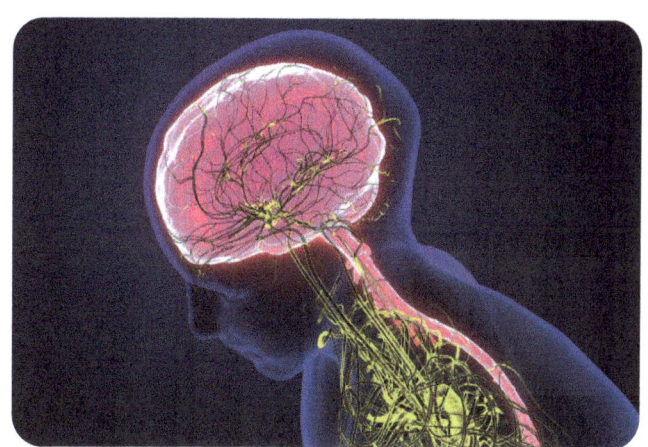

6.5. Sistemas neurotransmisores

Si atendemos a los **sistemas de neurotransmisores**, la benzodiacepina-gama-ácido aminobutírico (GABA), noradrenérgico, serotonérgico y la vía de descarga de corticotropinas serían los más implicados en el proceso de la ansiedad.

En el caso de la **serotonina**, esta actúa como una ruptura neuroquímica sobre el comportamiento, por lo que el bloqueo de los receptores de serotonina está relacionado con la ansiedad, según estudios de Noyes y Hoehn-Saric.

Lo que no está del todo claro es si la serotonina influye directamente sobre la ansiedad o indirectamente, ya que está muy relacionada con áreas como la **amígdala**, el **hipocampo** y el **córtex prefrontal**, regiones cruciales para la ansiedad, pudiendo, siguiendo este supuesto, ser una interacción indirecta.

Barlow estudió el **sistema GABA** y afirma que, puesto que los ansiolíticos de benzodiacepina fomentan la inhibición benzodiacepina-GABA, es lógico pensar que este sistema también tiene relevancia en el proceso de ansiedad.

Siguiendo también a Barlow, encontramos que otro neurotransmisor que influye en este proceso es la **hormona liberadora de corticotropina (CRH)**. Los sucesos estresantes o que suponen una amenaza, activan varias regiones cerebrales como la amígdala, el hipocampo o el córtex prefrontal, regiones que ante esta activación liberan CRH.

A continuación, esta CRH estimula la secreción de otras hormonas que, finalmente, provocan el aumento de producción y descarga de cortisol. Por tanto, la CRH forma parte del proceso tanto en el sentido de mediar las respuestas endocrinas al estrés como interviniendo sobre otras respuestas cerebrales y conductuales relacionadas con la expresión de estrés, ansiedad y depresión.

7. Teorías conductuales de la ansiedad

El **condicionamiento clásico** implica que un estímulo neutro, como consecuencia de su asociación reiterada con una experiencia aversiva que tiene como resultado una experiencia de ansiedad, termina asociándose con esa experiencia aversiva y es capaz de provocar, por sí mismo, una respuesta de ansiedad similar. Siguiendo esta teoría, los miedos se aprenden tras la asociación de estímulos neutros con experiencias de ansiedad. Según afirma Barlow, aunque esta teoría es cierta, no acaba de explicar cómo puede persistir el miedo en el tiempo en ausencia del estímulo aversivo.

7.1. Teoría de los dos factores de Mowrer

Mowrer, en su teoría de los dos factores, trataba de explicar la etiología de la ansiedad y las causas de esta persistencia. Se considera que esta teoría no es correcta hoy en día, aunque se considera de importancia porque en sus ideas se fundamentan tratamientos posteriores de la ansiedad y porque las críticas a la misma dieron origen a las actuales teorías cognitivas. Siguiendo el modelo de los dos factores, el miedo **se adquiere en un primer momento por condicionamiento clásico** y se mantiene en el tiempo debido a la **evitación del estímulo neutro que sirvió como estímulo condicionado**. Como la evitación de ese estímulo o situación se acompaña de ausencia de miedo o ansiedad, esta conducta se ve reforzada.

Las críticas a este modelo parten de la comprobación con estudios de que no todos los estímulos tienen la misma capacidad para generar la respuesta de miedo condicionado. Además, muchas de las personas con trastornos de ansiedad no son capaces de establecer un suceso traumático que sería el que actuara de condicionante y, de forma inversa, no todas las personas que han sufrido un evento traumático desarrollan una respuesta de miedo condicionado. También se ha demostrado que **el miedo puede aprenderse por otras vías** que no son el condicionamiento, como la observación vicaria o la transmisión de información. Por último, la teoría falla al tratar de explicar la prevalencia de unas fobias sobre otras: la fobia a las serpientes es mucho más común que la fobia dental a pesar de que hay muchas más personas que han experimentado sucesos traumáticos o dolorosos con dentistas que con serpientes.

7.2. Módulo del miedo de Öhman y Mineka

Öhman y Mineka plantean el módulo del miedo. Esta teoría sostiene que existe un módulo del miedo consecuencia de la evolución y su desarrollo como sistema de defensa contra depredadores y otras amenazas. Este módulo del miedo estaría conformado por elementos conductuales psicofisiológicos y verbal-cognitivos.

 Un **módulo** se define como un sistema conductual, mental y neural relativamente independiente que se ha creado específicamente para ayudar a resolver problemas adaptativos hallados en situaciones potencialmente mortales de la ecología de nuestros antepasados distantes.

El **módulo del miedo** es relativamente sensible a desencadenarse como respuesta a los estímulos que evolutivamente supusieron amenazas en el pasado de la especie.

Esta idea es congruente con los estudios, que muestran un mayor condicionamiento a estímulos filogenéticamente peligrosos en comparación con estímulos actuales. Los autores defienden que estos estímulos tienen acceso preferente al módulo del miedo y que se asocian sin mediar cognición a nivel consciente.

El módulo del miedo también es automático. Su activación se produce de manera automática e inconsciente ante un peligro que amenaza la supervivencia.

Otra característica de este sistema es la **encapsulación**, lo que significa que es independiente de otros sistemas cerebrales y, por tanto, su activación no puede detenerse por otros procesos. Lo que sí se postula es que el módulo del miedo sí que puede influir y sesgar la cognición consciente de los estímulos amenazantes.

Por último, dispondría de un circuito neural específico. La **amígdala** sería el centro de esta estructura y la encargada de controlar el miedo, su aprendizaje y su mantenimiento. Para Öhman y Mineka este proceso se produciría a través de la vía subcortical, produciéndose a través del hipocampo y las regiones corticales superiores el aprendizaje cognitivo. Este planteamiento implica que todos los procesos a nivel consciente que estén relacionados con el miedo han sido activados como consecuencia de la activación del módulo del miedo, por lo que los pensamientos y cogniciones no supondrían, en ningún caso, la causa de inicio de la experiencia de miedo. La activación automática del miedo y sus consecuentes respuestas psicofisiológicas para la defensa ante la amenaza serían las causantes de las valoraciones y creencias sesgadas. Estas creencias exageradas pueden influir, a posteriori, en el mantenimiento de la ansiedad.

Por tanto, la consideración general es que los pensamientos, creencias y sesgos de procesamiento ansiosos son consecuencia de la activación del miedo.

Otros autores como Boston, Mineka y Barlow también defienden la idea de que el proceso del miedo es un proceso no consciente, fundamentado en el condicionamiento interoceptivo e independiente de los sistemas declarativos.

7.3. Teoría de la incubación de Eysenck

Para Eysenck, según su teoría de la incubación, una persona expuesta a situaciones de estrés irá incrementando sus niveles de ansiedad, que irán elevándose conforme aumenten la cantidad de situaciones estresantes a la que tiene que hacer frente, por lo que la ansiedad se va acumulando (respuesta incondicionada). **Cada persona tiene su propio umbral de activación,** es decir, un nivel a partir del cual la ansiedad acumulada no es manejable por la persona, lo que se hace patente porque empieza a mostrar síntomas de ansiedad (respuesta condicionada). La expresión de estos síntomas ansiosos producirá que la persona sienta cierto alivio de forma temporal. Sin embargo, posteriores eventos estresantes darán comienzo de nuevo al proceso y se volverán a mostrar síntomas ansiosos. Si no se abordan las causas subyacentes la persona no podrá salir de este ciclo.

Esta teoría de la incubación explicaría el fenómeno Napalkov, esto es, el **incremento paradójico de la ansiedad** que ocurre en algunos pacientes con trastornos de ansiedad. Napalkov observó que, en algunos de sus experimentos, tras un condicionamiento con un estímulo neutro y un estímulo incondicionado, la respuesta condicionada aumentaba enormemente tras repetirse únicamente el estímulo condicionado. Aparece un incremento paradójico o incubación como consecuencia de la presentación en solitario del estímulo condicionado.

Otros estudios muestran también una resistencia a la extinción de respuestas condicionadas asociadas a un estímulo incondicionado elevado en el contexto de las fobias.

8. Teorías cognitivas de la ansiedad

La **perspectiva cognitiva** se basa en la idea de que los procesos cognitivos conscientes tienen importancia sobre el desarrollo y la reducción, en su caso, de la ansiedad.

A nivel neurofisiológico existen numerosos estudios que muestran la **implicación de las regiones corticales** superiores del cerebro en las respuestas de miedo y ansiedad. LeDoux demostró que el hipocampo y las áreas del córtex relacionadas con él intervienen en la generación y recuperación de recuerdos relacionados con el condicionamiento del miedo contextual. Este condicionamiento es fundamental para la génesis y sostén de los trastornos de ansiedad.

Desde el cognitivismo se defiende que el pensamiento afecta de manera crucial sobre los sentimientos de la persona, siendo el mediador entre la situación y las sensaciones de ansiedad. Desde este punto de vista, es la **valoración cognitiva** la que determina que una situación o un estímulo generen la ansiedad. Así, un concepto fundamental de esta perspectiva en la vulnerabilidad.

Para Beck, Emery y Greeberg, la vulnerabilidad es la percepción que tiene una persona de sí misma como objeto de peligros internos y externos sobre los que carece de control o este es insuficiente para proporcionarle una sensación de seguridad. Cuando la ansiedad llega a grados clínicos, los sesgos cognitivos propician un aumento de esa **sensación de vulnerabilidad**, exagerando la valoración del estímulo como una amenaza, obviando las señales de seguridad y subestimando su propia capacidad para hacer frente a la situación.

Ante una posible amenaza, la ansiedad funciona a modo de **activación conductual**, para sobrellevar dicho peligro. Esta activación conductual resulta útil cuando la amenaza es real, pero puede resultar disfuncional cuando se produce ante situaciones que no suponen realmente un peligro. La respuesta generada puede ser la lucha o la huida, aunque en ocasiones también se puede producir un fenómeno de inmovilización, en el que la persona no es capaz de enfrentar la situación y se queda paralizado, siente que se desmaya o se siente aturdido. Este fenómeno se produciría cuando la persona interpreta que está totalmente indefenso.

La ansiedad sería, en conclusión, la consecuencia de un procesamiento de la información que realiza una interpretación de los estímulos como una amenaza para los intereses vitales y para el bienestar del individuo. La **evaluación inapropiada** de la propia vulnerabilidad y capacidad de afrontamiento provocarían su desencadenamiento ante situaciones neutras o inofensivas.

9. Teorías interactivas de la personalidad

Para autores como Endler, la conducta del sujeto vendría determinada por variables personales, por un lado, y por variables situacionales, por otro, pero, sobre todo, por la interacción de ambas. Así, la personalidad y las respuestas del individuo al medio suponen un sistema que se autorregula e interacciona. La conducta manifestada por la persona sería, por tanto, un continuo mecanismo de interacción bidireccional entre la persona y el entorno.

Al sujeto se le presupone un **papel activo** e intencional en el proceso, siendo lo determinante de la conducta los procesos cognitivos del sujeto. Igualmente, la situación provocará unas u otras conductas en función del significado psicológico que la persona le otorgue.

En esencia, la percepción de una situación en concreto (como una amenaza, como peligrosa, como algo positivo...) vendrá modulada por las **variables personales** (rasgos de la persona, cogniciones, motivaciones, biología) y **situacionales** (experiencias, cultura, sociedad...) del sujeto.

Esta **interacción** de las peculiaridades de la persona con el entorno provocará un cierto nivel de activación (reacciones emocionales tales como ira o ansiedad) que conllevará determinadas consecuencias o reacciones comportamentales (cambios a nivel fisiológico, afrontamiento, cambios cognitivos). Las consecuencias finales de la experiencia modularán el resto de factores para próximas situaciones.

Desde la **perspectiva interaccionista**, además, se considera al sujeto como un ser intencional, con un papel activo en el proceso de interacción. Como hemos visto, en el proceso están involucrados aspectos como las cogniciones, las valoraciones o el significado, aspectos sobre los que el sujeto puede incidir y manipular.

La **cognición** es, por consiguiente, lo que en mayor medida determina el comportamiento, siendo la valoración psicológica que se haga de la situación lo que estipula el comportamiento posterior.

10. Perspectiva humanista de la ansiedad

Desde el humanismo existencial se entiende la **ansiedad** como una característica ontológica, esto es, **inherente al desarrollo del ser humano**, en lugar de como simple síntoma patológico. Autores como May, De Castro, García y Romero, defienden la idea de que la ansiedad es la reacción básica que las personas sienten al estar en peligro una parte importante de sus vidas. Esto provoca un sentimiento de aprensión o tensión desmedida en el sujeto que la experimenta.

Según May este proceso se desencadena cuando esa amenaza se produce hacia los valores centrados de la persona, es decir, aquellos aspectos propios de la estima de cada persona que sirven para valorar y dar un sentido a lo que hace.

Así pues, los valores centrados estarán conformados por valores éticos o morales y también por todos aquellos que le den valor a la vida de las personas.

Desde este enfoque se trata de establecer una distinción entre los términos de ansiedad y angustia.

⇨ La **ansiedad** estará acompañada de expresiones psicológicas e intelectuales y supondrá la activación del sujeto.

⇨ Por su parte, la **angustia** estará acompañada de expresiones físicas y viscerales que llevarán a la persona a la inacción y a la parálisis.

En ambos casos se considera que el origen o el desencadenante está poco definido y es complicado encontrarlo, pero ambas aparecen en relación a la inminencia de un peligro para la supervivencia.

Otro concepto con el que establecen diferencias es el de miedo. En este caso se entiende la ansiedad como una reacción ante un referente impreciso y carente de objeto exterior, mientras que el miedo se produciría como consecuencia de la sensación de un peligro inminente y con un referente explícito.

El **estrés** también se distingue de la ansiedad. El estrés aparecería cuando las demandas del contexto están por encima de las capacidades del individuo para sobrellevarlas, lo que provoca una sobrecarga de estímulos. La ansiedad, por su parte, no tiene por qué ser provocada por esta sobrecarga de estímulos. El estrés siempre producirá ansiedad ya que supone una amenaza para aspectos importantes de la persona, pero la ansiedad puede provenir de otros factores diferentes a la sobreestimulación.

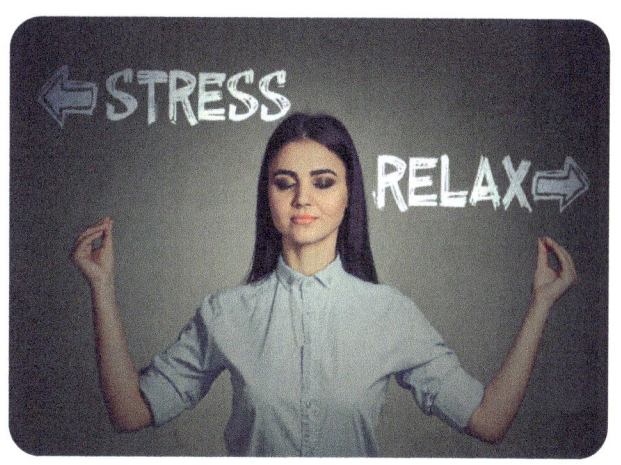

Para los autores humanistas, **cada persona tiene una forma particular de experimentar y convivir con la ansiedad**. La forma en que cada cual la sienta, valore e integre producirá que la experiencia resultante sea constructiva o destructiva. Cuando la ansiedad se afronta de una manera constructiva, los individuos hacen frente a aquellas situaciones del día a día que sienten que amenazan elementos importantes de su persona, que ponen en peligro sus valores centrados. Una persona que enfrente estas situaciones a través de una ansiedad normal y constructiva será plenamente consciente de la experiencia y su respuesta será ajustada al peligro real que supone la situación o estímulo. Sin embargo, cuando la ansiedad se experimenta de forma destructiva o neurótica, los sujetos tratarán de evitar aquellas situaciones que hagan peligrar sus valores centrados y pondrán en marcha mecanismos que les alejen de los contextos que provocan su ansiedad. La persona que responde de esta manera tendrá una experiencia poco ajustada a la amenaza real, lo que produce que, aun en ausencia del estímulo desencadenante de la ansiedad, el sujeto seguirá encontrándose tenso o intranquilo.

Siguiendo a **Rojas**, la **ansiedad** se manifiesta a través de **cinco tipos de síntomas**:

⇨ **Síntomas físicos.** Palpitaciones, hipersudoración, sequedad bucal, sensación de falta de aire o temblores. Estos síntomas serían manifestaciones de la actividad del sistema nervioso autónomo y central, centros neurofisiológicos de la emoción.

⇨ **Síntomas conductuales.** Son aquellos que pueden ser observados por una persona externa. Son, por ejemplo, las conductas de alerta, estar en guardia, la hipervigilancia, mantener un estado de atención exagerado, estar sorprendido o bloqueado, sentirse incapaz de realizar actividades habituales o tener agitación motora.

⇨ **Síntomas psicológicos.** Conformados por todo aquello que el sujeto es capaz de expresar con palabras o que puede ser detectado a través de la observación del lenguaje del individuo. Encontramos, entre otros, el nerviosismo, la intranquilidad, la sensación de estar bajo amenaza o peligro, la angustia, la expresión de miedo, la sensación de pérdida de control, el temor de agredir a alguien o la falta de energía.

⇨ **Síntomas intelectuales.** La percepción de la situación puede verse alterada, de modo que pueden aparecer expectativas negativas, interpretaciones erróneas, pensamientos de preocupación, esquemas incorrectos, razonamientos erróneos o conclusiones en base a datos negativos obviando el resto.

⇨ **Síntomas asertivos.** Se refieren a los síntomas que aparecen en relación a la interacción con otras personas, como puede ser la incapacidad para iniciar una conversación o no saber qué decir ante las demás personas o ante una conversación complicada.

11. Modelo de diátesis-estrés

Este modelo plantea que lo determinante en el caso de la ansiedad es la **vulnerabilidad** del sujeto hacia la misma, la cual, junto con determinadas circunstancias o acontecimientos vitales generadores de estrés, producirían dicha ansiedad. Uno de los factores que influye en esta vulnerabilidad (o diátesis) es un nivel alto de **neuroticismo o sensibilidad emocional**.

El término neuroticismo fue acuñado por Eysenck dentro de la teoría multifactorial de la personalidad.

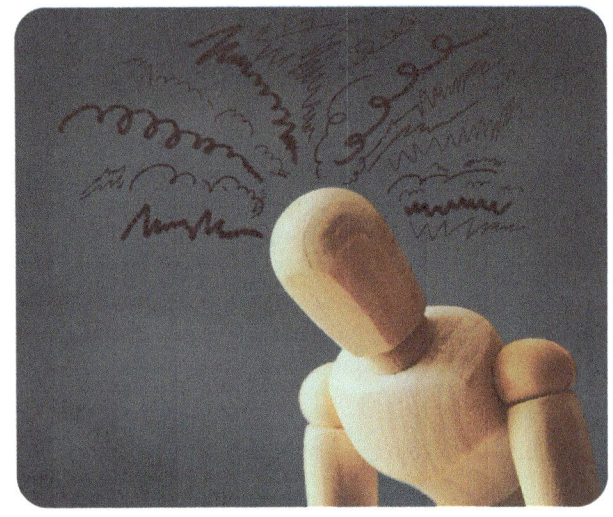

Según este autor una persona con altos niveles de neuroticismo se caracteriza por tener un sistema nervioso lábil y sobrerreactivo, lo que desencadena respuestas excesivamente intensas y persistentes.

La combinación de neuroticismo con introversión daría como resultado trastornos de ansiedad, obsesión o depresión.

12.   Modelo biopsicosocial de la ansiedad

Para autores como Heinze, la ansiedad debe ser abordada desde un **modelo biopsicosocial**, es decir, aquel que tiene en cuenta los aspecto biológicos, psicológicos y sociales. Como sabemos, la ansiedad se considera un mecanismo adaptativo resultado de la evolución del ser humano, por lo que puede ser un mecanismo beneficioso para el ser humano al mantenernos alerta y mejorar nuestras posibilidades de supervivencia. Para Heinze, dejaría de ser adaptativa cuando fuera tan intensa que influye de manera negativa sobre el rendimiento, el funcionamiento a la adaptación psicológica y social al medio.

Siguiendo esta perspectiva biopsicosocial, Di Bartolo afirma que en este proceso intervienen factores individuales, condiciones de apego, variables familiares y aspectos sociales. Así, existirían una serie de factores de riesgo a nivel de la persona, su familia o su contexto que modulan las posibilidades de que una persona en particular desarrolle una psicopatología en comparación a otras personas con otra idiosincrasia. Se defiende que las relaciones no son de causa-efecto, sino que las diferentes variables interaccionan entre ellas determinando la probabilidad de desarrollar una respuesta disfuncional.

Según Heinze, Espinosa, Orozco e Ybarra, los **factores de riesgo** para padecer un trastorno de ansiedad son:

⇨ **Predisposición genética.** Tener familiares con un trastorno de ansiedad aumenta las posibilidades de desarrollar uno.

⇨ **Vivencias de traumas.** Las experiencias traumáticas, especialmente en la infancia, pueden inducir trastornos de ansiedad. También los acontecimientos traumáticos vividos en la edad adulta pueden generarlos.

⇨ **Factores sociales y ambientales.** La interacción del contexto con la genética del sujeto puede fomentar la aparición de los trastornos, como vivir situaciones de desempleo, enfermedad o pobreza.

⇨ **Drogas o alcohol.** El abuso o la abstinencia de algunas sustancias puede generar este tipo de trastornos, entre otros.

⇨ **Vínculos de apego.** Un apego inseguro respecto a las figuras de apego aumenta las posibilidades de sufrir ansiedad. Las personas que han desarrollado un apego seguro tendrán una mayor autoestima y confiarán más en su capacidad de afrontamiento, además de tener mayor capacidad de buscar y pedir ayuda en caso necesario. Todo ello produce que la situación estresante se encare con un mejor uso de los recursos y se gestione mejor la respuesta al estrés. Las personas con vínculos de apego inseguros tendrán mayores dificultades para gestionar sus emociones y manejarán peor sus estrategias de afrontamiento, al no confiar ni en sus habilidades ni en la posible respuesta de ayuda de los demás.

 Para autores como Endler, la conducta del sujeto vendría determinada por variables personales por un lado y por variables situacionales por otro pero, sobre todo, por la interacción de ambas. Así, la personalidad y las respuestas del individuo al medio suponen un sistema que se autorregula e interacciona. La conducta manifestada por la persona sería, por tanto, un continuo mecanismo de interacción bidireccional entre la persona y el entorno.

13. Clasificación de Trastornos de ansiedad según el DSM-5

Según el manual diagnóstico DSM-5, los trastornos de ansiedad de clasifican de la siguiente manera:

1. Trastorno de ansiedad por separación.

2. Mutismo selectivo.

3. Fobia específica.

4. Trastorno de ansiedad social (fobia social).

5. Trastorno de pánico.

6. Agorafobia.

7. Trastorno de ansiedad generalizada.

8. Trastorno de ansiedad inducido por sustancias/medicamentos.

9. Trastorno de ansiedad debido a otra afección médica.

10. Otro trastorno de ansiedad especificado.

11. Otro trastorno de ansiedad no especificado.

14. Clasificación de Trastornos de ansiedad según la CIE

Según la clasificación diagnóstica de la CIE-11, los trastornos de ansiedad o relacionados con el miedo están incluidos dentro de la categoría de trastornos mentales, del comportamiento y del neurodesarrollo. Los trastornos comprendidos son los siguientes:

1. Trastorno de ansiedad generalizada.

2. Trastorno de pánico.

3. Agorafobia.

4. Fobia específica.

5. Trastorno de ansiedad social.

6. Trastorno de ansiedad por separación.

7. Mutismo selectivo.

8. Trastornos de ansiedad inducidos por sustancias.

9. Otros trastornos de ansiedad o relacionados con el miedo especificados.

10. Trastornos de ansiedad o relacionados con el miedo, sin especificación.

15. Comorbilidad y datos estadísticos

A la hora de hacer una clasificación de los trastornos de ansiedad se presenta el desafío de la **alta comorbilidad entre la ansiedad y la depresión** que estudiamos en la primera parte. En un estudio de Kessler de 1994, encontraron que solo el 21% de los participantes presentaban un solo trastorno. Es importante, pues, tener en cuenta que es habitual encontrarnos con esta comorbilidad diagnóstica y debemos tenerla en cuenta de cara al pronóstico de cada trastorno, ya que una persona diagnosticada con un trastorno de ansiedad o depresión puede desarrollar otro trastorno en el futuro.

Según Brown y Barlow, más de la mitad de las personas con un trastorno de ansiedad o depresión padecen, además, y como mínimo, otro trastorno de ansiedad o depresión. Esta proporción aumenta a más de tres cuartas partes de los pacientes cuando se consideran los diagnósticos de vida completa. Regier, Burke y Burke señalaban en su estudio epidemiológico zonal que las personas con depresión severa eran entre 9 y 19 veces más propensas a sufrir un trastorno de ansiedad coexistente que aquellas personas que no padecían este trastorno. Los datos de Kessler apuntan a que el 51% de los individuos con trastorno de ansiedad sufrían también un trastorno depresivo severo, siendo el porcentaje del 58% en estudios de vida completa. Si atendemos a cuál de los dos tipos de trastorno es más frecuente que aparezca primero, los datos indican que es más probable que sean los trastornos de ansiedad los que precedan a los trastornos depresivos. Goodwin indica que los trastornos de fobia simple, trastorno obsesivo-compulsivo, agorafobia y crisis de ansiedad se asocian con un aumento del riesgo de sufrir una depresión severa 12 meses después.

La **depresión clínica comórbida con un trastorno de ansiedad** se asocia con un curso más persistente del trastorno, mayor gravedad de los síntomas y mayor discapacidad o deterioro funcional. Los trastornos de ansiedad con una depresión comórbida muestran una respuesta más pobre al tratamiento, mayores índices de recaídas y recurrencia y más necesidad de acudir a los servicios sanitarios que en el caso de los casos de trastornos de ansiedad sin esta comorbilidad.

Según la Organización Mundial de la Salud, en el año 2019, 301 millones de personas padecían un trastorno de ansiedad, de los que 58 millones eran niños y adolescentes.

Según el Ministerio de Sanidad en su informe sobre datos clínicos en Atención Primaria de 2020 (referido a datos de 2017), los problemas de salud mental en general comparten varias características comunes, a saber: son más frecuentes en los varones durante la etapa de la niñez o adolescencia, pero más habituales en mujeres durante la edad adulta. También se aprecian diferencias relacionadas con el nivel socioeconómico a modo de gradiente social, de manera que a menor nivel de rentas se encuentran más problemas de salud. Se indica, además, que los problemas de salud que analiza el estudio son más habituales en los españoles que en los extranjeros y en las personas sin trabajo en comparación con la población activa, con independencia de la edad.

Este estudio muestra como al 34,3% de las mujeres y al 17,8% de los hombres de 40 y más años, se les ha suministrado al menos una vez, una caja de antidepresivos, ansiolíticos o hipnótico/sedante. Los más usados fueron los antidepresivos seguidos por los ansiolíticos. En cualquier caso, los toman más las mujeres, en mayor medida a mayor edad, existe gradiente social y la dispensación de los fármacos es mayor en municipios más pequeños con independencia, en este caso, de la edad.

Los datos indican que el trastorno de ansiedad afecta al 6,7% de la población con tarjeta sanitaria, siendo el problema de salud mental más habitualmente registrado en las historias clínicas de atención primaria. Desagregados por sexo, los datos corresponderían a un 8,8% en mujeres y un 4,5% en hombres. Si se toman como criterio los datos referidos a "signos/síntomas de ansiedad" la cifra total aumenta hasta el 10,4%. Se produce de forma similar a lo largo de toda la vida adulta, por lo que se encuentra que en el periodo entre los 35 y los 84 años, entorno al 10 o 12% de las mujeres padecen este trastorno; aproximadamente el 16 o 18% si tenemos en cuenta la declaración de los síntomas.

Atendiendo a los **datos referidos a las fobias** (incluyendo a este respecto la agorafobia, la fobia social y la fobia específica), se encuentra su presencia en el 2,4‰ de las mujeres frente al 1,4‰ de prevalencia en hombres. La mayor tasa de prevalencia se encuentra en las mujeres entre 50 y 54 años, donde la tasa es del 3,3‰. Es más frecuente en la edad adulta, siendo menos habitual durante la infancia y la adolescencia. También en este tipo de trastornos aparecen más casos a menos nivel renta.

Según Bach, Weisberg y Barlow, casi una cuarta parte de la población general padecerá, en algún momento de su vida, un problema relacionado con la ansiedad.

Como estamos viendo, las tasas de los trastornos de ansiedad son significativamente más altas en las mujeres con respecto a los hombres. También son con mayor frecuencia las mujeres las que citan la ansiedad como uno de sus problemas más habituales.

Muchos de los trastornos de ansiedad se desarrollan en la infancia y tienden a persistir en el tiempo si no reciben un tratamiento adecuado. En función del género, son más comunes en mujeres que en hombres, siendo la proporción, según datos del DSM-5 de aproximadamente 2:1.

16. Peculiaridades epidemiológicas

16.1. Trastorno de ansiedad por separación

En los siguientes epígrafes se presenta una primera introducción a cada uno de los trastornos de ansiedad, así como las peculiaridades epidemiológicas de cada uno de ellos a partir de los datos suministrados por el DSM-5.

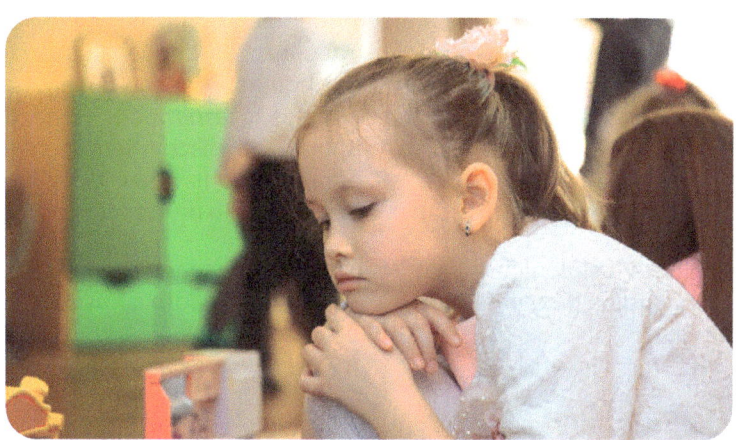

Los niños con **trastorno de ansiedad por separación** suelen ser más exigentes e intrusivos, y necesitar de atención constante. Estas peticiones reiteradas y desproporcionadas de los niños habitualmente generan frustraciones en sus padres, lo que produce resentimientos y conflictos intrafamiliares.

La prevalencia anual de este trastorno entre los adultos de Estados Unidos es del 0,9 al 1,9%. En los niños, la prevalencia en un periodo de entre 6 y 12 meses es del 4%. En el caso de los adolescentes, la prevalencia anual es del 1,6%. Se trata del trastorno de ansiedad más prevalente en los niños menores de 12 años.

En las poblaciones clínicas, la frecuencia es similar en ambos géneros. Sin embargo, si tenemos en cuenta la población general, la frecuencia es mayor en mujeres. En el caso de las niñas, suele aparecer mayor reticencia o evitación a la hora de asistir a la escuela. En los hombres será más común encontrar expresiones indirectas del miedo a la separación como limitaciones para funcionar de forma independiente, rechazar estar solo fuera de casa, sentir angustia cuando el cónyuge o los hijos hacen cosas solas o cuando no puede contactar con ellos.

La mayoría de los niños que sufren este trastorno no padecerá trastornos de ansiedad deteriorantes a lo largo de su vida. Muchos adultos que lo sufren no recuerdan si este comenzó en la infancia, aunque se posible que sí recuerden algunos síntomas.

Cada cultura establece unos parámetros bajo los cuales se considera normal la separación de las figuras de apego. Es importante tener muy en cuenta estas diferencias ya que las edades y los escenarios a valorar dentro de un criterio diagnóstico serán muy diferentes en función de este contexto.

Los **factores de riesgo** que pueden influir en el desarrollo de este trastorno son los siguientes:

⇨ **Ambientales:** suele aparecer tras un suceso vital estresante, especialmente de una pérdida. Situaciones precipitantes pueden ser la muerte de una mascota, una enfermedad que afecte a algún miembro de la familia o a sí mismo, un cambio de colegio, un divorcio, una mudanza, tener que emigrar o una catástrofe que implique la separación de las figuras de apego durante una temporada. En el caso de los adultos jóvenes estos sucesos pueden tener que ver con abandonar la casa de los padres, entablar una relación sentimental o convertirse en padres. Factores como la sobreprotección parental y el intrusismo también pueden verse implicados en el desarrollo de este trastorno.

⇨ **Genéticos y fisiológicos:** la heredabilidad estimada es del 73% en una muestra comunitaria de gemelos de 6 años, encontrándose cifras superiores en las niñas.

 El trastorno de ansiedad por separación en los niños puede estar asociado con un riesgo mayor de suicidio. En la población general, la presencia de trastornos del estado de ánimo, trastornos de ansiedad o de uso de sustancias se ha asociado a ideas e intentos de suicidio. Sin embargo, esta asociación no es específica para el trastorno de ansiedad por separación y aparece en varios trastornos de ansiedad.

16.2. Mutismo selectivo

En el caso de los niños con **mutismo selectivo**, suelen presenta una timidez excesiva, miedo a la humillación social, aislamiento y retraimiento social, "pegarse" a otros, rasgos compulsivos, negativismo y pataletas o comportamiento controlador o negativista, sobre todo en casa.

El mutismo selectivo es un trastorno relativamente infrecuente, y se estima que la prevalencia puntual oscila entre el 0,03 y el 1%. No se han encontrado diferencias significativas en relación con el género, la raza ni la etnia.

En cuanto a la edad, es más frecuente en niños pequeños que en adultos o adolescentes. Por norma general, comienza antes de los 5 años de edad, aunque puede no ser causa de consulta hasta que el niño comienza la escuela, incrementando sus interacciones sociales y la cantidad y tipo de tareas a desempeñar, como la lectura en voz alta, por ejemplo.

No hay estimaciones uniformes acerca de la persistencia del trastorno. Si bien se considera que muchas personas superan el trastorno, es posible que los síntomas relacionados con la ansiedad permanezcan.

Los **factores de riesgo** en relación con el mutismo selectivo son los siguientes:

⇨ **Temperamentales.** Los factores de riesgo temperamentales para el mutismo selectivo no están bien identificados. La afectividad negativa (neuroticismo) o la inhibición conductual pueden desempeñar su papel, así como historia familiar de timidez, aislamiento y ansiedad sociales. Los niños con mutismo selectivo pueden tener dificultades sutiles del lenguaje receptivo en comparación con sus compañeros, aunque el lenguaje receptivo todavía está dentro del rango normal.

⇨ **Ambientales.** Una inhibición social por parte de los padres puede servir de modelo para el desarrollo de reticencia social y mutismo selectivo en los niños. Por otra parte, los padres de los niños con mutismo selectivo se han descrito como más controladores o protectores que los padres de los niños con otros trastornos de ansiedad o sin estos trastornos.

⇨ **Factores genéticos y fisiológicos.** Debido a la superposición significativa entre el mutismo y el trastorno de ansiedad social, pueden existir factores genéticos compartidos entre las dos afecciones.

El contexto social del niño con mutismo selectivo puede verse deteriorado al sentirse demasiado ansiosos al participar en las interacciones sociales con otros niños, lo que a la larga desencadenará aislamiento social. El deterioro académico también va a ser muy relevante, ya que no declaran sus dudas ni verbalizan sus conocimientos. Estos dos aspectos pueden generar burlas por el resto de los compañeros.

16.3. Fobia específica

Las personas con **fobia específica** suelen presentar más de una. De hecho, un individuo con fobia específica teme a un promedio de tres objetos o situaciones y alrededor del 75% de los sujetos con fobia específica temen a más de una situación u objeto. La angustia y el deterioro que cause este síndrome aumentará conforme aumenta la cantidad de objetos o situaciones temidas.

Algunos sujetos con este trastorno sufren durante años e incluso cambian sus circunstancias vitales para tratar de evitar todo lo posible la exposición a los objetos o las situaciones que les producen temor.

Las personas con fobia específica muestran un deterioro de su funcionamiento psicosocial y una disminución de su calidad de vida similar a la provocada por otros trastornos de ansiedad y a trastornos por consumo de alcohol y sustancias. Entre sus implicaciones podemos encontrar problemas laborales y de funcionamiento interpersonal. En el caso de la población mayor, estos problemas pueden tener que ver con las labores de autocuidado y provocar la necesidad de asistencia en casa.

La prevalencia anual de fobia específica entre la población general de Estados Unidos es del 7-9% aproximadamente, siendo entorno a un 6% en Europa. Cabe resaltar que las diferencias son más acusadas en Asia, África y países de América Latina, rondando la prevalencia el 2 o el 4%.

Diferenciando por edad, las tasas en niños son aproximadamente del 5%, en adolescentes (13-17 años) del 16% y en adultos mayores algo más baja, en torno al 3-5%. En la mayoría de las ocasiones, la fobia específica se inicia antes de los 10 años y lo normal es que el comienzo se dé en una horquilla entre los 7 y los 11. Las que inician en la infancia o la adolescencia suelen sufrir altibajos a lo largo de ese periodo vital, mientras que las fobias específicas que siguen presentes en la etapa adulta, rara vez remiten. Atendiendo al tipo de fobia, las fobias específicas situaciones suelen tener un inicio más tardío que las del entorno natural, animal o de sangre-inyección-herida. Padecer una fobia específica en el caso de los adultos mayores está ligada a una disminución de la calidad de vida y puede ser un factor de riesgo de trastorno neurocognitivo importante.

Las mujeres tienen mayor probabilidad de tener una fobia específica, con tasas aproximadas de 2:1, aunque con diferencias en función del estímulo fóbico concreto. Las tasas en cuanto a las fobias específicas a animales, al entorno natural y las situacionales son más habituales en mujeres, mientras que la fobia específica sangre-inyección-herida tiene unas tasas similares en ambos grupos.

En relación con la cultura de procedencia, en Estados Unidos los ciudadanos asiáticos y latinos presentan tasas significativamente más bajas de fobia específica que los blancos no latinos, los afroamericanos y los nativos americanos. En diferentes culturas podremos encontrar diferentes prevalencias en cuanto a una determinada fobia, la edad o el género.

Las probabilidades de intentar suicidarse de una persona con fobia específica es un 60% mayor a las de que tiene una persona no diagnosticada. Estas cifras pueden verse afectadas por la comorbilidad habitual con trastornos de la personalidad y otros trastornos de ansiedad.

Los **factores de riesgo p**ara la fobia específica son:

⇨ **Temperamentales.** Los factores de riesgo temperamentales para la fobia específica, como la afectividad negativa (neuroticismo) o la inhibición conductual, son también factores de riesgo para otros trastornos de ansiedad.

⇨ **Ambientales.** Los factores de riesgo ambientales para las fobias específicas, como la sobreprotección de los padres, la pérdida de los padres, la separación, el maltrato físico y los abusos sexuales, tienden a predecir también otros trastornos de ansiedad. A veces (pero no siempre) las exposiciones negativas o traumáticas al objeto o situación temida preceden al desarrollo de la fobia específica.

⇨ **Factores genéticos y fisiológicos.** Puede haber una susceptibilidad genética a una determinada categoría de fobia específica (por ejemplo, una persona con un familiar de primer grado con una fobia específica a los animales es significativamente más propensa a tener la misma fobia específica que cualquier otra fobia de otra categoría). Las personas con fobia a la sangre-inyección-herida muestran una tendencia singular para el síncope vasovagal (desmayo) en presencia del estímulo fóbico.

Las personas con fobia específica tienen mayor **riesgo de desarrollar otros trastornos**, como trastornos de ansiedad, trastornos depresivos y bipolares, trastornos por consumo de sustancias, síntomas somáticos y trastornos relacionados y trastornos de personalidad, sobre todo el trastorno de la personalidad dependiente.

16.4. Trastorno de ansiedad social

Una persona con **trastorno de ansiedad social** puede ser inadecuadamente asertiva o sumisa en exceso o, en ocasiones, ejercer un gran control sobre las conversaciones. Su postura corporal puede ser demasiado rígida o mostrar un contacto ocular inadecuado, o hablar con una voz demasiado baja. Es habitual que aparezca rubor como respuesta física.

En las conversaciones pueden mostrarse tímidos o retraídos, poco abiertos o hablar poco de sí mismos. Su búsqueda de empleo puede dirigirse a trabajos donde la interacción social sea escasa. Puede, igualmente, que tarden más de lo habitual en abandonar la casa familiar. En el caso de los hombres se encuentra que pueden retrasar el momento de casarse y crear una familia. También se observa que mujeres que en principio mostraban deseos de trabajar fuera de casa, terminan siendo amas de casa y madres. Es frecuente que la persona **se automedique** para enfrentarse a las situaciones que le generan temor, como beber antes de acudir a una fiesta. En adultos mayores, puede provocar la exacerbación de síntomas de enfermedades médicas.

La **falta de empleo** es una variable predictiva de su persistencia.

La prevalencia estimada anual del trastorno de ansiedad social en Estados Unidos es de alrededor del 7%, siendo esta cifra de aproximadamente el 2,3 en Europa. No hay diferencias significativas en cuanto a las tasas presentadas por adultos con respecto a las de los niños o adolescentes, pero sí se observa que la tasa disminuye en adultos mayores.

En la población general se encuentran cifras más altas de ansiedad social en las mujeres que en los hombres, siendo más acentuada la diferencia en los grupos de adolescentes y adultos jóvenes. Sin embargo, si atendemos a la población clínica, las cifras de prevalencia son similares o incluso ligeramente más elevadas en varones. Las mujeres con trastorno de ansiedad social sufren más cantidad de miedos sociales y trastornos depresivos, bipolares y de ansiedad. Los hombres tienden más a temer tener citas y es más probable que desarrollen un trastorno negativista desafiante o un trastorno de conducta, así como recurrir a las drogas o el alcohol para paliar los síntomas. La paruresis (temor o evitación a orinar en público) es más frecuente en los varones.

En Estados Unidos, la prevalencia es mayor en los indígenas americanos y menor en las personas de origen asiático, latino, afroamericano y de ascendencia afrocaribeña en comparación con los blancos no hispanos.

La edad media de comienzo del trastorno en Estados Unidos es de 13 años, apareciendo entre los 8 y los 15 años en el 75% de los casos. Puede ocurrir en la primera infancia o ser el resultado de una historia de inhibición social o timidez en esta etapa. Su inicio puede ser abrupto tras una experiencia estresante o humillante o surgir de forma lenta e insidiosa. Es raro que inicie en la edad adulta, y cuando lo hace suele ser a raíz de un evento estresante o humillante o tras cambios sociales asociados a nuevos roles.

Alrededor de un 30% de las personas con trastorno de ansiedad social experimentarán una remisión de los síntomas en 1 año, y en torno al 50%, en unos pocos años. En caso de no recibir tratamiento, la estimación es que, para el 60%, la dolencia durará varios años. Y es que, a pesar del malestar provocado por este síndrome, en los países occidentales la mitad de los individuos que lo padecen nunca buscan tratamiento, y cuando lo hacen, pueden pasar hasta 15 o 20 años desde que empezaron los síntomas.

Los **factores de riesgo** en este caso son:

⇨ **Temperamentales.** Los rasgos subyacentes que predisponen a las personas al trastorno de ansiedad social son la inhibición del comportamiento y el miedo a la evaluación negativa.

⇨ **Ambientales.** No se evidencia un papel causal del maltrato infantil u otro factor de adversidad psicosocial de aparición temprana en el desarrollo del trastorno de ansiedad social. Sin embargo, el maltrato infantil y la adversidad son factores de riesgo para el trastorno de ansiedad social.

⇨ **Factores genéticos y fisiológicos.** Los rasgos que predisponen a la ansiedad social, tales como la inhibición conductual, están altamente influenciados genéticamente. La influencia genética está sujeta a la interacción genética-ambiente; así, los niños con alta inhibición conductual son más susceptibles a las influencias ambientales, como el modelado de la ansiedad social por los padres. Además, el trastorno de ansiedad social es hereditario (pero lo es menos la fobia social solo de actuación). Los familiares de primer grado tienen de dos a seis veces más posibilidades de tener trastorno de ansiedad social, y esta predisposición supone una interacción entre trastornos genéticos específicos (por ejemplo, el miedo a una evaluación negativa) e inespecíficos (por ejemplo, el neuroticismo).

Es importante atender a la cultura del sujeto, ya que la forma de expresarnos y relacionarnos con los demás puede ser muy distinta. El miedo a ofender a los demás (por ejemplo, por una mirada o al mostrar síntomas de ansiedad) puede ser el miedo predominante en los individuos de culturas de fuerte orientación colectivista. En países como Japón y Corea, se refieren al síndrome de taijin kyofusho como una preocupación por la evaluación social. Este síndrome se correspondería con el diagnóstico de ansiedad social asociado al temor de provocar incomodidad en los otros. En ocasiones este miedo puede llegar a ser delirante. Este síndrome en otras manifestaciones se correspondería más con el trastorno dismórfico corporal o el trastorno delirante.

Este trastorno se relaciona con altas tasas de abandono escolar y con alteraciones del bienestar, el empleo, la productividad laboral, el nivel socioeconómico y la calidad de vida. Es habitual que la persona permanezca soltera o se divorcie y no tenga hijos, especialmente en el caso de los varones. En mayores puede suponer el deterioro en las labores de autocuidado.

16.5. Trastorno de pánico

El **trastorno de pánico** se caracteriza por la presencia de ataques de pánico. Un tipo de ataques de pánico inesperado es el ataque de pánico nocturno, es decir, despertar del sueño en un estado de pánico.

La estimación en Estados Unidos es que en torno a una tercera o cuarta parte de las personas con trastorno de pánico sufrirá uno de estos ataques alguna vez.

La prevalencia estimada anual para el trastorno de pánico en Estados Unidos, así como en varios países europeos, oscila en torno al 2 o 3% en adultos y adolescentes.

En Estados Unidos aparecen tasas significativamente más bajas entre los latinos, los afroamericanos, los negros caribeños y los asiáticos americanos en comparación con los blancos no latinos y los indios americanos. En los países asiáticos, africanos y latinoamericanos, las estimaciones también son más bajas.

Las mujeres tienen más probabilidades de sufrir un trastorno de pánico, con una proporción aproximada de 2:1, que aparece en la adolescencia y es observable a partir de los 14 años. Sin embargo, las características clínicas de la afección en unas y otros no difieren demasiado. Hay algunas pruebas de dimorfismo sexual, con una asociación entre el trastorno de pánico y el gen de la catecol-O-metiltransferasa (COMT) solo en mujeres.

En cuanto a la edad, es raro que se de en niños, siendo la prevalencia global de trastornos de pánico antes de los 14 años de menos del 0,4%. El aumento de casos es gradual a lo largo de la adolescencia, alcanzando su pico durante la edad adulta. En las personas mayores encontramos tasas más bajas, en torno al 0,7%. Así, la media de edad en la que aparecen los síntomas en Estados Unidos es de 20 a 24 años.

Aunque, como decimos, es muy rara su presencia en niños, sí que es habitual encontrar episodios de miedo en la niñez.

Los **factores de riesgo** asociados al trastorno de pánico son los siguientes:

⇨ **Temperamentales.** La afectividad negativa (neuroticismo, esto es, la predisposición a experimentar emociones negativas) y la sensibilidad a la ansiedad (esto es, la disposición a creer que los síntomas de ansiedad son perjudiciales) son factores de riesgo para la aparición de ataques de pánico y, de manera independiente, para preocuparse por los ataques de pánico, aunque se desconoce su implicación en el riesgo para el diagnóstico del trastorno de pánico. Una historia de "episodios de miedo" (esto es, ataques con síntomas limitados que no cumplen todos los criterios durante una crisis de pánico) puede ser un factor de riesgo para los ataques de pánico y el trastorno de pánico posterior. Aunque la ansiedad por separación en la infancia, sobre todo cuando es grave, puede preceder al desarrollo posterior de un trastorno de pánico, no siempre es un factor de riesgo.

⇨ **Ambientales.** La historia de experiencias infantiles de abusos sexuales y malos tratos físicos es más frecuente en el trastorno de pánico que en algunos otros trastornos de ansiedad. Fumar es un factor de riesgo para los ataques de pánico y el trastorno de pánico. La mayoría de las personas refiere factores de estrés identificables en los meses previos a su primer ataque de pánico (por ejemplo, factores estresantes interpersonales y factores de estrés relacionados con el bienestar físico, como experiencias negativas con drogas o fármacos, enfermedades o una muerte en la familia).

⇨ **Factores genéticos y fisiológicos.** Se cree que hay múltiples genes que confieren vulnerabilidad para el trastorno de pánico. Sin embargo, siguen siendo desconocidos los genes exactos, los productos génicos y las funciones relacionadas con las regiones genéticas. Los modelos actuales de sistemas neuronales para el trastorno de pánico resaltan el papel de la amígdala y de las estructuras relacionadas, que también están implicadas en otros trastornos de ansiedad. Hay un aumento del riesgo para el trastorno de pánico entre los hijos de los padres con ansiedad, depresión y trastornos bipolares. Algunas dificultades respiratorias, como el asma, se asocian con el trastorno de pánico en cuanto a antecedentes personales, familiares y de comorbilidad.

La tasa de intentos de suicidio y de ideación suicida es mayor en personas diagnosticadas con un trastorno de pánico o que sufren ataques de pánico.

219

Este trastorno se asocia con altos niveles de discapacidad social, ocupacional y física, grandes costes económicos y mayor número de visitas médicas en relación con trastornos de angustia. Como consecuencia de las faltas frecuentes al trabajo o la escuela en busca de atención sanitaria, se pueden producir despidos o abandono escolar. En el caso de los adultos mayores, se puede producir deterioro en las labores de autocuidado.

16.6. Agorafobia

Las personas con **agorafobia** sienten un intenso temor o ansiedad ante la exposición real o anticipatoria de distintas situaciones.

En casos graves, la persona puede no salir de casa, quedando recluida en su hogar y dependiendo de los demás para cubrir sus necesidades básicas. Esto ocurre en más de un tercio de los casos. Es habitual que estas personas se encuentren desmoralizadas y presenten síntomas depresivos, abuso de alcohol y medicamentos sedantes, así como intentos indebidos de automedicación.

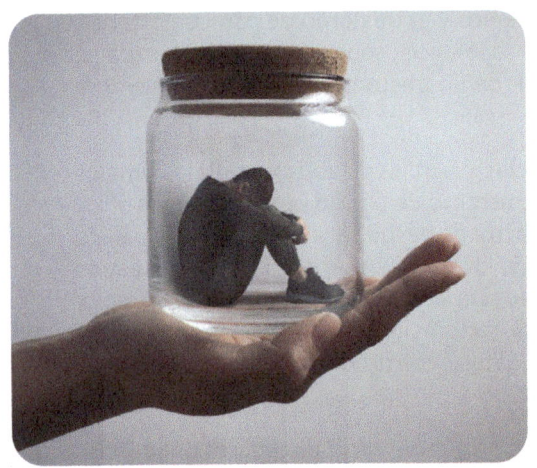

La agorafobia suele implicar deficiencia y discapacidad funcional y laboral.

El 1,7% de los adolescentes y adultos recibe un diagnóstico de agorafobia cada año. El pico de incidencia lo encontramos en la adolescencia tardía o vida adulta temprana, siendo los 17 años la edad media de comienzo de los síntomas, o en torno a los 25-29 años en los casos donde no existen precedentes de ataques de pánico previos. En dos de cada tres casos, se inicia con anterioridad a los 35 años. En los mayores de 65 años la tasa es del 0,4%.

La probabilidad de desarrollar la enfermedad en las mujeres es el doble que, en hombres, pero ellos presentan una mayor tasa de comorbilidad con trastornos por consumo de sustancias.

El 30% de las personas con agorafobia en la población general presentaron con anterioridad ataques de pánico o un trastorno de pánico. Este porcentaje aumenta hasta el 50% en las poblaciones clínicas.

Si no se trata, solo en un 10% de los casos se podrá experimentar una remisión completa. La evolución a largo plazo y el pronóstico se relacionan con un riesgo más elevado de trastorno depresivo mayor secundario, trastorno depresivo persistente (distimia) y trastorno por consumo de sustancias.

Los **factores de riesgo** asociados a la agorafobia son:

⇨ **Temperamentales.** La inhibición de la conducta y la disposición neurótica (por ejemplo, la afectividad negativa [neuroticismo] y la sensibilidad a la ansiedad) están estrechamente relacionadas con la agorafobia, pero son relevantes para la mayoría de los trastornos de ansiedad (trastornos fóbicos, trastorno de pánico, trastorno de ansiedad generalizada). La sensibilidad a la ansiedad (la disposición a creer que los síntomas de ansiedad son perjudiciales) también es característica de las personas con agorafobia.

⇨ **Ambientales.** Los sucesos negativos de la infancia (por ejemplo, separación, muerte de los padres) y otros acontecimientos estresantes, como haber sido atacado o atracado, se asocian a la aparición de la agorafobia. Además, las personas con agorafobia describen un clima familiar y una crianza caracterizados por escasa calidez y exceso de sobreprotección.

⇨ **Factores genéticos y fisiológicos.** La heredabilidad de la agorafobia es del 61%. De las diversas fobias, la agorafobia es la que tiene la asociación más intensa y específica con el factor genético de propensión a las fobias.

16.7.   Trastorno de ansiedad generalizada

Los adultos con **trastorno de ansiedad generalizada** tienden a preocuparse a diario por circunstancias rutinarias de la vida cotidiana, como tareas del trabajo, la salud, el dinero o tareas menores del día a día. En el caso de los niños, se manifiesta como una preocupación desmedida por su competencia o la calidad de su desempeño. Los niños pueden ser excesivamente formales, perfeccionistas e inseguros, lo que se observa en que es habitual que repitan sus tareas debido a la insatisfacción con su rendimiento. Suelen buscar seguridad y aprobación, así como requerir una reafirmación excesiva sobre su desempeño y el resto de las cosas que les preocupan.

La **excesiva preocupación** influye sobre la capacidad de la persona para hacer las cosas rápida y eficientemente. Esta preocupación, unida a la tensión muscular y el resto de los síntomas físicos asociados, consume tiempo y energía y produce deterioro en la persona. El trastorno de ansiedad generalizada se asocia con una discapacidad significativa entre moderada y grave.

En Estados Unidos, la prevalencia anual del trastorno de ansiedad generalizada es del 0,9% en el caso de los adolescentes y del 2,9% en el grupo de adultos. En otros países las cifras oscilan desde el 0,4% al 3,6%. El riesgo a lo largo de la vida es del 9%.

En función del género, las mujeres tienen el doble de probabilidades de desarrollarlo que los hombres. En el ámbito clínico, alrededor del 55-60% de los pacientes son mujeres. Estudios epidemiológicos apuntan a que aproximadamente dos tercios son mujeres. La comorbilidad en el caso de las mujeres suele ser con otros trastornos de ansiedad y con la depresión. En el caso de los varones, es más probable que aparezca con un trastorno por abuso de sustancias.

La edad con más prevalencia es la edad media de la vida, siendo la edad media de inicio de la sintomatología los 30 años. Sin embargo, el rango es muy grande, encontrando personas que manifiestan haber convivido toda su vida con ansiedad y nerviosismo. La aparición precoz de los síntomas se asocia con una comorbilidad y deterioro mayores.

Atendiendo a la cultura y procedencia, se aprecia que las personas de ascendencia europea presentan tasas mayores que los de ascendencia no europea. Los individuos que viven en países más desarrollados tienen más opciones de manifestar la sintomatología que las personas de países menos desarrollados.

Las tasas de remisión completa son muy bajas.

Los **factores de riesgo** en el caso del trastorno de ansiedad generalizada son los siguientes:

⇨ **Temperamentales.** La inhibición de la conducta, la afectividad negativa (neuroticismo) y la evitación del daño se han asociado con el trastorno de ansiedad generalizada.

⇨ **Ambientales.** Aunque las adversidades en la infancia y la sobreprotección de los padres se han asociado al trastorno de ansiedad generalizada, no se han identificado factores ambientales más específicos, necesarios o suficientes para el diagnóstico del trastorno de ansiedad generalizada.

⇨ **Factores genéticos y fisiológicos.** Un tercio del riesgo de sufrir trastorno de ansiedad generalizada es genético, y estos factores genéticos se superponen con el riesgo de neuroticismo y son compartidos con otros trastornos de ansiedad y del estado de ánimo, sobre todo con el trastorno depresivo mayor.

La manifestación de los síntomas varía en función de la cultura, siendo predominantes los síntomas somáticos en algunas y los cognitivos en otras.

16.8. Trastorno de ansiedad inducido por sustancias/medicamentos

El **trastorno de ansiedad inducido por sustancias/medicamentos** supone la presencia de síntomas de pánico o ansiedad que se considera son provocados por los efectos de una sustancia.

Las **tasas de prevalencia** no están claras, estimándose una prevalencia anual alrededor del 0,002%.

16.9. Trastorno de ansiedad debido a otra afección médica

El **trastorno de ansiedad debido a otra afección médica** se caracteriza por la presencia de ansiedad clínicamente significativa originada por el efecto fisiológico de una enfermedad orgánica.

La **prevalencia** en este caso **no es clara**. Aunque parece que puede ser elevada en los individuos que padecen determinadas afecciones como el asma, la hipertensión, las úlceras y la artritis, no puede afirmarse con certeza si la causa reside directamente en la afección médica.

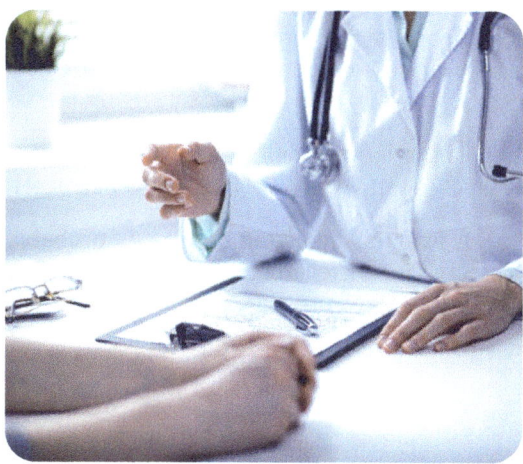

La ansiedad puede aparecer de forma adaptativa o disfuncional. En el primero de los casos resultará útil para la supervivencia de la especie y la vida del individuo. En el segundo, puede conllevar dificultades que desemboquen en un trastorno de ansiedad.

Si bien la ansiedad y el miedo son elementos muy similares, una de las características que las distingue es la temporalidad. Así, el miedo ocurre a la vez que el estímulo temido, mientras que la ansiedad supone la anticipación de esa ocurrencia.

Por su parte, el estrés supone, en rasgos generales, la incapacidad para hacer frente a las demandas ambientales. Si bien el estrés causa ansiedad, la ansiedad puede estar determinada por otros factores.

La ansiedad se manifiesta, fundamentalmente, en tres niveles: el nivel cognitivo, el nivel fisiológico y el nivel motor.

Los estudios muestran una mayor probabilidad de padecer un trastorno de ansiedad en el caso de las mujeres. La comorbilidad con otros trastornos de ansiedad y con trastornos depresivos es elevada.

UNIDAD DIDÁCTICA 6

Diagnóstico

Contenido & Objetivos

Introducción

1. **Diagnóstico de los trastornos de ansiedad según el DSM-5**

2. **Diagnóstico de los trastornos de ansiedad según la CIE-11**

3. **Trastorno obsesivo-compulsivo y trastornos relacionados**

4. **Trastornos relacionados con traumas y factores de estrés**

Los **objetivos** de esta unidad son:

1. Conocer los criterios diagnósticos y la sintomatología asociada a los trastornos de ansiedad según el manual DSM-5.

2. Conocer los criterios diagnósticos y la sintomatología asociada a los trastornos de ansiedad según el manual CIE-11.

3. Conocer los criterios diagnósticos asociados al trastorno obsesivo-compulsivo y trastornos relacionados.

4. Conocer los criterios diagnósticos asociados a los trastornos relacionados con traumas y factores de estrés.

Introducción

Para poder dar un diagnóstico y saber cuál es el trastorno que sufre nuestro paciente, es necesario conocer de forma detallada la sintomatología propia de cada uno de los posibles síndromes, así como los criterios diagnósticos que definen cada uno. Este conocimiento, junto con las especificaciones y criterios diferenciales que se expondrán en la próxima unidad, nos permitirán llegar, en última instancia, a un diagnóstico que nos permitirá plantear una intervención y tratamiento.

1. Diagnóstico de los trastornos de ansiedad según el DSM-5

1.1. Introducción

Como vimos en el caso de la depresión, el diagnóstico de un trastorno mental se basa en el cumplimiento de los criterios diagnósticos del DSM-5 y la CIE-11.

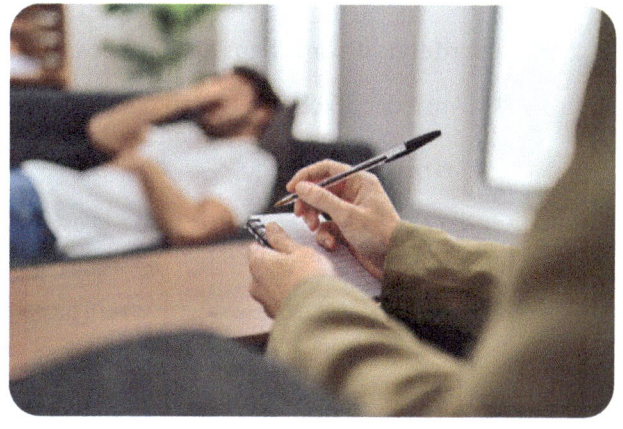

El manual DSM-5 considera que bajo el epígrafe de trastornos de ansiedad se enmarcarán aquellos que compartan características de **miedo y ansiedad excesivos**, así como alteraciones conductuales asociadas. Las diferencias entre unos y otros se basarán en la situación concreta que produce el miedo, la ansiedad o las conductas de evitación y en el tipo de cognición asociada a tal evento.

Como hemos comentado, tanto la ansiedad como el miedo son emociones adaptativas y necesarias para nuestras vidas. Ahora bien, cuando estas respuestas aparecen de forma poco apropiada para el nivel de desarrollo de la persona al ser desproporcionadas o durar más de lo habitual, nos encontramos con un **trastorno de ansiedad**. Esta patología será más persistente que el sentimiento adaptativo, teniendo una duración de meses. Para valorar si el miedo que siente la persona es ajustado o desproporcionado para la situación, el terapeuta deberá analizarlo en relación con el contexto cultural de cada persona.

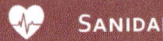
1.2. Trastorno de ansiedad por separación

La persona con trastorno de ansiedad por separación se encuentra asustada o **ansiosa ante la separación** de aquellas personas por las que siente apego en un grado inapropiado para su etapa de desarrollo. El miedo o la ansiedad se fundamentan en los posibles daños que puedan sufrir estas personas o en las posibles situaciones que puedan conllevar la pérdida o separación de dichas personas. Además, aparecen pesadillas y síntomas físicos de angustia.

 Aunque este cuadro clínico es típicamente propio de la infancia, puede desarrollarse también en la edad adulta.

Los **criterios diagnósticos** establecidos son los siguientes:

⇨ **Ansiedad excesiva:** miedo o ansiedad excesiva e inapropiada para el nivel de desarrollo del individuo concerniente a su separación de aquellas personas por las que siente apego.

La ansiedad debe ser superior a la esperable en sujetos con igual nivel de desarrollo. Se pone de manifiesto por al menos tres de las siguientes circunstancias:

- Malestar excesivo y recurrente cuando se prevé o se vive una separación del hogar o de las figuras de mayor apego.

- Preocupación excesiva y persistente por la posible pérdida de las figuras de mayor apego o de que puedan sufrir un posible daño, como una enfermedad, daño, calamidades o muerte.

- Preocupación excesiva y persistente por la posibilidad de que un acontecimiento adverso (por ejemplo, perderse, ser raptado, tener un accidente, enfermar) cause la separación de una figura de gran apego.

- Resistencia o rechazo persistente a salir, lejos de casa, a la escuela, al trabajo o a otro lugar por miedo a la separación.

- Miedo excesivo y persistente o resistencia a estar solo o sin las figuras de mayor apego en casa o en otros lugares. Los niños pueden incluso ser incapaces de estar solos en una habitación y pueden manifestar conductas de aferramiento permaneciendo cerca del padre o madre, siguiéndoles por la casa o necesitando de ellos para ir de una habitación a otra.

- Resistencia o rechazo persistente a dormir fuera de casa o a dormir sin estar cerca de una figura de gran apego. Los niños tienen con frecuencia problemas cuando llega la hora de irse a dormir y requerir la presencia de alguien hasta dormirse. También es habitual que se vayan a la cama de alguna de sus figuras de apego a lo largo de la noche. Suelen negarse a ir a campamentos, dormir en casa de amigos o hacer recados en solitario.

- Pesadillas repetidas sobre el tema de la separación. Suelen mostrar sus temores concretos como la destrucción de la familia en un incendio o una catástrofe.

- Quejas repetidas de síntomas físicos cuando se produce o se prevé la separación de las figuras de mayor apego. Pueden aparecer dolores de cabeza, de estómago, náuseas, vómitos e incluso síntomas cardiovasculares como palpitaciones y vértigos en sujetos de más edad.

⇨ **Miedo persistente:** el miedo, la ansiedad o la evitación es persistente, dura al menos cuatro semanas en niños y adolescentes menores de 18 años y típicamente seis o más meses en adultos, aunque en este caso el criterio temporal se entiende como orientativo.

⇨ **Deterioro en diferentes áreas de funcionamiento:** la alteración causa malestar clínicamente significativo o deterioro en lo social, académico, laboral u otras áreas importantes del funcionamiento.

⇨ **No se explica mejor por otro trastorno mental:** la alteración no se explica mejor por otro trastorno mental, como rechazo a irse de casa por resistencia excesiva al cambio en un trastorno del espectro autista, delirios o alucinaciones concernientes a la separación en trastornos psicóticos, rechazo a salir sin alguien de confianza en la agorafobia, preocupación por una salud enfermiza u otro daño que pueda suceder a los allegados u otros significativos en el trastorno de ansiedad generalizada, o preocupación por padecer una enfermedad en el trastorno de ansiedad por enfermedad.

Cuando se produce la situación de separación, las personas con trastorno de ansiedad por separación pueden manifestar **retraimiento social, apatía, tristeza** o problemas para mantener la concentración. Variando según la edad, el miedo puede estar relacionado con los animales, los monstruos, la oscuridad, los fantasmas, los ladrones, los secuestradores, los accidentes de automóvil, los viajes en avión u otras situaciones que se perciban como peligrosas para la integridad familiar o de sí mismos. Los niños especialmente alterados ante la idea de la separación pueden entrar en cólera e incluso agredir a la persona responsable de la separación. Los niños más pequeños pueden percibir, especialmente por la noche, a personas deambulando por su habitación, monstruos u ojos puestos en ellos.

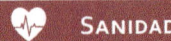

Los periodos de ansiedad elevada como consecuencia de la separación de las figuras de apego son parte habitual en el desarrollo de este trastorno. Esto puede ocurrir en cualquier momento con anterioridad a los 18 años, si bien es infrecuente que ocurra durante la adolescencia. Lo normal es que existan periodos de exacerbación y de remisión. Tanto la ansiedad por una posible separación como la evitación de llevar a cabo situaciones que implique esa separación pueden persistir durante varios años.

1.3. Mutismo selectivo

El **mutismo selectivo** supone que el sujeto es incapaz de hablar en situaciones sociales donde se espera que lo haga, aunque sí que es capaz de hacerlo en otros escenarios. Esta falta de habla tendrá consecuencias en lo académico o laboral o producirá alteraciones sobre la comunicación social normal.

Los **criterios diagnósticos** son los siguientes:

a) Fracaso constante para hablar en situaciones sociales específicas en las que existe expectativa por hablar (por ejemplo, en la escuela) a pesar de hacerlo en otras situaciones.

b) La alteración interfiere en los logros educativos o laborales, o en la comunicación social. Como consecuencia a la negativa a hablar en la escuela, se produce un deterioro académico, ya que se dificulta la evaluación de sus capacidades.

c) La duración de la alteración es como mínimo de un mes (no limitada al primer mes de escuela).

d) El fracaso para hablar no se puede atribuir a la falta de conocimiento o a la comodidad con el lenguaje hablado necesario en la situación social.

e) La alteración no se explica mejor por un trastorno de la comunicación (por ejemplo, trastorno de fluidez [tartamudeo] de inicio en la infancia) y no se produce exclusivamente durante el curso de un trastorno del espectro autista, la esquizofrenia u otro trastorno psicótico.

Los niños con mutismo selectivo no son capaces de comenzar una conversación cuando se encuentran en situaciones de interacción social y tampoco son capaces de responder cuando les hablan los demás. Sí que son capaces de hablar en casa, con sus familiares inmediatos, pero en muchas ocasiones ni siquiera pueden hacerlo con familiares en mayor grado o con amigos cercanos. Suele estar caracterizado por la **ansiedad social**.

En cuanto a la comunicación social, también puede verse afectada por la falta de expresión. En ocasiones los niños con mutismo selectivo utilizan **medios no verbales** para comunicarse. No es raro que quieran participar en aquellas actividades sociales en las que no es necesario hablar, como algunos juegos.

1.4. Fobia específica

1.4.1. Criterios diagnósticos

Las personas con **fobia específica** presentan miedo hacia situaciones u objetos determinados o bien los evitan. En este caso, la cognición específica propia de otros trastornos de ansiedad no está presente. La aparición de la situación fóbica desencadena el miedo, la ansiedad y la conducta de evitación en un grado persistente o desproporcionado al riesgo real planteado. Existen diversidad de fobias específicas.

Los **criterios diagnósticos** para la fobia específica son:

a) Miedo o ansiedad intensa por un objeto o situación específica (por ejemplo, volar, alturas, animales, administración de una inyección, ver sangre). En los niños, el miedo o la ansiedad se puede expresar con llanto, rabietas, quedarse paralizados o aferrarse. El objeto o la situación debe ser claramente circunscrito, y la respuesta diferir de los temores normales y transitorios que se producen habitualmente en la población. La intensidad del miedo puede ser variable en función de la proximidad del elemento fóbico y puede ocurrir con anticipación del mismo o en su presencia real. El miedo o la ansiedad pueden llegar a generar una crisis de pánico completa o limitada.

b) El objeto o la situación fóbica casi siempre provoca miedo o ansiedad inmediata. Lo que sí puede ser variable es el nivel de temor en función de la distancia al objeto o situación o a factores contextuales como estar en compañía de otras personas, la duración o la aparición de elementos amenazantes. El miedo y la ansiedad aparecen de forma inmediata a la aparición del estímulo. Hemos de tener en cuenta que la forma de manifestar el miedo y la ansiedad por los niños serán diferente a la de los adultos.

c) El objeto o la situación fóbica se evita o resiste activamente con miedo o ansiedad intensa. La evitación activa implica que el sujeto realiza comportamientos específicos con el objetivo de prevenir o minimizar su exposición a los mismos. Las conductas evitativas suelen ser evidentes, pero en ocasiones no lo son tanto y responden a asociaciones del propio estímulo con otros.

d) El miedo o la ansiedad es desproporcionado al peligro real que plantea el objeto o situación específica y al contexto sociocultural. Es trabajo del clínico determinar cuál sería la reacción proporcionada a un estímulo determinado, ya que los pacientes suelen sobreestimar el peligro.

e) El miedo, la ansiedad o la evitación es persistente, y dura típicamente seis o más meses. El criterio temporal es flexible, y debe ser utilizado como guía general.

f) El miedo, la ansiedad o la evitación causa malestar clínicamente significativo o deterioro en lo social, laboral u otras áreas importantes del funcionamiento.

g) La alteración no se explica mejor por los síntomas de otro trastorno mental, como el miedo, la ansiedad y la evitación de situaciones asociadas a síntomas tipo pánico u otros síntomas incapacitantes (como en la agorafobia), objetos o situaciones relacionados con obsesiones (como en el trastorno obsesivo-compulsivo), recuerdo de sucesos traumáticos (como en el trastorno de estrés postraumático), dejar el hogar o separación de las figuras de apego (como en el trastorno de ansiedad por separación), o situaciones sociales (como en el trastorno de ansiedad social).

La aparición de una fobia específica puede ser precipitada tras un acontecimiento traumático, la observación de otros sufriéndolo, una crisis de pánico inesperada o la retransmisión de información. Sin embargo, muchas de las personas no son capaces de señalar el acontecimiento que dio origen a su fobia.

1.4.2. Nomenclatura utilizada para referirse a distintas fobias específicas

Veamos un listado de las distintas **fobias específicas**:

- Ablutofobia – miedo a ducharse o limpiarse.

- Abriantofobia – miedo a los objetos brillantes.

- Acribofobia – miedo a no poder entender lo leído.

- Acrofobia – miedo a las alturas. No debe confundirse con la aerofobia ni el vértigo.

- Acuafobia – miedo al agua.

- Acusticofobia – miedo a los ruidos.

- Aerofobia – miedo a los aviones o a volar. No debe confundirse con la acrofobia ni el vértigo.

- Agirofobia – miedo a cruzar la calle.

- Aicmofobia – miedo a los objetos puntiagudos o filosos (como una aguja o cuchillo).

- Alectorofobia – miedo a los gallos, gallinas, pavos o cualquier ave de corral.

- Algofobia – miedo al dolor.

- Amatofobia – miedo al polvo o la arena.

- Amaxofobia – miedo a conducir.

- Ambulafobia – miedo a caminar.

- Anatidaefobia – miedo a ser observado por un pato.

- Ancrofobia – miedo a los vientos o brisas fuertes.

- Androfobia – miedo a los varones.

- Antofobia – miedo a las flores.

- Antropofobia – miedo a las personas y grupos de gente.

- Anuptofobia – miedo a quedarse en soltería.

- Apeirofobia – miedo al infinito y a la incomodidad incontable.

- Aporofobia – miedo a ser pobre o a las personas pobres.

- Argentofobia – miedo a la plata.

- Aritmofobia – miedo a los números.

- Arrenofobia – fobia a los hombres, normalmente por las características asociadas a la masculinidad.

- Arsonfobia – miedo intenso al fuego.

- Astrafobia – miedo a los truenos y relámpagos o ser alcanzado por alguno.

- Aurantrofobia – miedo al dinero.

- Autodisomofobia – miedo extremo a oler mal.

- Automatonofobia – miedo a objetos que representen seres vivos o que sean muy realistas.

- Autoodio – miedo a estar solo, o miedo a sí mismo.

- Aracnofobia – miedo a las arañas.

- Basofobia – miedo asociado con la astasia—abasia (incapacidad de caminar) o miedo a caer mientras se camina.

- Batmofobia – miedo a subir o bajar escaleras o cuestas empinadas.

- Batofobia – miedo a las profundidades, edificios altos.

- Belonefobia – miedo a las agujas, alfileres, etc.

- Blatofobia – miedo a las cucarachas.

- Bogifobia – miedo a lo irracional o sobrenatural.

- Bromidrosifobia – miedo al olor corporal.

- Brontofobia – miedo a las tormentas, los rayos y los truenos.

- Caliginefobia – miedo a las mujeres hermosas.

- Carcinofobia – miedo al cáncer.

- Cardiofobia – miedo a la posibilidad de tener un infarto.

- Carpofobia – miedo a las frutas.

- Catisofobia – miedo a sentarse.

- Chairofobia – miedo a reír en un entorno inapropiado.

- Chionofobia – miedo a la nieve.

- Ciberfobia – miedo o aversión a los ordenadores e Internet.

- Cibofobia – miedo a comer.

- Cimofobia – miedo a las olas del mar.

- Cleptofobia – miedo a ser robado, en casa o fuera.

- Climacofobia – miedo a las escaleras.

- Cobalfobia – miedo al número 555.

- Coimetrofobia –miedo a los cementerios.

- Contreltofobia – miedo a sufrir abusos o violaciones.

- Colorfobia – miedo hacia un color en particular.

- Colpofobia – miedo a los genitales femeninos.

- Coprofobia – miedo al excremento o defecar.

- Coulrofobia – miedo a los payasos.

- Crematofobia (o crometofobia) – miedo al dinero.

- Cremnofobia – miedo a los precipicios.

- Crisofobia – miedo al oro.

- Cromofobia, cromatofobia – miedo a los colores.

- Cronofobia –miedo al tiempo.

- Cuprufobia – miedo al cobre.

- Decidofobia – miedo a tomar decisiones.

- Deipnofobia – miedo a las cenas.

- Demonofobia, daemonofobia – miedo a los demonios.

- Dendrofobia – miedo a los árboles.

- Dentofobia, odontofobia – miedo al dentista o procesos dentales.

- Dermatopatofobia – miedo a enfermedades en la piel.

- Dextrofobia – miedo a la derecha del cuerpo.

- Diabetofobia – fobia a desarrollar diabetes.

- Distiquifobia – miedo a los accidentes.

- Docefobia – miedo al fin del mundo.

- Dorofobia – miedo a los regalos.

- Efebifobia – miedo a la gente joven.

- Electrofobia – miedo a la electricidad.

- Emetofobia – miedo a vomitar o al vómito.

- Enoclofobia – miedo a las multitudes.

- Ergofobia, ergasiofobia – miedo a trabajar o al trabajo.

- Eritrofobia, eritofobia, ereutofobia – miedo al color rojo, o miedo a sonrojarse.

- Erotofobia – miedo a las relaciones sexuales o violaciones.

- Escopofobia – miedo a ser mirado fijamente.

- Espectrofobia – miedo a los espejos.

- Eurotofobia – miedo a los genitales femeninos.

- Fagofobia – miedo a tragar o atragantarse.

- Falofobia – miedo a las erecciones.

- Farmacofobia – miedo a los medicamentos.

- Fasmofobia – miedo a los espíritus o fantasmas.

- Filofobia – miedo al amor.

- Fobofobia – miedo a sentir angustia o sentir miedo.

- Frigofobia – miedo a quedarse congelado.

- Gamofobia – miedo a las bodas, matrimonio o casarse.

- Gefirofobia – miedo a los puentes.

- Geliofobia – miedo a la risa.

- Gelotofobia – miedo a que se rían de uno mismo.

- Geniofobia – miedo a las barbillas.

- Genofobia, coitofobia – miedo a tener relaciones sexuales.

- Gerascofobia – miedo a envejecer.

- Gerontofobia – miedo u odio a los ancianos.

- Gimnofobia – miedo a la desnudez, propia o ajena.

- Ginofobia – miedo a las mujeres.

- Globofobia – miedo a los globos.

- Glosofobia – miedo a hablar en público.

- Gnosofobia – miedo a saber.

- Hafefofobia – miedo a ser tocado.

- Hamartofobia – miedo a pecar.

- Heliofobia, Tanafobia – miedo al sol.

- Hemofobia – miedo a la sangre y las heridas.

- Hexakosioihexekontahexafobia, trihexafobia – miedo al número seiscientos sesenta y seis.

- Hidrosofobia – miedo a sudar.

- Hipengiofobia – miedo a las responsabilidades.

- Hipnofobia – miedo a dormir.

- Hipopotomonstrosesquipedaliofobia – miedo a las palabras largas.

- Homiclofobia – miedo a la niebla.

- Hoplofobia – miedo a las armas de fuego.

- Iatrofobia – miedo a los médicos.

- Iofobia – miedo a ser envenenado.

- Katsaridafobia – miedo a las cucarachas.

- Koumpounofobia – miedo a los botones.

- Lacanofobia – miedo a los alimentos de origen vegetal.

- Ligirofobia – miedo a los ruidos fuertes.

- Lilapsofobia – miedo a los huracanes o tornados.

- Liticafobia – miedo a los litigios, los procesos judiciales y ser acusado por alguien.

- Locquiofobia – miedo a dar a luz.

- Mageirocofobia – miedo a cocinar.

- Mastigofobia – miedo intenso a los castigos.

- Melanofobia – miedo al color negro.

- Megalofobia – miedo a las cosas grandes.

- Micofobia – miedo a las setas u hongos.

- Microfobia – miedo a las cosas pequeñas.

- Misofobia – miedo a los gérmenes, bacterias o suciedad.

- Necrofobia – miedo a la muerte y a los cadáveres.

- Nefofobia – miedo a las nubes.

- Nelofobia – miedo al vidrio, en relación con la facilidad que tiene para romperse en forma cortante.

- Neofobia – miedo hacia experiencias nuevas.

- Nictofobia – miedo a la noche u oscuridad.

- Nomofobia – miedo a dejar el teléfono móvil.

- Nosocomefobia – miedo a los hospitales.

- Nosofobia – miedo a contraer una enfermedad.

- Nostofobia – miedo a volver a casa.

- Nudofobia – miedo a la desnudez propia o ajena.

- Obesofobia – miedo a ganar peso.

- Odontofobia – miedo a los odontólogos.

- Ombrofobia – miedo a la lluvia.

- Omphalofobia – miedo a los ombligos.

- Oneirofobia – miedo a soñar o los sueños.

- Papathofobia – miedo al papa.

- Parascevedecatriafobia – miedo a los viernes trece.

- Pedofobia – miedo a los niños.

- Penterafobia – miedo a las suegras.

- Pirofobia – miedo al fuego.

- Pisantrofobia – miedo o aversión a confiar en los demás.

- Pogonofobia – miedo a las barbas.

- Pornofobia – miedo a la pornografía.

- Potamofobia – miedo a los ríos.

- Quimiofobia – miedo a los químicos.

- Radiofobia – miedo a los rayos X.

- Selenofobia – miedo a la luna.

- Sesquipedalofobia – miedo a leer palabras largas.

- Sexofobia – miedo al sexo.

- Siderodromofobia – miedo a los trenes.

- Siderofobia – miedo a las estrellas.

- Tacofobia – miedo a la velocidad, relacionada con la posibilidad de sufrir accidentes.

- Tafofobia, tapefobia – miedo a ser enterrado vivo.

- Talasofobia – miedo al mar.

- Tanatofobia – miedo a morir.

- Tecnofobia – miedo a las tecnologías modernas.

- Termofobia – intolerancia a temperaturas altas.

- Testofobia – miedo a los exámenes.

- Tetrafobia – miedo al número cuatro.

- Tocofobia – miedo a las mujeres embarazadas o a los bebés.

- Trezidavomartiofobia – miedo al martes trece.

- Tripofobia – repulsión a los agujeros o texturas con un patrón de agujeros.

- Triscaidecafobia – miedo al número trece.

- Turismofobia – miedo a los actos vandálicos.

- Turofobia – miedo al queso.

- Uranofobia – miedo al paraíso.

- Xantofobia – miedo al color amarillo.

- Xenofobia – miedo o rechazo a los extranjeros.

- Xilofobia – miedo a la madera.

Las **fobias animales** son:

- Agrizoofobia – miedo a los animales salvajes.

- Ailurofobia – miedo a los gatos.

- Alektorofobia – miedo a las gallinas.

- Apifobia – miedo a las abejas.

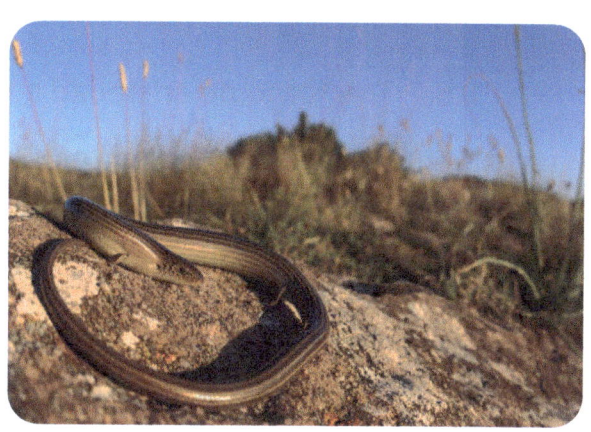

- Aracnofobia – miedo a las arañas.

- Batracofobia – miedo a las ranas.

- Bovinofobia – miedo a las vacas.

- Bufonofobia – miedo a los sapos.

- Cinofobia – miedo a los perros.

- Ciroptofobia – miedo a los murciélagos.

- Cuniculifobia – miedo a los conejos.

- Entomofobia – miedo a los insectos.

- Equinofobia – miedo a los caballos.

- Escolecifobia – miedo a los gusanos.

- Herpetofobia – miedo a los reptiles.

- Ictiofobia – miedo a los peces.

- Lutrafobia – miedo a las nutrias.

- Mirmecofobia – miedo a las hormigas.

- Musofobia – miedo a las ratas.

- Ofidiofobia – miedo a las serpientes.

- Ornitofobia – miedo a los pájaros.

- Selacofobia – miedo a los tiburones.

- Zoofobia – miedo a los animales.

1.5. Trastorno de ansiedad social o fobia social

La persona con un trastorno de ansiedad social o fobia social siente miedo o ansiedad ante las interacciones sociales y las situaciones que implican la posibilidad de ser evaluado, o bien evita dichas situaciones. Este tipo de situaciones pueden incluir reuniones con desconocidos, eventos donde puede ser observado comiendo o bebiendo o en los que haya de actuar frente a otros. Los pensamientos que lo acompañan versan sobre la evaluación negativa que pueden hacer los demás, por la posibilidad de poder sentirse avergonzado, humillado u ofendido por los demás.

Los **criterios diagnósticos** que determinan el trastorno de ansiedad social o fobia social son los siguientes:

a) Miedo o ansiedad intensa en una o más situaciones sociales en las que el individuo está expuesto al posible examen por parte de otras personas. Algunos ejemplos son las interacciones sociales (por ejemplo, mantener una conversación, reunirse con personas extrañas), ser observado (por ejemplo, comiendo o bebiendo) y actuar delante de otras personas (por ejemplo, dar una charla). En los niños, la ansiedad se puede producir en las reuniones con individuos de su misma edad y no solamente en la interacción con los adultos.

b) El individuo tiene miedo de actuar de cierta manera o de mostrar síntomas de ansiedad que se valoren negativamente (es decir, que lo humillen o avergüencen, que se traduzca en rechazo o que ofenda a otras personas). El sujeto tiene miedo de que los otros los juzguen de ansioso, débil, loco, estúpido, aburrido, intimidante, sucio o desagradable. El temor también se siente ante la posible manifestación de síntomas de ansiedad ante los demás, como rubor, temblores, sudoración, trabarse con las palabras o no ser capaz de mantener la mirada.

c) También puede manifestarse como miedo a ofender a otros y ser rechazados en consecuencia. Se evitarán las conductas que pueden delatar esos síntomas de ansiedad. Por ejemplo, una persona con miedo a que le tiemblen las manos evitará beber, comer o escribir en público. Algunos sujetos temen y evitan orinar en los baños públicos si hay otras personas presentes, fenómeno que se conocen como paruresis o síndrome de la vejiga tímida.

d) Las situaciones sociales casi siempre provocan miedo o ansiedad. Una persona que se pone ansiosa solo de vez en cuando no será diagnosticada con este trastorno. Ahora bien, sí que pueden aparecer variaciones en las manifestaciones de la persona en cuanto a la intensidad y el tipo de miedo que se presentan en distintos momentos.

e) En algunas ocasiones el individuo puede padecer ansiedad anticipatoria, desarrollando los síntomas de ansiedad mucho antes de la ocurrencia del evento como consecuencia de su propia previsión de esa situación. En los niños, el miedo o la ansiedad se puede expresar con llanto, rabietas, quedarse paralizados, aferrarse, encogerse o el fracaso de hablar en situaciones sociales.

f) Las situaciones sociales se evitan o resisten con miedo o ansiedad intensa. La evitación no siempre es generalizada, como evitar completamente la situación temida, sino que a veces es sutil, y puede observarse en acciones como preparar un discurso una y otra vez sin descanso o evitar mirar al público durante el mismo.

g) El miedo o la ansiedad son desproporcionados a la amenaza real planteada por la situación social y al contexto sociocultural. Es trabajo del terapeuta la consideración real del peligro, ya que la persona que sufre el trastorno de ansiedad social tiende a sobrestimar las consecuencias negativas de las situaciones sociales.

h) El miedo, la ansiedad o la evitación es persistente, y dura típicamente seis o más meses. El criterio temporal tiene como objetivo realizar una diferenciación con los miedos transitorios que son normales. Sin embargo, es un criterio flexible y debe ser valorado junto con el resto de variables, atendiendo a si está interfiriendo de manera significativa con el día a día de la persona, su ocupación o sus relaciones sociales.

i) El miedo, la ansiedad o la evitación causa malestar clínicamente significativo o deterioro en lo social, laboral u otras áreas importantes del funcionamiento. Los temores ante ciertas situaciones sociales son habituales, pero solo suponen un criterio diagnóstico cuando son lo suficientemente intensos.

j) El miedo, la ansiedad o la evitación no se pueden atribuir a los efectos fisiológicos de una sustancia (por ejemplo, una droga, un medicamento) ni a otra afección médica.

k) El miedo, la ansiedad o la evitación no se explican mejor por los síntomas de otro trastorno mental, como el trastorno de pánico, el trastorno dismórfico corporal o un trastorno del espectro autista.

l) Si existe otra enfermedad (por ejemplo, enfermedad de Parkinson, obesidad, desfiguración debida a quemaduras o lesiones), el miedo, la ansiedad o la evitación deben estar claramente no relacionados con esta o ser excesivos.

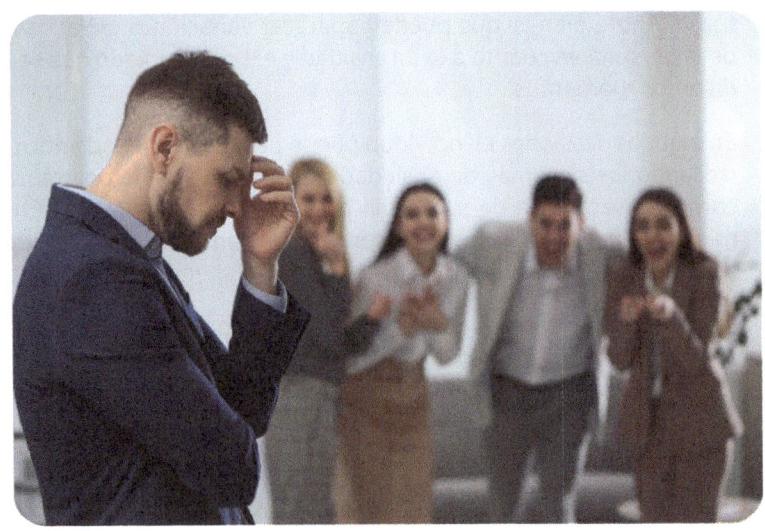

Especificar si:

Solo actuación: si el miedo se limita a hablar o actuar en público. Estos miedos suelen ser los que les resultan incapacitantes para su vida profesional, como músicos o deportistas o producirse en situaciones donde lo habituales tener que hablar en público. De igual modo, puede ponerse de manifiesto en ámbitos académicos o laborales en los que las presentaciones orales sean frecuentes. Las personas con trastorno de ansiedad social solo de actuación no presentan temor ni evitan otro tipo de situaciones sin actuación.

Atendiendo a los **grupos poblacionales**, los adolescentes presentan un espectro más amplio de miedo y evitación que los niños más pequeños. Los adultos mayores presentan niveles de ansiedad social más bajos, pero en más situaciones, mientras que los adultos más jóvenes muestran niveles más altos en situaciones específicas. En el caso de las personas mayores, la ansiedad social puede derivar de una discapacidad consecuencia de la disminución del funcionamiento sensorial o de la vergüenza que les pueda causar su aspecto consecuencia de una afección médica o de las implicaciones sobre el funcionamiento que puede tener una enfermedad.

1.6. Trastorno de pánico

1.6.1. Criterios diagnósticos

Una persona con un **trastorno de pánico** vive recurrentes e inesperadas crisis de pánico y se encuentra sistemáticamente intranquila o preocupada acerca de la posibilidad de tener alguna más, o bien realiza cambios sobre su conducta de forma desadaptativa como consecuencia de estas crisis de pánico. Las crisis de pánico suponen la aparición súbita de síntomas de miedo o malestar intensos que alcanzan su máximo en minutos y se acompañan de síntomas físicos y/o cognitivos. Algunas de estas crisis son esperadas, al desencadenarse ante objetos o situaciones que históricamente han sido temidas, pero otras son inesperadas, no habiendo razón aparente que la desencadene.

Los **criterios diagnósticos** para el trastorno de pánico son:

a) Ataques de pánico imprevistos recurrentes: un ataque de pánico es la aparición súbita de miedo intenso o de malestar intenso que alcanza su máxima expresión en minutos y durante este tiempo se producen cuatro (o más) de los síntomas de la siguiente lista. Esta aparición súbita se puede producir desde un estado de calma o desde un estado de ansiedad.

- Palpitaciones, golpeteo del corazón o aceleración de la frecuencia cardíaca.

- Sudoración.

- Temblor o sacudidas.

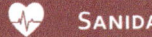
- Sensación de dificultad para respirar o de asfixia.

- Sensación de ahogo.

- Dolor o molestias en el tórax.

- Náuseas o malestar abdominal.

- Sensación de mareo, inestabilidad, aturdimiento o desmayo.

- Escalofríos o sensación de calor.

- Parestesias (sensación de entumecimiento o de hormigueo).

- Desrealización (sensación de irrealidad) o despersonalización (separarse de uno mismo).

- Miedo a perder el control o de "volverse loco".

- Miedo a morir.

 Se pueden observar síntomas específicos de la cultura (por ejemplo, acúfenos, dolor de cuello, dolor de cabeza, gritos o llanto incontrolable). Estos síntomas no cuentan como uno de los cuatro síntomas requeridos.

b) Hechos ocurridos posteriormente: al menos a uno de los ataques le ha seguido al mes (o más) uno o los dos hechos siguientes:

- Inquietud o preocupación continua acerca de otros ataques de pánico o de sus consecuencias (por ejemplo, pérdida de control, tener un ataque al corazón, "volverse loco").

- Un cambio significativo de mala adaptación en el comportamiento relacionado con los ataques (por ejemplo, comportamientos destinados a evitar los ataques de pánico, como evitación del ejercicio o de las situaciones no familiares). Sin embargo, niegan tener miedo a nuevas crisis de angustia o estar preocupados por las consecuencias.

c) No se puede atribuir a sustancias o afecciones médicas: la alteración no se puede atribuir a los efectos fisiológicos de una sustancia (por ejemplo, una droga, un medicamento) ni a otra afección médica (por ejemplo, hipertiroidismo, trastornos cardiopulmonares).

d) No se explica por otro trastorno mental: la alteración no se explica mejor por otro trastorno mental (por ejemplo, los ataques de pánico no se producen únicamente en respuesta a situaciones sociales temidas, como en el trastorno de ansiedad social; en repuesta a objetos o situaciones fóbicas concretos, como en la fobia específica; en respuesta a obsesiones, como en el trastorno obsesivo-compulsivo; en respuesta a recuerdos de sucesos traumáticos, como en el trastorno de estrés postraumático; o en respuesta a la separación de figuras de apego, como en el trastorno de ansiedad por separación).

La **frecuencia** y la **gravedad** de los ataques es variable. Algunas personas presentan crisis con una periodicidad moderada y regular. Otras, crisis breves pero muy recurrentes durante un periodo de tiempo seguido de un periodo sin ningún ataque. Pueden aparecer brotes episódicos con años de remisión entre ellos, o una sintomatología intensa y continua.

La ansiedad presente suele asociarse con problemas de salud y de salud mental, como pensar en que un dolor supone tener una enfermedad grave. Este tipo de personas son relativamente intolerantes a los efectos secundarios de la medicación. Es habitual también la preocupación excesiva sobre las posibilidades de llevar a cabo las tareas cotidianas, así como el consumo de drogas con el objetivo de controlar los ataques de pánico o el despliegue de comportamiento extremos dirigidos igualmente a evitar las circunstancias o las situaciones que les preocupan que pueden ocurrir.

El curso normal de la enfermedad en ausencia de tratamiento es crónico, presentando oscilaciones. Muy pocos pacientes consiguen una remisión completa durante años sin ninguna recaída posterior.

La manifestación de la afección es **similar en adultos y adolescentes**, aunque estos últimos pueden mostrarse menos preocupados. En el caso de los adultos mayores, que es menos común, esto puede deberse a cambios producidos con la edad relacionados con la respuesta del sistema nervioso autónomo. Los sentimientos de pánico en esta edad suelen acompañarse de síntomas limitados y ansiedad generalizada. Por otro lado, estos individuos tienden a atribuir los ataques a situaciones estresantes concretas, como un procedimiento médico o una situación social, e incluso le otorgan una explicación de forma retrospectiva. Esto puede estar haciendo que el diagnóstico se esté produciendo en menos casos de los reales.

Agentes con diferentes mecanismos de acción como el lactato de sodio, la cafeína, el isoproterenol, la yohimbina, el dióxido de carbono y la colecistocinina, pueden provocar ataques de pánico en los individuos con trastorno de pánico, en un grado mucho mayor que en los controles sanos (y en algunos casos, mucho mayor que en los individuos con otros trastornos de ansiedad, trastorno depresivo o trastorno bipolar sin ataques de pánico). Además, en un porcentaje de individuos con trastorno de pánico, los ataques de pánico se relacionan con detectores medulares hipersensibles al dióxido de carbono, lo que ocasiona hipocapnia y otras irregularidades respiratorias. Sin embargo, ninguno de estos resultados de laboratorio se considera diagnóstico para el trastorno de pánico.

245

1.6.2. Factores de riesgo

Como hemos visto, en el contexto de un trastorno de ansiedad puede producirse un ataque de pánico. Asimismo, en consonancia con otros trastornos mentales como los trastornos depresivos, el trastorno de estrés postraumático o el trastorno por consumo de sustancias. Y también en asociación con otras afecciones médicas cardíacas, respiratorias, vestibulares o gastrointestinales. En estos casos, se anotará como un especificador: "con ataques de pánico".

El trastorno de pánico convive habitualmente con otros trastornos de ansiedad, en especial con la agorafobia, con la depresión mayor, el trastorno bipolar y el trastorno por consumo moderado de alcohol. En el caso de la depresión, aproximadamente un tercio de las personas que padecen ambos, presentan antes el cuadro de depresión que el de pánico. En el resto de los casos, el comienzo coincide o la depresión es posterior.

El trastorno de pánico también es comórbido con afecciones médicas como el mareo, la arritmia cardíaca, el hipertiroidismo, el asma, la EPOC o el síndrome del intestino irritable.

Un ataque de pánico es un acceso brusco de miedo o malestar intenso que alcanza su máximo en cuestión de minutos, tiempo durante el cual se presentan cuatro o más de un total de 13 síntomas físicos y cognitivos. Puede partir de un estado de calma o de ansiedad y terminar en cualquiera de ambos estados. Se diferencia de la ansiedad por la cantidad de tiempo que transcurre hasta su intensidad máxima, que es, en el caso del ataque de pánico, cuestión solo de unos minutos. Además, suele ser de mayor intensidad.

En la población general de Estados Unidos, la prevalencia anual para los ataques de pánico es del 11,2% en adultos. En el caso de Europa, la prevalencia ronda el 2,7 y el 3,3%. Las mujeres parecen más afectadas. Suelen aparecer hacia los 22 o 23 años, aunque hay una gran influencia en ello de los trastornos asociados y los eventos vitales estresantes.

Los **factores de riesgo** para sufrir un ataque de pánico son los siguientes:

⇨ **Temperamentales:** la afectividad negativa o neuroticismo (esto es, la predisposición a experimentar emociones negativas) y la sensibilidad a la ansiedad (esto es, la disposición para creer que los síntomas de ansiedad son perjudiciales) son factores de riesgo para la aparición de ataques de pánico. La experiencia previa de "episodios de miedo" (esto es, ataques de síntomas limitados que no cumplen los criterios completos para un ataque de pánico) puede ser un factor de riesgo para los ataques de pánico posteriores.

⇨ **Ambientales:** fumar es un factor de riesgo para los ataques de pánico. La mayoría de las personas identifica factores de estrés en los meses previos a su primer ataque de pánico (por ejemplo, los factores estresantes interpersonales y los factores de estrés relacionados con el bienestar físico, tales como las experiencias negativas con medicamentos lícitos e ilícitos, las enfermedades o la muerte en la familia).

1.6.3. Diagnóstico diferencial

El **diagnóstico diferencial** para el ataque de pánico es:

a) Otros episodios paroxísticos: por ejemplo, "ataques de ira". No se deberían diagnosticar ataques de pánico cuando los episodios no implican la característica esencial de un aumento brusco del miedo o un malestar intenso, sino más bien otros estados emocionales (por ejemplo, la ira, la pena).

b) Trastorno de ansiedad debido a otra condición médica: las afecciones médicas que pueden causar o ser mal diagnosticadas de ataques de pánico son el hipertiroidismo, el hiperparatiroidismo, el feocromocitoma, las disfunciones vestibulares, los trastornos convulsivos y las afecciones cardiopulmonares (por ejemplo, las arritmias, la taquicardia supraventricular, el asma, la enfermedad pulmonar obstructiva crónica). Las pruebas adecuadas de laboratorio (por ejemplo, los niveles de calcio en el suero para el hiperparatiroidismo, o la monitorización por Holter para las arritmias) o los exámenes médicos (por ejemplo, para las enfermedades cardíacas) podrían ser útiles para determinar el papel etiológico de otra afección médica.

c) Trastorno de ansiedad inducido por sustancias/medicamentos: pueden precipitar un ataque de pánico la intoxicación por estimulantes del sistema nervioso central (por ejemplo, la cocaína, las anfetaminas, la cafeína) o cannabis y la abstinencia de los agentes depresores del sistema nervioso central (por ejemplo, el alcohol, los barbitúricos). Se debe realizar una historia detallada para determinar si el individuo tenía ataques de pánico antes del consumo excesivo de sustancias. Características tales como una aparición después de los 45 años o la presencia de síntomas atípicos durante un ataque de pánico (por ejemplo, vértigo, pérdida de la conciencia, pérdida del control de los esfínteres, trastornos del habla o amnesia) sugieren la posibilidad de que una afección médica o una sustancia puedan estar causando los síntomas del ataque de pánico.

d) Trastorno de pánico: para el diagnóstico de trastorno de pánico se requieren ataques de pánico inesperados y repetidos, pero no son suficientes para el diagnóstico de este (por ejemplo, se deben cumplir todos los criterios diagnósticos para el trastorno de pánico).

1.7. Agorafobia

La **agorafobia** produce sentimientos de temor o ansiedad ante dos o más de las siguientes situaciones: utilización del transporte público, permanecer en espacios

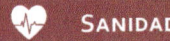
abiertos, estar en lugares cerrados, hacer una cola o estar rodeado de una multitud o estar solo fuera de casa en otras situaciones.

El temor ante estas situaciones se basa en los pensamientos sobre la posibilidad de que aparezcan síntomas similares a los de una crisis de pánico en una situación donde se cree que escapar o conseguir ayuda sería complicado. En consecuencia, estos contextos generan miedo o ansiedad y tienden a ser evitados o a enfrentarse a ellos junto con un acompañante.

Los **criterios diagnósticos** para la agorafobia son:

a) Miedo o ansiedad intensa acerca de dos (o más) de las cinco situaciones siguientes:

- Uso del transporte público (por ejemplo, automóviles, autobuses, trenes, barcos, aviones).

- Estar en espacios abiertos (por ejemplo, zonas de estacionamiento, mercados, puentes).

- Estar en sitios cerrados (por ejemplo, tiendas, teatros, cines).

- Hacer cola o estar en medio de una multitud.

- Estar fuera de casa solo.

b) El individuo teme o evita estas situaciones debido a la idea de que escapar podría ser difícil o podría no disponer de ayuda si aparecen síntomas tipo pánico u otros síntomas incapacitantes o embarazosos. Los síntomas tipo pánico hacen referencia a los enumerados en el trastorno de pánico. Los síntomas incapacitantes o embarazosos pueden incluir vómitos, síntomas inflamatorios del intestino, miedo a caerse o sentirse perdidos.

c) Las situaciones agorafóbicas casi siempre provocan miedo o ansiedad.

d) Las situaciones agorafóbicas se evitan activamente, requieren la presencia de un acompañante o se resisten con miedo o ansiedad intensa. La evitación activa supone que el individuo desarrolla estrategias a propósito con el fin de prevenir o minimizar el contacto con esas situaciones. Estas estrategias pueden ser comportamentales, como realizar las compras por Internet, o cognitivas, como usar elementos de distracción durante la situación. El paciente puede llegar incluso a no salir de casa. Frecuentemente, la realización de las actividades con otra persona reduce el temor.

e) El miedo o la ansiedad es desproporcionado al peligro real que plantean las situaciones agorafóbicas y al contexto sociocultural. Debemos distinguir los temores agorafóbicos de las situaciones que generan un temor razonable o son realmente peligrosas, como estar fuera durante una tormenta.

f) El miedo, la ansiedad o la evitación es continuo, y dura típicamente seis o más meses.

g) El miedo, la ansiedad o la evitación causan malestar clínicamente significativo o deterioro en lo social, laboral u otras áreas importantes del funcionamiento.

h) Si existe otra afección médica (por ejemplo, enfermedad intestinal inflamatoria, enfermedad de Parkinson), el miedo, la ansiedad o la evitación es claramente excesiva.

i) El miedo, la ansiedad o la evitación no se explica mejor por los síntomas de otro trastorno mental; por ejemplo, los síntomas no se limitan a la fobia específica, tipo situacional; no implican únicamente situaciones sociales (como en el trastorno de ansiedad social); y no están exclusivamente relacionados con las obsesiones (como en el trastorno obsesivo-compulsivo), defectos o imperfecciones percibidos en el aspecto físico (como en el trastorno dismórfico corporal), recuerdo de sucesos traumáticos (como en el trastorno de estrés postraumático) o miedo a la separación (como en el trastorno de ansiedad por separación).

La agorafobia presenta un curso persistente y crónico. Su desarrollo puede complicarse con la presencia de otros trastornos de ansiedad, depresivos, por uso de sustancias y de personalidad.

Las situaciones agorafóbicas a las que teme un individuo a lo largo de su vida pueden variar.

1.8. Trastorno de ansiedad generalizada

El **trastorno de ansiedad generalizada** se caracteriza por la presencia de una ansiedad persistente y excesiva, y la preocupación sobre varios aspectos percibidos como difíciles de controlar. Los pensamientos se acompañan de síntomas físicos como inquietud o irritabilidad.

Los **criterios diagnósticos** para el trastorno de ansiedad generalizada son:

a) Ansiedad y preocupación excesiva (anticipación aprensiva), que se produce durante más días de los que ha estado ausente durante un mínimo de seis meses, en relación con diversos sucesos o actividades (como en la actividad laboral o escolar).

b) Al individuo le es difícil controlar la preocupación y los pensamientos generados por ella dificultan la atención a las tareas inmediatas.

c) La ansiedad y la preocupación se asocian a tres (o más) de los seis síntomas siguientes (y al menos algunos síntomas han estado presentes durante más

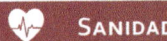
días de los que han estado ausentes durante los últimos seis meses). En los niños solamente se requiere un ítem.:

- Inquietud o sensación de estar atrapado o con los nervios de punta.
- Facilidad para fatigarse.
- Dificultad para concentrarse o quedarse con la mente en blanco.
- Irritabilidad.
- Tensión muscular.
- Problemas de sueño (dificultad para dormirse o para continuar durmiendo, o sueño inquieto e insatisfactorio).

d) La ansiedad, la preocupación o los síntomas físicos causan malestar clínicamente significativo o deterioro en lo social, laboral u otras áreas importantes del funcionamiento.

e) La alteración no se puede atribuir a los efectos fisiológicos de una sustancia (por ejemplo, una droga, un medicamento) ni a otra afección médica (por ejemplo, hipertiroidismo).

f) La alteración no se explica mejor por otro trastorno mental (por ejemplo, ansiedad o preocupación de tener ataques de pánico en el trastorno de pánico, valoración negativa en el trastorno de ansiedad social [fobia social], contaminación u otras obsesiones en el trastorno obsesivo-compulsivo, separación de las figuras de apego en el trastorno de ansiedad por separación, recuerdo de sucesos traumáticos en el trastorno de estrés postraumático, aumento de peso en la anorexia nerviosa, dolencias físicas en el trastorno de síntomas somáticos, percepción de imperfecciones en el trastorno dismórfico corporal, tener una enfermedad grave en el trastorno de ansiedad por enfermedad, o el contenido de creencias delirantes en la esquizofrenia o el trastorno delirante).

Como consecuencia de la tensión muscular pueden manifestarse temblores, contracciones nerviosas, inestabilidad, molestias musculares o dolor. También pueden observarse síntomas somáticos como sudoración, náuseas o diarrea, así como una respuesta exagerada de sobresalto.

La sintomatología asociada a una hiperactividad vegetativa, como el ritmo cardíaco acelerado o la dificultad para respirar, es menos común en este trastorno en comparación con otros como el trastorno de pánico.

También es común encontrar afecciones como el síndrome del intestino irritable o dolores de cabeza.

Los síntomas a menudo **son crónicos y oscilantes** durante toda la vida, pasando de formas sindrómicas o subsindrómicas a lo largo del tiempo.

El contenido de las preocupaciones varía en función del momento vital de la persona. En las **personas mayores**, suele estar relacionado con la aparición de una enfermedad física crónica o con su propia seguridad, en especial en relación a las caídas. En **niños y adolescentes**, suelen estar dirigidas a la calidad de su rendimiento o la evaluación de otros. Puede aparecer una preocupación excesiva por la puntualidad o por sucesos catastróficos.

1.9. Trastorno de ansiedad inducido por sustancias/medicamentos

Dentro del trastorno de ansiedad inducido por sustancias/medicamentos se encuentra la ansiedad debida a una **intoxicación** y la causada por la **retirada de sustancias o tratamientos** médicos.

Los **criterios diagnósticos** son:

a) Los ataques de pánico o la ansiedad predominan en el cuadro clínico.

b) Existen pruebas a partir de la historia clínica, la exploración física o los análisis de laboratorio de (1) y (2):

    1. Síntomas del criterio a desarrollados durante o poco después de la intoxicación o abstinencia de una sustancia o después de la exposición a un medicamento.

    2. La sustancia/medicamento implicado puede producir los síntomas del criterio A. Las sustancias que pueden producir este efecto son el alcohol, la cafeína, el cannabis, la fenciclidina, los alucinógenos, los inhalantes, los estimulantes como la cocaína, y otras sustancias. El pánico y la ansiedad 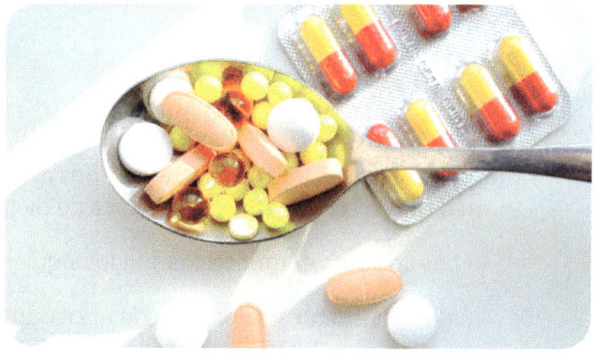 también pueden manifestarse tras el cese de consumo de alcohol, opiáceos, sedantes, hipnóticos, ansiolíticos, estimulantes como la cocaína u otras sustancias. En el caso de los medicamentos, pueden estar implicados anestésicos, analgésicos, simpaticomiméticos, broncodilatadores, anticolinérgicos, insulina, preparadores para la glándula tiroides, anticonceptivos orales, antihistamínicos, antiparkinsonianos, corticosteroides, antihipertensivos, cardiovasculares, anticonvulsivantes, carbonato de litio, antipsicóticos y antidepresivos. Otras sustancias también pueden generar el pánico y la ansiedad como los metales pesados y las toxinas tales como los insecticidas organofosforados, los gases nerviosos,

el monóxido de carbono, el dióxido de carbono y las sustancias volátiles como la gasolina y la pintura.

c) El trastorno no se explica mejor por un trastorno de ansiedad no inducido por sustancias/medicamentos. Tal evidencia de un trastorno de ansiedad independiente puede incluir lo siguiente: los síntomas anteceden al inicio del consumo de la sustancia/medicamento; los síntomas persisten durante un período importante (por ejemplo, aproximadamente un mes) después del cese de la abstinencia aguda o la intoxicación grave; o existen otras pruebas que sugieren la existencia de un trastorno de ansiedad independiente no inducido por sustancias/medicamentos (por ejemplo, antecedentes de episodios recurrentes no relacionados con sustancias/medicamentos).

d) El trastorno no se produce exclusivamente durante el curso de un *delirium*.

e) Los síntomas causan malestar clínicamente significativo o deterioro en lo social, laboral u otras áreas importantes del funcionamiento.

Solo se hará este diagnóstico en lugar de un diagnóstico de intoxicación por sustancias o abstinencia de sustancias cuando los síntomas del criterio A predominen en el cuadro clínico y cuando sean suficientemente graves para justificar la atención clínica.

1.10. Trastorno de ansiedad debido a enfermedad médica

Los síntomas de ansiedad asociados al trastorno de ansiedad debido a enfermedad médica son consecuencia fisiológica de dicha enfermedad.

Los **criterios diagnósticos** son los siguientes:

a) Los ataques de pánico o la ansiedad predominan en el cuadro clínico.

b) Existen pruebas a partir de la historia clínica, la exploración física o los análisis de laboratorio de que el trastorno es la consecuencia fisiopatológica directa de otra afección médica.

c) La alteración no se explica mejor por otro trastorno mental.

d) La alteración no se produce exclusivamente durante el curso de un *delirium*.

e) La alteración causa malestar clínicamente significativo o deterioro en lo social, laboral u otras áreas importantes del funcionamiento.

Varias **afecciones orgánicas** son capaces de generar sintomatología relacionada con la ansiedad: las enfermedades endocrinas (por ejemplo, el hipertiroidismo, el feocromocitoma, la hipoglucemia y el hiperadrenocortisolismo), los trastornos cardiovasculares (por ejemplo, la insuficiencia cardíaca congestiva, la embolia pulmonar, las arritmias, como la fibrilación auricular), las enfermedades respiratorias (por ejemplo, la enfermedad pulmonar obstructiva crónica, el asma, la neumonía), los trastornos metabólicos (por ejemplo, la deficiencia de vitamina B12, la porfiria) y las enfermedades neurológicas (por ejemplo, las neoplasias, la disfunción vestibular, la encefalitis y las convulsiones).

1.11. Otro trastorno de ansiedad especificado

Esta categoría se aplica a presentaciones en las que predominan los síntomas característicos de un trastorno de ansiedad que causan malestar clínicamente significativo o deterioro en lo social, laboral u otras áreas importantes del funcionamiento, pero que no cumplen todos los criterios de ninguno de los trastornos de la categoría diagnóstica de los trastornos de ansiedad.

La categoría de otro trastorno de ansiedad especificado se utiliza en situaciones en las que el médico opta por comunicar el motivo específico por el que la presentación no cumple los criterios de un trastorno de ansiedad específico.

Esto se hace registrando "otro trastorno de ansiedad especificado" seguido del motivo específico (por ejemplo, "ansiedad generalizada que está ausente más días de los que está presente").

1.12. Otro trastorno de ansiedad no especificado

Esta categoría se aplica a presentaciones en las que predominan los síntomas característicos de un trastorno de ansiedad que causan malestar clínicamente significativo o deterioro en lo social, laboral u otras áreas importantes del funcionamiento, pero que no cumplen todos los criterios de ninguno de los trastornos de la categoría diagnóstica de los trastornos de ansiedad.

La categoría del trastorno de ansiedad no especificado se utiliza en situaciones en las que el médico opta por no especificar el motivo de incumplimiento de los criterios de un trastorno de ansiedad específico, e incluye presentaciones en las que no existe suficiente información para hacer un diagnóstico más específico (por ejemplo, en servicios de urgencias).

2. Diagnóstico de los trastornos de ansiedad según la CIE-11

2.1. Introducción

Se establece que estos trastornos se fundamentan en el **miedo** y la **ansiedad excesivos** asociados a problemas de comportamiento. Los síntomas tienen que ser lo suficientemente graves como para generar un malestar significativo a nivel personal, familiar, social, educativo o en otras áreas importantes para el funcionamiento de la persona.

Como indica la CIE-11, el miedo y la ansiedad son fenómenos estrechamente relacionados; el miedo representa una reacción a la amenaza inminente percibida en el presente, mientras que la ansiedad está más orientada hacia el futuro, refiriéndose a la amenaza anticipada percibida.

Para diferenciar si el trastorno está relacionado con el miedo o la ansiedad, hay que atender a la situación que provoca ese miedo o esa ansiedad.

2.2. Trastorno de ansiedad generalizada

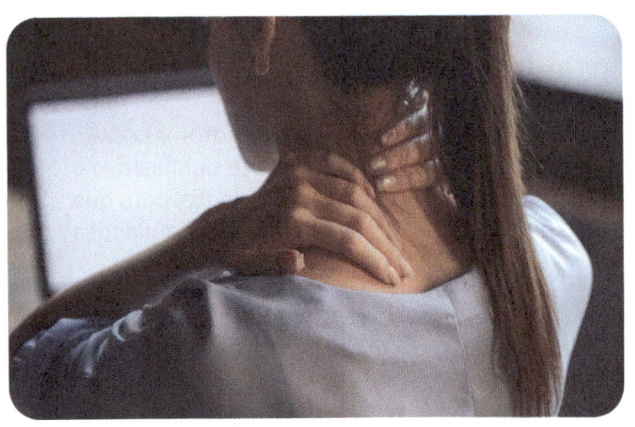

El trastorno de ansiedad generalizada se caracteriza por síntomas marcados de ansiedad que persisten durante al menos varios meses, durante más días que los que no se manifiestan, ya sea por aprehensión general (es decir, "ansiedad de flotación libre") o preocupación excesiva centrada en múltiples eventos cotidianos, con mayor frecuencia relacionados con la familia, la salud, las finanzas, y la escuela o el trabajo, junto con síntomas adicionales como tensión muscular o inquietud motora, actividad simpática autónoma, experiencia subjetiva de nerviosismo, dificultad para mantener la concentración, irritabilidad o trastornos del sueño.

Los síntomas causan una angustia significativa o un deterioro significativo en las áreas personales, familiares, sociales, educativas, ocupacionales u otras áreas importantes del funcionamiento. Los síntomas no son una manifestación de otra condición de salud y no se deben a los efectos de una sustancia o medicamento en el sistema nervioso central.

2.3. Trastorno de pánico

El trastorno de pánico se caracteriza por **ataques de pánico inesperados y recurrentes** que no se limitan a situaciones o estímulos particulares.

Los ataques de pánico son episodios discretos de miedo o aprensión intensos acompañados de la aparición rápida y simultánea de varios síntomas característicos (por ejemplo, palpitaciones o aumento de la frecuencia cardíaca, sudoración, temblores, dificultad para respirar, dolor en el pecho, mareos o aturdimiento, escalofríos, sofocos, miedo de muerte inminente).

Además, el trastorno de pánico se caracteriza por una preocupación persistente sobre la recurrencia o la importancia de los ataques de pánico, o comportamientos destinados a evitar su recurrencia, que resulta en un deterioro significativo en el funcionamiento personal, familiar, social, educativo, ocupacional u otras áreas importantes del funcionamiento. Los síntomas no son una manifestación de otra afección médica y no se deben a los efectos de una sustancia o medicamento en el sistema nervioso central.

Debe excluirse del diagnóstico que se trate de una crisis de ansiedad que, según esta misma guía, se define como un episodio aislado de miedo o temor intensos, acompañados por el inicio rápido y simultáneo de una serie de síntomas característicos.

Estos síntomas pueden ser, entre otros, palpitaciones o taquicardia; sudoración; temblores; disnea; sensación de asfixia; dolor torácico; náuseas o dolor abdominal; sensación de mareo o aturdimiento; escalofríos o sofocos; hormigueo o parestesia de las extremidades; despersonalización o sensación surreal; miedo de perder el control o a volverse loco; y miedo de una muerte inminente. Los ataques de pánico pueden aparecer de la nada o ser provocados por situaciones particulares.

2.4. Agorafobia

La agorafobia se caracteriza por miedo o ansiedad marcados o excesivos que se producen en respuesta a múltiples situaciones en donde escapar podría ser difícil o podría no haber ayuda disponible, como usar transporte público, estar en multitudes, estar fuera de casa solo (por ejemplo, en tiendas, teatros, formando en fila).

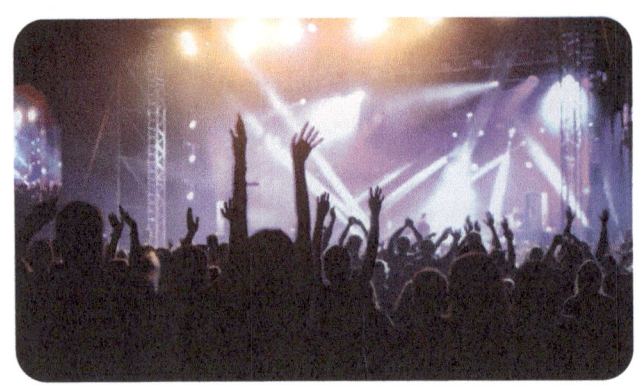

El individuo está constantemente preocupado por estas situaciones debido al temor de resultados negativos específicos (por ejemplo, ataques de pánico, otros síntomas físicos incapacitantes o embarazosos).

Las situaciones se evitan activamente, se experimentan solamente bajo circunstancias específicas, como en presencia de un compañero de confianza, o se viven con miedo o ansiedad intensos.

Los síntomas persisten por lo menos varios meses, y son lo suficientemente graves como para provocar malestar o deterioro significativos en las relaciones personales, familiares, sociales, educativas, ocupacionales o en otras áreas importantes del funcionamiento.

2.5. Fobia específica

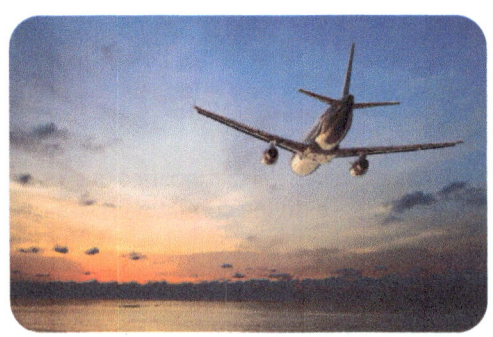

Recordemos que la fobia específica se caracteriza por un miedo o ansiedad marcados y excesivos que ocurren constantemente al exponerse o anticiparse a la exposición a uno o más objetos o situaciones específicas (por ejemplo, proximidad a ciertos animales, vuelo, alturas, espacios cerrados, visión de sangre o lesiones) que está fuera de proporción con el peligro real.

El objeto o la situación fóbica son evitados o sobrellevados con intenso miedo o ansiedad.

Los síntomas persisten al menos por varios meses y son lo suficientemente graves como para ocasionar un malestar o deterioro significativo en las relaciones personales, familiares, sociales, educativas, laborales o en otras áreas importantes del funcionamiento.

Se debe excluir el trastorno dismórfico corporal y las hipocondrías.

2.6. Trastorno de ansiedad social

Como vimos anteriormente, el trastorno de ansiedad social se caracteriza por miedo o ansiedad marcados y excesivos que ocurren constantemente en una o más situaciones sociales, como interacciones sociales (por ejemplo, tener una conversación), hacer algo mientras se siente observado (por ejemplo, comer o beber en presencia de otros), o actuar frente a otros (por ejemplo, dar un discurso).

⇨ Al individuo le preocupa que actuará de una manera, o mostrará síntomas de ansiedad, que serán evaluados negativamente por otros.

⇨ Las situaciones sociales relevantes se evitan constantemente o se soportan con miedo o ansiedad intensos.

⇨ Los síntomas persisten durante al menos varios meses y son lo suficientemente graves como para provocar una angustia significativa o un deterioro significativo en las áreas de funcionamiento personal, familiar, social, educativo, ocupacional u otras áreas importantes.

2.7. Trastorno de ansiedad por separación

El trastorno de ansiedad por separación se caracteriza por un miedo o ansiedad marcados y excesivos acerca de la separación de determinadas **figuras de apego**.

En **niños y adolescentes**, la ansiedad por separación generalmente se centra en los cuidadores, los padres u otros miembros de la familia y el miedo o la ansiedad van más allá de los que se consideraría normativo del desarrollo.

En los **adultos**, el enfoque suele ser una pareja romántica o los niños.

Las manifestaciones de ansiedad por separación pueden incluir pensamientos persistentes de peligro u otro evento adversos que le podrían ocurrir a la figura de apego, reticencia a ir a la escuela o a trabajar, exceso de ansiedad recurrente relacionada con la separación, reticencia o negación de ir a dormir lejos de la figura de apego, y pesadillas recurrentes sobre la separación. Los síntomas persisten por al menos varios meses y son lo suficientemente graves como para ocasionar un malestar o deterioro significativos en las relaciones personales, familiares, sociales, laborales, educativas y ocupacionales, o en otras áreas importantes del funcionamiento.

 Se debe excluir el mutismo selectivo, el trastorno de ansiedad social y los trastornos del estado de ánimo.

257

2.8. Mutismo selectivo

El mutismo selectivo se caracteriza por una selectividad constante en el habla, de modo que un niño demuestra una competencia lingüística adecuada en situaciones sociales específicas, por lo general en el hogar, pero no habla constantemente en otros, por lo general en la escuela.

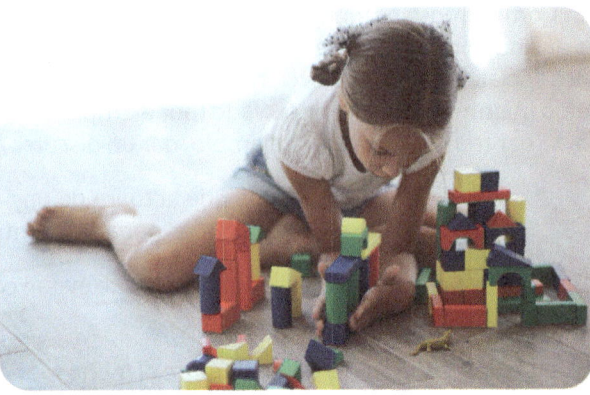

La perturbación dura al menos un mes, no se limita al primer mes de clases y es lo suficientemente grave como para interferir con el rendimiento educativo o la comunicación social.

La incapacidad para hablar no se debe a una falta de conocimiento ni de comodidad con la lengua hablada en la situación social requerida (por ejemplo, un idioma diferente hablado en la escuela que en casa).

 Debe excluirse la esquizofrenia, el trastorno del espectro autista y el mutismo transitorio asociado al trastorno de ansiedad por separación.

2.9. Trastornos de ansiedad inducidos por sustancias

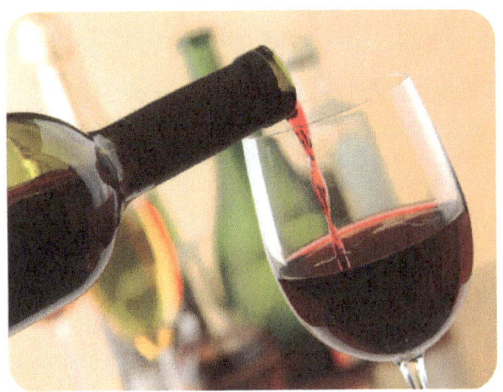

Se distinguen las siguientes **sustancias**: alcohol, cannabis, canabinoides sintéticos, opioides, sustancias sedantes, hipnóticos o ansiolíticos, cocaína, estimulantes que incluyen anfetaminas, metanfetaminas y metcatinona, catinonas sintéticas, cafeína, alucinógenos, inhalantes volátiles, MDMA o relacionadas, drogas disociativas como la ketamina o la fenciclidina y otras sustancias psicoactivas.

3. Trastorno obsesivo-compulsivo y trastornos relacionados

3.1. Trastorno obsesivo-compulsivo (TOC)

Si atendemos a la clasificación del DSM-5 vemos que después del capítulo dedicado a los trastornos de ansiedad se encuentra el capítulo dedicado al trastorno obsesivo-compulsivo y trastornos relacionados. Esto es así ya que existe una gran relación entre los trastornos de ansiedad y algunos de estos trastornos.

En anteriores versiones del manual el trastorno obsesivo-compulsivo se incluía dentro de los trastornos de ansiedad. Igualmente, los comportamientos asociados a los trastornos de tricotilomanía y excoriación pueden ir precedidos o acompañados de sentimientos de ansiedad. Es por esto que se incluyen los criterios diagnósticos de estos trastornos a lo largo de este epígrafe.

La característica predominante en el TOC es la presencia de pensamientos, impulsos o imágenes recurrentes y persistentes que se perciben como intrusivos y no deseados. Por su parte, las compulsiones a las que el nombre también hace referencia son **conductas repetitivas** o actos mentales que un individuo se siente impulsado a realizar en respuesta a una obsesión o de acuerdo con reglas que deben aplicarse rígidamente.

El contenido concreto de las obsesiones y de las compulsiones es variable según la persona, aunque hay ciertas dimensiones comunes como los síntomas de limpieza, la simetría y los pensamientos tabú y de daño.

Los **criterios diagnósticos** del trastorno obsesivo-compulsivo son:

a) Presencia de obsesiones, compulsiones o ambas. Las obsesiones se definen por:

- Pensamientos, impulsos o imágenes recurrentes y persistentes que se experimentan, en algún momento durante el trastorno, como intrusas o no deseadas, y que en la mayoría de los sujetos causan ansiedad o malestar importante.

- El sujeto intenta ignorar o suprimir estos pensamientos, impulsos o imágenes, o neutralizarlos con algún otro pensamiento o acto (es decir, realizando una compulsión).

Las **compulsiones** se definen por:

- Comportamientos (por ejemplo, lavarse las manos, ordenar, comprobar las cosas) o actos mentales (por ejemplo, rezar, contar, repetir palabras en silencio) repetitivos que el sujeto realiza como respuesta a una obsesión o de acuerdo con reglas que ha de aplicar de manera rígida.

- El objetivo de los comportamientos o actos mentales es prevenir o disminuir la ansiedad o el malestar, o evitar algún suceso o situación temida; sin embargo, estos comportamientos o actos mentales no están conectados de una manera realista con los destinados a neutralizar o prevenir, o bien resultan claramente excesivos.

Los niños de corta edad pueden no ser capaces de articular los objetivos de estos comportamientos o actos mentales.

b) Las obsesiones o compulsiones requieren mucho tiempo (por ejemplo, ocupan más de una hora diaria) o causan malestar clínicamente significativo o deterioro en lo social, laboral u otras áreas importantes del funcionamiento.

c) Los síntomas obsesivo-compulsivos no se pueden atribuir a los efectos fisiológicos de una sustancia (por ejemplo, una droga, un medicamento) o a otra afección médica.

d) La alteración no se explica mejor por los síntomas de otro trastorno mental. Por ejemplo, preocupaciones excesivas, como en el trastorno de ansiedad generalizada; preocupación por el aspecto, como en el trastorno dismórfico corporal; dificultad de deshacerse o renunciar a las posesiones, como en el trastorno de acumulación; arrancarse el pelo, como en la tricotilomanía; rascarse la piel, como en el trastorno de excoriación; estereotipias, como en el trastorno de movimientos estereotipados; comportamiento alimentario ritualizado, como en los trastornos de la conducta alimentaria; problemas con sustancias o con el juego, como en los trastornos relacionados con sustancias y trastornos adictivos; preocupación por padecer una enfermedad, como en el trastorno de ansiedad por enfermedad; impulsos o fantasías sexuales, como en los trastornos parafílicos; impulsos, como en los trastornos disruptivos, del control de los impulsos y de la conducta; rumiaciones de culpa, como en el trastorno de depresión mayor; inserción de pensamientos o delirios, como en la esquizofrenia y otros trastornos psicóticos; o patrones de comportamiento repetitivo, como en los trastornos del espectro autista.

3.2. Trastorno dismórfico corporal

 El trastorno dismórfico corporal se caracteriza por la preocupación por uno o más defectos percibidos en la apariencia física que no son observables o se aprecian solo ligeramente, así como por las conductas repetitivas o los actos mentales que se producen en respuesta a esas preocupaciones.

Es importante no dar este diagnóstico cuando la preocupación corporal se limita al peso o la grasa corporal, debiendo considerarse en este caso el trastorno de la conducta alimentaria. Los **criterios diagnósticos** del trastorno dismórfico corporal son:

⇨ Preocupación por uno o más defectos o imperfecciones percibidas en el aspecto físico que no son observables o parecen sin importancia a otras personas.

⇨ En algún momento durante el curso del trastorno, el sujeto ha realizado comportamientos (por ejemplo, mirarse en el espejo, asearse en exceso, rascarse la piel, querer asegurarse de las cosas) o actos mentales (por ejemplo, comparar su aspecto con el de otros) repetitivos como respuesta a la preocupación por el aspecto.

⇨ La preocupación causa malestar clínicamente significativo o deterioro en lo social, laboral u otras áreas importantes del funcionamiento.

⇨ La preocupación por el aspecto no se explica mejor por la inquietud acerca del tejido adiposo o el peso corporal en un sujeto cuyos síntomas cumplen los criterios diagnósticos de un trastorno de la conducta alimentaria.

3.3. Trastorno de acumulación

 El trastorno de acumulación se caracteriza por la persistente dificultad de renunciar o separarse de posesiones, independientemente de su valor real, como consecuencia de una fuerte necesidad percibida para conservar los objetos y evitar el malestar asociado a desecharlos. El trastorno de acumulación difiere de la recogida normal. La mayoría de los individuos con este trastorno presentan una adquisición excesiva ya sea a través de la recolección excesiva, la compra o el robo de artículos que no son necesarios o para los que no hay espacio disponible.

Los **criterios diagnósticos** del trastorno de acumulación son:

a) Dificultad persistente de deshacerse o renunciar a las posesiones, independientemente de su valor real.

b) Esta dificultad es debida a una necesidad percibida de guardar las cosas y al malestar que se siente cuando uno se deshace de ellas.

c) La dificultad de deshacerse de las posesiones da lugar a la acumulación de cosas que congestionan y abarrotan las zonas habitables y alteran en gran medida su uso previsto. Si las zonas habitables están despejadas, solo es debido a la intervención de terceros (por ejemplo, miembros de la familia, personal de limpieza, autoridades).

d) La acumulación causa malestar clínicamente significativo o deterioro en lo social, laboral u otras áreas importantes del funcionamiento (incluido el mantenimiento de un entorno seguro para uno mismo y para los demás).

e) La acumulación no se puede atribuir a otra afección médica (por ejemplo, lesión cerebral, enfermedad cerebrovascular, síndrome de Prader-Willi).

f) La acumulación no se explica mejor por los síntomas de otro trastorno mental (por ejemplo, obsesiones en el trastorno obsesivo-compulsivo, disminución de la energía en el trastorno de depresión mayor, delirios en la esquizofrenia u otros trastornos psicóticos, déficit cognitivo en el trastorno neurocognitivo mayor, disminución del interés en los trastornos del espectro autista).

3.4. Tricotilomanía (o trastorno de arrancarse el pelo)

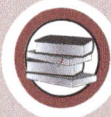 La tricotilomanía se caracteriza por tirones recurrentes del pelo que propician la pérdida de cabellos y sendos intentos para disminuir o cesar dichos tirones.

Los **criterios diagnósticos** para la tricotilomanía son:

a) Arrancarse el pelo de forma recurrente, lo que da lugar a su pérdida.

b) Intentos repetidos de disminuir o dejar de arrancar el pelo.

c) Arrancarse el pelo causa malestar clínicamente significativo o deterioro en lo social, laboral u otras áreas importantes del funcionamiento.

d) El hecho de arrancarse el pelo o la pérdida del mismo no se puede atribuir a otra afección médica (por ejemplo, una afección dermatológica).

e) El hecho de arrancarse el pelo no se explica mejor por los síntomas de otro trastorno mental (por ejemplo, intentos de mejorar un defecto o imperfección percibida en el aspecto, como en el trastorno dismórfico corporal).

3.5. Trastorno de excoriación (o trastorno de rascarse la piel)

 El trastorno de excoriación se caracteriza por el rascado recurrente de la piel.

Los **criterios diagnósticos** para el trastorno de excoriación son:

a) Dañarse la piel de forma recurrente hasta producirse lesiones cutáneas.

b) Intentos repetidos de disminuir o dejar de rascarse la piel.

c) Rascarse la piel causa malestar clínicamente significativo o deterioro en lo social, laboral u otras áreas importantes del funcionamiento.

d) El daño de la piel no se puede atribuir a los efectos fisiológicos de una sustancia (por ejemplo, cocaína) u otra afección médica (por ejemplo, sarna).

e) El hecho de rascarse la piel no se explica mejor por los síntomas de otro trastorno mental (por ejemplo, delirios o alucinaciones táctiles en un trastorno psicótico, intentos de mejorar un defecto o imperfección percibida en el aspecto, como en el trastorno dismórfico corporal, estereotipias como en el trastorno de movimientos estereotipados, o el intento de dañarse uno mismo en la autolesión no suicida).

3.6. Trastorno obsesivo-compulsivo y trastornos relacionados inducidos por sustancias/medicamentos

Los **criterios diagnósticos** son:

a) Las obsesiones, compulsiones, rascarse la piel, arrancarse el pelo, otros comportamientos repetitivos centrados en el cuerpo u otros síntomas característicos del trastorno obsesivo-compulsivo y relacionados predominan en el cuadro clínico.

b) Existen pruebas a partir de la historia clínica, la exploración física o los análisis de laboratorio de:

- Síntomas del criterio A desarrollados durante o poco después de la intoxicación o abstinencia de una sustancia o después de la exposición a un medicamento.

- La sustancia/medicamento implicado puede producir los síntomas del criterio A.

c) La alteración no se explica mejor por un trastorno obsesivo-compulsivo y trastorno relacionado que no es inducido por sustancias/medicamentos. Estas pruebas de un trastorno obsesivo-compulsivo y trastorno relacionado independiente pueden incluir lo siguiente:

- Los síntomas anteceden al inicio del uso de la sustancia/medicamento; los síntomas persisten durante un período importante (por ejemplo, aproximadamente un mes) después del cese de la abstinencia aguda o la intoxicación grave; o existen otras evidencias que sugieren la existencia de un trastorno obsesivo-compulsivo y trastorno relacionado independiente no inducido por sustancias/medicamentos (por ejemplo, antecedentes de episodios recurrentes no relacionados con sustancias/medicamentos).

d) La alteración no se produce exclusivamente durante el curso de un *delirium*.

e) La alteración causa malestar clínicamente significativo o deterioro en lo social, laboral u otras áreas importantes del funcionamiento.

3.7. Trastorno obsesivo-compulsivo y trastornos relacionados debido a otra afección médica

Los **criterios diagnósticos** son:

a) Las obsesiones, compulsiones, preocupaciones por el aspecto, acumulación, rascarse la piel, arrancarse el pelo, otros comportamientos repetitivos centrados en el cuerpo u otros síntomas característicos del trastorno obsesivo-compulsivo y trastornos relacionados predominan en el cuadro clínico.

b) Existen pruebas a partir de la historia clínica, la exploración física o los análisis de laboratorio de que la alteración es la consecuencia fisiopatológica directa de otra afección médica.

c) La alteración no se explica mejor por otro trastorno mental.

d) La alteración no se produce exclusivamente durante el curso de un *delirium*.

e) La alteración causa malestar clínicamente significativo o deterioro en lo social, laboral u otras áreas importantes del funcionamiento.

3.8. Otros trastornos obsesivo-compulsivos y trastornos relacionados especificados

Esta categoría se aplica a presentaciones en las que predominan los síntomas característicos de un **trastorno obsesivo-compulsivo y trastornos relacionados** que causan malestar clínicamente significativo o deterioro en lo social, laboral u otras áreas importantes del funcionamiento, pero que no cumplen todos los criterios de ninguno de los trastornos de la categoría diagnóstica del trastorno obsesivo-compulsivo y trastornos relacionados.

La categoría de otro trastorno obsesivo-compulsivo y trastornos relacionados especificados se utiliza en situaciones en las que el clínico opta por comunicar el motivo específico por el que la presentación **no cumple los criterios** de un trastorno obsesivo-compulsivo y relacionados específico.

Esto se hace registrando "otro trastorno obsesivo-compulsivo y relacionados especificado" y a continuación el motivo específico.

3.9. Otros trastornos obsesivo-compulsivos y trastornos relacionados no especificados

Esta categoría se aplica a presentaciones en las que predominan los síntomas característicos de un trastorno obsesivo-compulsivo y trastornos relacionados que causan malestar clínicamente significativo o deterioro en lo social, laboral u otras áreas importantes del funcionamiento, pero que no cumplen todos los criterios de ninguno de los trastornos de la categoría diagnóstica del trastorno obsesivo-compulsivo y trastornos relacionados.

La categoría del trastorno obsesivo-compulsivo y trastornos relacionados no especificados se utiliza en situaciones en las que el clínico opta por no especificar el motivo del incumplimiento de los criterios de un trastorno obsesivo-compulsivo y relacionados específico, e incluye presentaciones en las que no existe suficiente información para hacer un diagnóstico más específico (por ejemplo, en servicios de urgencias).

4. Trastornos relacionados con traumas y factores de estrés

4.1. Introducción

Hay otro grupo de trastornos muy relacionados con la ansiedad: los trastornos relacionados con traumas y factores de estrés. Como hemos visto, el estrés y la ansiedad son fenómenos muy relacionados y podemos encontrar casos donde sea necesario diferenciar a qué clase de trastorno nos enfrentamos.

El trauma y los trastornos relacionados con factores de estrés son trastornos en los que la exposición a un evento traumático o estresante aparece explícitamente como un criterio diagnóstico.

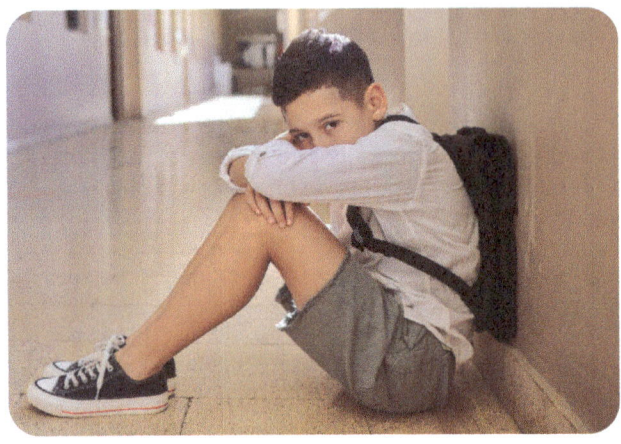

El malestar psicológico tras la exposición a un evento traumático o estresante es bastante variable. En algunos casos, los síntomas se pueden entender dentro de un contexto basado en el miedo y la ansiedad.

Está comprobado, sin embargo, que muchas personas que han estado expuestas a un evento traumático o estresante exhiben un fenotipo que se muestra como su característica clínica más importante, en lugar de síntomas fundamentados en el miedo y la ansiedad, síntomas anhedónicos y disfóricos, exteriorizados como síntomas de enfado y hostilidad, o síntomas disociativos. Es habitual también que en el cuadro clínico encontremos síntomas de ambos tipos. Vemos, pues, que existe también conexión con los trastornos depresivos.

4.2. Trastorno de apego reactivo

Los criterios diagnósticos para el trastorno de apego reactivo son:

a) Patrón constante de comportamiento inhibido, emocionalmente retraído hacia los cuidadores adultos, que se manifiesta por las dos características siguientes:

- El niño raramente o muy pocas veces busca consuelo cuando siente malestar.

- El niño raramente o muy pocas veces se deja consolar cuando siente malestar.

b) Alteración social y emocional persistente que se caracteriza por dos o más de los síntomas siguientes:

- Reacción social y emocional mínima a los demás.

- Afecto positivo limitado.

- Episodios de irritabilidad, tristeza o miedo inexplicado que son evidentes incluso durante las interacciones no amenazadoras con los cuidadores adultos.

c) El niño ha experimentado un patrón extremo de cuidado insuficiente como se pone de manifiesto por una o más de las características siguientes:

- Negligencia o carencia social que se manifiesta por la falta persistente de tener cubiertas las necesidades emocionales básicas para disponer de bienestar, estímulo y afecto por parte de los cuidadores adultos.

- Cambios repetidos de los cuidadores primarios que reducen la oportunidad de elaborar un apego estable (por ejemplo, cambios frecuentes de la custodia).

- Educación en contextos no habituales que reduce en gran manera la oportunidad de establecer un apego selectivo (por ejemplo, instituciones con un número elevado de niños por cuidador).

d) Se supone que el factor cuidado del criterio C es el responsable de la alteración del comportamiento del criterio A (por ejemplo, las alteraciones del criterio A comienzan cuando falta el cuidado adecuado del criterio C).

e) No se cumplen los criterios para el trastorno del espectro autista.

f) El trastorno es evidente antes de los 5 años.

g) El niño tiene una edad de desarrollo de, al menos, 9 meses.

4.3. Trastorno de relación social desinhibida

Los criterios diagnósticos para el trastorno de relación social desinhibida son:

a) Patrón de comportamiento en el que un niño se aproxima e interacciona activamente con adultos extraños y presenta dos o más de las características siguientes:

- Reducción o ausencia de reticencia para aproximarse e interaccionar con adultos extraños.

- Comportamiento verbal o físico demasiado familiar (que no concuerda con lo aceptado culturalmente y con los límites sociales apropiados a la edad).

- Recurre poco o nada al cuidador adulto después de una salida arriesgada, incluso en contextos extraños.

- Disposición a irse con un adulto extraño con poca o ninguna vacilación.

b) Los comportamientos del criterio A no se limitan a la impulsividad (como en el trastorno por déficit de atención / hiperactividad), pero incluyen un comportamiento socialmente desinhibido.

c) El niño ha experimentado un patrón extremo de cuidado insuficiente, como se pone de manifiesto por una o más de las características siguientes:

- Negligencia o carencia social que se manifiesta por la falta persistente de tener cubiertas las necesidades emocionales básicas para disponer de bienestar, estímulo y afecto por parte de los cuidadores adultos.

- Cambios repetidos de los cuidadores primarios que reducen la oportunidad de elaborar un apego estable (por ejemplo, cambios frecuentes de la custodia).

- Educación en contextos no habituales que reduce en gran manera la oportunidad de establecer un apego selectivo (por ejemplo, instituciones con un número elevado de niños por cuidador).

d) Se supone que el factor cuidado del criterio C es el responsable de la alteración del comportamiento del criterio A (por ejemplo, las alteraciones del criterio A comienzan tras el cuidado patógeno del criterio C).

e) El niño tiene una edad de desarrollo de, al menos, 9 meses.

4.4. Trastorno por estrés postraumático (TEPT)

Los criterios siguientes se aplican a adultos, adolescentes y niños mayores de 6 años. Para niños menores de 6 años, véanse los criterios correspondientes más adelante.

Los **criterios diagnósticos** para el trastorno por estrés postraumático son:

a) Exposición a la muerte, lesión grave o violencia sexual, ya sea real o amenaza, en una (o más) de las formas enumeradas

- Experiencia directa del suceso(s) traumático(s).

- Presencia directa del suceso(s) ocurrido(s) a otros.

- Conocimiento de que el suceso(s) traumático(s) ha ocurrido a un familiar próximo o a un amigo íntimo. En los casos de amenaza o realidad de muerte de un familiar o amigo, el suceso(s) ha de haber sido violento o accidental.

- Exposición repetida o extrema a detalles repulsivos del suceso(s) traumático(s) (por ejemplo, socorristas que recogen restos humanos; policías repetidamente expuestos a detalles del maltrato infantil).

El criterio A4 no se aplica a la exposición a través de medios electrónicos, televisión, películas o fotografías, a menos que esta exposición esté relacionada con el trabajo.

b) Presencia de uno (o más) de los síntomas de intrusión asociados al suceso(s) traumático(s), que comienza después del suceso(s) traumático(s).

- Recuerdos angustiosos recurrentes, involuntarios e intrusivos del suceso(s) traumático(s).

- En los niños mayores de 6 años, se pueden producir juegos repetitivos en los que se expresen temas o aspectos del suceso(s) traumático(s).

- Sueños angustiosos recurrentes en los que el contenido y/o el afecto del sueño está relacionado con el suceso(s) traumático(s).

- En los niños, pueden existir sueños aterradores sin contenido reconocible.

- Reacciones disociativas (por ejemplo, escenas retrospectivas) en las que el sujeto siente o actúa como si se repitiera el suceso(s) traumático(s). Estas reacciones se pueden producir de forma continua y la expresión más extrema es una pérdida completa de conciencia del entorno presente.

   En los niños, la representación específica del trauma puede tener lugar en el juego.

- Malestar psicológico intenso o prolongado al exponerse a factores internos o externos que simbolizan o se parecen a un aspecto del suceso(s) traumático(s).

- Reacciones fisiológicas intensas a factores internos o externos que simbolizan o se parecen a un aspecto del suceso(s) traumático(s).

c) Evitación persistente de estímulos asociados al suceso(s) traumático(s), que comienza tras el suceso(s) traumático(s), como se pone de manifiesto por una o las dos características listadas.

- Evitación o esfuerzos para evitar recuerdos, pensamientos o sentimientos angustiosos acerca o estrechamente asociados al suceso(s) traumático(s).

- Evitación o esfuerzos para evitar recordatorios externos (personas, lugares, conversaciones, actividades, objetos, situaciones) que despiertan recuerdos, pensamientos o sentimientos angustiosos acerca o estrechamente asociados al suceso(s) traumático(s).

d) Alteraciones negativas cognitivas y del estado de ánimo asociadas al suceso(s) traumático(s), que comienzan o empeoran después del suceso(s) traumático(s), como se pone de manifiesto por dos (o más) de las características listadas.

- Incapacidad de recordar un aspecto importante del suceso(s) traumático(s); debido, típicamente, a amnesia disociativa y no a otros factores como una lesión cerebral, alcohol o drogas.

- Creencias o expectativas negativas persistentes y exageradas sobre uno mismo, los demás o el mundo (por ejemplo: "Estoy mal", "No puedo confiar en nadie", "El mundo es muy peligroso", "Tengo los nervios destrozados").

- Percepción distorsionada persistente de la causa o las consecuencias del suceso(s) traumático(s) que hace que el individuo se acuse a sí mismo o a los demás.

- Estado emocional negativo persistente (por ejemplo, miedo, terror, enfado, culpa o vergüenza).

- Disminución importante del interés o la participación en actividades significativas.

- Sentimiento de desapego o extrañamiento de los demás.

- Incapacidad persistente de experimentar emociones positivas (por ejemplo, felicidad, satisfacción o sentimientos amorosos).

e) Alteración importante de la alerta y reactividad asociada al suceso(s) traumático(s), que comienza o empeora después del suceso(s) traumático(s), como se pone de manifiesto por dos (o más) de las características listadas.

- Comportamiento irritable y arrebatos de furia (con poca o ninguna provocación) que se expresan típicamente como agresión verbal o física contra personas u objetos.

- Comportamiento imprudente o autodestructivo.

- Hipervigilancia.

- Respuesta de sobresalto exagerada.

- Problemas de concentración.

- Alteración del sueño (por ejemplo, dificultad para conciliar o continuar el sueño, o sueño inquieto).

f) La duración de la alteración (criterios B, C, D y E) es superior a un mes.

g) La alteración causa malestar clínicamente significativo o deterioro en lo social, laboral u otras áreas importantes del funcionamiento.

h) La alteración no se puede atribuir a los efectos fisiológicos de una sustancia (por ejemplo, medicamento, alcohol) o a otra afección médica.

Se debe especificar si:

* Con síntomas disociativos

    Los síntomas cumplen los criterios para el trastorno de estrés postraumático y, además, en respuesta al factor de estrés, el individuo experimenta síntomas persistentes o recurrentes de una de las características siguientes:

    ⇨ **Despersonalización:** experiencia persistente o recurrente de un sentimiento de desapego y como si uno mismo fuera un observador externo del propio proceso mental o corporal (por ejemplo, como si se soñara, sentido de irrealidad de uno mismo o del propio cuerpo, o de que el tiempo pasa despacio).

    ⇨ **Desrealización:** experiencia persistente o recurrente de irrealidad del entorno (por ejemplo, el mundo alrededor del individuo se experimenta como irreal, como en un sueño, distante o distorsionado).

    Para utilizar este subtipo, los síntomas disociativos no se han de poder atribuir a los efectos fisiológicos de una sustancia (por ejemplo, desvanecimiento, comportamiento durante la intoxicación alcohólica) u otra afección médica (por ejemplo, epilepsia parcial compleja).

* Con expresión retardada

    Si la totalidad de los criterios diagnósticos no se cumplen hasta al menos seis meses después del acontecimiento (aunque el inicio y la expresión de algunos síntomas puedan ser inmediatos).

4.5. Trastorno de estrés postraumático en niños menores de 6 años

En niños menores de 6 años, exposición a la muerte, lesión grave o violencia sexual, ya sea real o amenaza, en una (o más) de las formas listadas.

⇨ Experiencia directa del suceso(s) traumático(s).

⇨ Presencia directa del suceso(s) ocurrido(s) a otros, especialmente a los cuidadores primarios.

⇨ No incluye sucesos que solamente se han visto en medios electrónicos, televisión, películas o fotografías.

⇨ Conocimiento de que el suceso(s) traumático(s) ha ocurrido a uno de los padres o cuidadores.

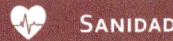
Presencia de uno (o más) de los síntomas de intrusión siguientes asociados al suceso(s) traumático(s), que comienzan después del suceso(s) traumático(s).

⇨ Recuerdos angustiosos recurrentes, involuntarios e intrusivos del suceso(s) traumático(s).

⇨ Los recuerdos espontáneos e intrusivos pueden no ser necesariamente angustiosos y se pueden expresar como recreación en el juego.

⇨ Sueños angustiosos recurrentes en los que el contenido y/o el afecto del sueño está relacionado con el suceso(s) traumático(s).

⇨ Puede resultar imposible determinar que el contenido aterrador está relacionado con el suceso traumático.

⇨ Reacciones disociativas (por ejemplo, escenas retrospectivas) en las que el niño siente o actúa como si se repitiera el suceso(s) traumático(s). Estas reacciones se pueden producir de forma continua, y la expresión más extrema es una pérdida completa de conciencia del entorno presente. La representación específica del trauma puede tener lugar en el juego.

⇨ Malestar psicológico intenso o prolongado al exponerse a factores internos o externos que simbolizan o se parecen a un aspecto del suceso(s) traumático(s).

⇨ Reacciones fisiológicas importantes a los recordatorios del suceso(s) traumático(s).

Ha de estar presente uno (o más) de los síntomas listados, que representan evitación persistente de los estímulos asociados al suceso(s) traumático(s) o alteración cognitiva y del estado de ánimo asociada al suceso(s) traumático(s), que comienza o empeora después del suceso(s).

⇨ Evitación persistente de los estímulos

• Evitación o esfuerzos para evitar actividades, lugares o recordatorios físicos que despiertan el recuerdo del suceso(s) traumático(s).

• Evitación o esfuerzos para evitar personas, conversaciones o situaciones interpersonales que despiertan el recuerdo del suceso(s) traumático(s).

⇨ Alteración cognitiva

• Aumento importante de la frecuencia de estados emocionales negativos (por ejemplo, miedo, culpa, tristeza, vergüenza, confusión).

• Disminución importante del interés o la participación en actividades significativas, que incluye disminución del juego.

• Comportamiento socialmente retraído.

• Reducción persistente de la expresión de emociones positivas.

Alteración importante de la alerta y reactividad asociada al suceso (s) traumático(s), que comienza o empeora después del suceso(s) traumático(s), como se pone de manifiesto por dos (o más) de las características listadas.

⇨ Comportamiento irritable y arrebatos de furia (con poca o ninguna provocación) que se expresa típicamente como agresión verbal o física contra personas u objetos (incluidas pataletas extremas).

⇨ Hipervigilancia.

⇨ Respuesta de sobresalto exagerada.

⇨ Problemas de concentración.

⇨ Alteración del sueño (por ejemplo, dificultad para conciliar o continuar el sueño, o sueño inquieto).

La duración de la alteración es superior a un mes.

La alteración causa malestar clínicamente significativo o problemas en la relación con los padres, hermanos, compañeros u otros cuidadores, o en el comportamiento en la escuela.

La alteración no se puede atribuir a los efectos fisiológicos de una sustancia (por ejemplo, medicamento o alcohol) u otra afección médica.

Se debe especificar si:

⇨ Con síntomas disociativos: los síntomas cumplen los criterios para el trastorno de estrés postraumático y el individuo experimenta síntomas persistentes o recurrentes de uno de los cuadros siguientes:

1. Despersonalización: experiencia persistente o recurrente de un sentimiento de desapego, y como si uno mismo fuera un observador externo del propio proceso mental o corporal (por ejemplo, como si se soñara, sentido de irrealidad de uno mismo o del propio cuerpo, o de que el tiempo pasa despacio).

2. Desrealización: experiencia persistente o recurrente de irrealidad del entorno (por ejemplo, el mundo alrededor del individuo se experimenta como irreal, como en un sueño, distante o distorsionado).

 Para utilizar este subtipo, los síntomas disociativos no se han de poder atribuir a los efectos fisiológicos de una sustancia (por ejemplo, desvanecimiento) u otra afección médica (por ejemplo, epilepsia parcial compleja).

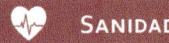
⇨ Con expresión retardada: si la totalidad de los criterios diagnósticos no se cumplen hasta al menos seis meses después del acontecimiento (aunque el inicio y la expresión de algunos síntomas puedan ser inmediatos).

4.6. Trastorno de estrés agudo

Los criterios diagnósticos para el trastorno de estrés agudo son:

a) Exposición a la muerte, lesión grave o violencia sexual, ya sea real o amenaza, en una (o más) de las formas listadas.

- Experiencia directa del suceso(s) traumático(s).

- Presencia directa del suceso(s) ocurrido(s) a otros.

- Conocimiento de que el suceso(s) traumático(s) ha ocurrido a un familiar próximo o a un amigo íntimo.

- En los casos de amenaza o realidad de muerte de un familiar o amigo, el suceso(s) ha de haber sido violento o accidental.

- Exposición repetida o extrema a detalles repulsivos del suceso(s) traumático(s) (por ejemplo, socorristas que recogen restos humanos, policías repetidamente expuestos a detalles del maltrato infantil).

  ▶ Esto no se aplica a la exposición a través de medios electrónicos, televisión, películas o fotografías, a menos que esta exposición esté relacionada con el trabajo.

b) Presencia de nueve (o más) de los síntomas siguientes de alguna de las cinco categorías de intrusión, estado de ánimo negativo, disociación, evitación y alerta, que comienza o empeora después del suceso(s) traumático(s).

- Síntomas de intrusión

  ⇨ Síntomas de intrusión

  ⇨ Estado de ánimo negativo

  ⇨ Síntomas disociativos

  ⇨ Síntomas de evitación

  ⇨ Síntomas de alerta

- Estado de ánimo negativo: incapacidad persistente de experimentar emociones positivas (por ejemplo, felicidad, satisfacción o sentimientos amorosos).

- Síntomas disociativos

    ⇨ Sentido de la realidad alterado del entorno o de uno mismo (por ejemplo, verse uno mismo desde la perspectiva de otro, estar pasmado, lentitud del tiempo).

    ⇨ Incapacidad de recordar un aspecto importante del suceso(s) traumático(s) (debido, típicamente, a amnesia disociativa y no a otros factores como una lesión cerebral, alcohol o drogas).

- Síntomas de evitación

    ⇨ Esfuerzos para evitar recuerdos, pensamientos o sentimientos angustiosos acerca o estrechamente asociados al suceso(s) traumático(s).

    ⇨ Esfuerzos para evitar recordatorios externos (personas, lugares, conversaciones, actividades, objetos, situaciones) que despiertan recuerdos, pensamientos o sentimientos angustiosos acerca del o estrechamente asociados al suceso(s) traumático(s).

- Síntomas de alerta

    ⇨ Alteración del sueño (por ejemplo, dificultad para conciliar o continuar el sueño, o sueño inquieto).

    ⇨ Comportamiento irritable y arrebatos de furia (con poca o ninguna provocación) que se expresa típicamente como agresión verbal o física contra personas u objetos.

    ⇨ Hipervigilancia.

    ⇨ Problemas con la concentración.

    ⇨ Respuesta de sobresalto exagerada.

c) La duración del trastorno (síntomas del criterio B) es de tres días a un mes después de la exposición al trauma.

Los síntomas comienzan en general inmediatamente después del trauma, pero es necesario que persistan al menos durante tres días y hasta un mes para cumplir los criterios del trastorno.

d) La alteración causa malestar clínicamente significativo o deterioro en lo social, laboral u otras áreas importantes del funcionamiento

e) La alteración no se puede atribuir a los efectos fisiológicos de una sustancia (por ejemplo, medicamento o alcohol) u otra afección médica (por ejemplo, traumatismo cerebral leve) y no se explica mejor por un trastorno psicótico breve.

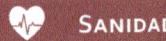

4.7. Trastornos de adaptación

Los criterios diagnósticos para los trastornos de adaptación son:

a) Desarrollo de síntomas emocionales o del comportamiento en respuesta a un factor o factores de estrés identificables que se producen en los tres meses siguientes al inicio del factor(es) de estrés.

b) Estos síntomas o comportamientos son clínicamente significativos, como se pone de manifiesto por una o las dos características listadas.

- Malestar intenso desproporcionado a la gravedad o intensidad del factor de estrés, teniendo en cuenta el contexto externo y los factores culturales que podrían influir en la gravedad y la presentación de los síntomas.

- Deterioro significativo en lo social, laboral u otras áreas importantes del funcionamiento.

c) La alteración relacionada con el estrés no cumple los criterios para otro trastorno mental y no es simplemente una exacerbación de un trastorno mental preexistente.

d) Los síntomas no representan el duelo normal.

e) Una vez que el factor de estrés o sus consecuencias han terminado, los síntomas no se mantienen durante más de otros seis meses.

 Es necesario tener en cuenta que, tanto en el caso de los trastornos obsesivo-compulsivo y trastornos relacionados, como en el caso de los trastornos relacionados con traumas y factores de estrés, la revisión recogida a lo largo de esta unidad es somera y no pormenorizada, por lo que, si se sospecha de la presencia de alguno de ellos, se recomienda un mayor estudio sobre el tema.

El trastorno de ansiedad por separación se caracteriza por el temor excesivo ante la separación o la idea de separación de las figuras de apego.

El mutismo selectivo implica que la persona no es capaz de hablar en situaciones sociales donde se espera que lo haga, a pesar de poder hacerlo en otros escenarios.

Las personas con fobia específica presentan miedo hacia situaciones u objetos determinados o bien los evitan.

La ansiedad social implica que la persona sienta miedo intenso en aquellas situaciones en las que sea posible recibir la evaluación de otras personas.

El trastorno de pánico provoca crisis de pánico recurrentes en el individuo que lo sufre.

La agorafobia provoca sentimientos de temor o ansiedad en determinadas situaciones donde es posible que aparezcan síntomas de pánico.

El trastorno de ansiedad generalizada implica la presencia de ansiedad persistente y excesiva, así como preocupación sobre diferentes aspectos que se sienten como difíciles de controlar.

UNIDAD DIDÁCTICA 7

Evaluación e intervención terapeútica: evaluación de los trastornos de ansiedad

Contenido & Objetivos

Introducción

1. **Instrumentos para la evaluación**

2. **Trastornos de ansiedad según DSM-5**

Los **objetivos** de esta unidad son:

1. Conocer las principales herramientas de evaluación de la ansiedad.

2. Disponer de un conjunto de instrumentos dirigidos a valorar los distintos tipos de trastornos de ansiedad.

3. Estudiar los cuestionarios y pruebas relacionadas con el estrés y sus trastornos asociados.

4. Estudiar los cuestionarios y pruebas relacionadas con el trastorno obsesivo-compulsivo y trastornos relacionados.

5. Aprender sobre las excepciones y el diagnóstico diferencial de cada trastorno de ansiedad.

6. Conocer la comorbilidad más frecuente de los trastornos de ansiedad.

Introducción

Como vimos en el bloque de depresión, antes de dar un diagnóstico definitivo y plantear una estrategia de intervención, es necesario realizar una evaluación exhaustiva de la persona para asegurarnos de llegar al diagnóstico correcto y poder atender, en la fase de tratamiento, a todas las demandas y necesidades que detectemos y que manifieste el paciente.

Pues bien, una vez recogida la información pertinente, establecida la demanda, indagado acerca de la variables implicadas y establecidas nuestras hipótesis, necesitamos la ayuda de herramientas de evaluación que apoyen o refuten nuestras suposiciones. Asimismo, debemos recurrir a las especificaciones y al diagnóstico diferencial aportado por los manuales diagnósticos.

A continuación, se presentan los instrumentos más habituales que podemos utilizar durante la evaluación, que se suman a los ya vistos en el bloque de depresión que valoraban este constructo además de los trastornos depresivos, como ya estudiamos.

1. Instrumentos para la evaluación

1.1. Cuestionario de ansiedad estado/rasgo (STAI) de Spielberger, Grosuch y Lushene

La finalidad con la que se construyó el STAI fue disponer de una única escala que permitiera medidas objetivas de autoevaluación de la ansiedad tanto de estado como de rasgo.

Está conformado por dos **escalas** separadas de autoevaluación, que miden dos conceptos independientes de ansiedad; por un lado, la ansiedad como estado (A/E), es decir, la condición emocional transitoria que puede variar en el tiempo y fluctuar en cuanto a su intensidad; y por otro, la **ansiedad como rasgo (A/R)**, la propensión ansiosa relativamente estable que permanece latente hasta que es activada por algún estímulo situacional.

La **escala A/E** está formada por 20 frases que solicitan al individuo que describa cómo se siente en el momento presente, ahora mismo. Incluye cuatro alternativas de respuesta desde el 0 hasta el 3, estableciendo los criterios operativos en función de la intensidad, a saber: 0-nada, 1-algo, 2-bastante y 3-mucho.

La **escala A/R** consta, igualmente, de 20 expresiones que piden a la persona una descripción acerca de cómo se sienten en general, en la mayoría de las ocasiones. Las respuestas se muestran en cuatro alternativas de 0 a 3 que indican la frecuencia en la que aparecen dichos sentimientos: 0-casi nunca, 1-a veces, 2-a menudo, 3-casi siempre.

El STAI es uno de los cuestionarios más utilizados en la evaluación de la ansiedad. Ha sido empleado en miles de investigaciones y adaptado a su uso en más de 40 idiomas y países. También es uno de los más utilizados en la práctica clínica.

Su aplicación puede llevarse a cabo de forma **individual o colectiva**. Está orientado a su utilización con población adolescente y adulta, tanto en la población general como en la población clínica, teniendo en cuenta que deben poseer un nivel cultural mínimo para la comprensión de las instrucciones y los enunciados presentados. Es una prueba breve, de unos 15 minutos.

1.2. Inventario de situaciones y respuestas de ansiedad (ISRA) de Cano y Vindel

Este instrumento evalúa las respuestas de ansiedad cognitivas, fisiológicas y motoras ante situaciones de evaluación, interpersonales, fóbicas y de la vida cotidiana. Permite realizar una evaluación detallada de las situaciones que pueden generar ansiedad y de los distintos tipos de respuesta que suscitan.

Puede resultar útil en diversos ámbitos como el laboral, el educativo o la investigación, pero donde muestra mayores ventajas es en el ámbito clínico, tanto a nivel de diagnóstico como en la valoración del tratamiento, ya que muestra una alta sensibilidad a la detección de cambios pre y post-tratamiento.

El ISRA es un autoinforme que tiene una estructura S-R, es decir, que evalúa con qué frecuencia el sujeto experimenta una serie de respuestas de ansiedad (R) ante unas situaciones potencialmente ansiógenas (S). En el inventario se especifican 24 respuestas de ansiedad (7 de tipo cognitivo, 10 de tipo fisiológico y 7 de tipo motor) y 22 situaciones, además de una situación abierta que especifica el propio sujeto, sumando un total de 224 ítems.

El ISRA se compone de tres subescalas:

⇨ **Inventario C.** Contiene las respuestas de ansiedad de tipo cognitivo, por lo que se refiere a pensamientos y sentimientos de preocupación e inseguridad.

⇨ **Inventario F.** Incluye aquellas respuestas que refieren respuestas fisiológicas, indicadoras de la activación del sistema nervioso autónomo, además de otros síntomas, como el dolor de cabeza.

⇨ **Inventario M.** Agrupa las respuestas motoras asociadas a la ansiedad, las que son observables, como la tartamudez o el llanto.

En cuanto al tipo de situaciones que se contemplan, se distinguen:

⇨ Situaciones de **evaluación o asunción de responsabilidades**, como, por ejemplo, hablar en público.

⇨ Situaciones **interpersonales**, como una situación sexual íntima o asistir a una reunión social.

⇨ Situaciones **potencialmente fóbicas**, como puede ser viajar en avión.

⇨ Situaciones **cotidianas de la vida diaria**, como el momento de irse a dormir.

El formato de esta herramienta es en forma de tabla, donde se presentan las situaciones en el eje vertical y la respuesta de ansiedad en el eje horizontal. En cada una de las intersecciones de la tabla el sujeto debe anotar el número del 0 al 4 que muestre la frecuencia de ocurrencia de esa respuesta en esa situación.

El ISRA aporta mucha información a la evaluación, ya que no solo indica la presencia o no de la ansiedad, sino que indaga sobre el tipo de expresiones en que se manifiesta esa ansiedad, por lo que podemos distinguir las respuestas a nivel cognitivo, fisiológico y motor. También aporta información sobre las situaciones que la generan, las interacciones entre ambas y el nivel general de ansiedad. Este conocimiento también puede ser muy útil a la hora de diseñar un tratamiento determinado.

Puede emplearse **a partir de los 16 años** y su tiempo de aplicación es de unos **50 minutos**.

1.3. Inventario de ansiedad de Beck (BAI)

Se trata de un autoinforme que valora la presencia de síntomas de ansiedad y determina su gravedad. Su objetivo es **medir la ansiedad clínica o prolongada**. Puede aplicarse a la psicología clínica, del deporte, educativa, forense y neuropsicológica.

Es un instrumento muy útil para **cribar y valorar los síntomas somáticos de la ansiedad**, aplicable tanto a trastornos de ansiedad como a cuadros depresivos.

Al igual que su versión para la depresión, esta es una de las herramientas más utilizadas para la detección de los trastornos de ansiedad. Se puede utilizar en cualquier persona de **13 años** en adelante, ya sea población clínica o no, aunque no debería administrarse a personas con dificultades intelectuales o lingüísticas.

Como resultado de su administración, se obtendrá una puntuación a partir de la suma de las respuestas, que habrán sido puntuadas de 0 a 3. Esta puntuación indicará un **nivel de ansiedad**, pudiendo este ser **mínimo, leve, moderado o grave**. La máxima puntuación es de 63 puntos.

Se considera una prueba que permite una buena **distinción entre los síntomas asociados a la depresión y los asociados a la ansiedad**. Ello es debido a que el BAI está especialmente diseñado para medir, precisamente, aquellos síntomas de ansiedad menos comunes con los depresivos. En concreto, está compuesto por 21 ítems que se centran en los que están asociados al trastorno de pánico y a la ansiedad generalizada, atendiendo a los criterios somáticos.

Su aplicación requiere de un tiempo de unos 5 o 10 minutos.

1.4. Cuestionario de screening de ansiedad (ASQ-15) de Wittchen y Boyer

Se trata de un cuestionario autoaplicado que tiene como objetivo la **detección del trastorno de ansiedad generalizada y de otros trastornos de ansiedad**. Se fundamenta en la **entrevista diagnóstica internacional compuesta** (CIDI) de la Organización Mundial de la Salud, que estudiamos con relación a la depresión. Su objetivo es ser usada en atención primaria, debido a su facilidad y rapidez de administración. Los ítems se orientan a recopilar información en torno a diferentes secciones:

⇨ **Motivo de acudir a la consulta.** El sujeto debe indicar con sí o no si es debido a quejas de dolor, problemas psicológicos o emocionales, quejas físicas o enfermedades y otras razones. También se pueden indicar varias razones.

⇨ **Diagnóstico.** Se plantean varias cuestiones que se consideran clave en cada uno de los trastornos que se pretenden evaluar, con el fin de detectar la posible patología presente. Si todos los ítems se contestaran de forma negativa, se terminaría la aplicación del cuestionario.

Los cuadros clínicos que se investigan son:

- Trastorno depresivo mayor.

- Trastorno de pánico.

- Trastorno de ansiedad social.

- Agorafobia.

- Trastorno de estrés postraumático y estrés agudo.

- Trastorno de ansiedad generalizada.

⇨ **Trastorno de ansiedad generalizada.** Se evalúan de forma específica y diferenciada los criterios diagnósticos del trastorno de ansiedad generalizada. De este modo, se realizan preguntas acerca de:

- Contenido de las preocupaciones.

- Dificultades para controlar las preocupaciones.

- Síntomas físicos de ansiedad.

- Impacto sobre la vida del paciente.

- Criterio temporal de duración de los síntomas.

1.5. Entrevista para los trastornos de ansiedad y trastornos relacionados según el DSM-5 de Brown y Barlow

Esta entrevista tiene como objetivo el **análisis de los diferentes trastornos de ansiedad**, aunque incluye, además, secciones que permiten la evaluación de otros trastornos. Permite orientar la prueba a la presencia de los síntomas en el pasado o en el presente, así como descartar síntomas psicóticos y de conversión.

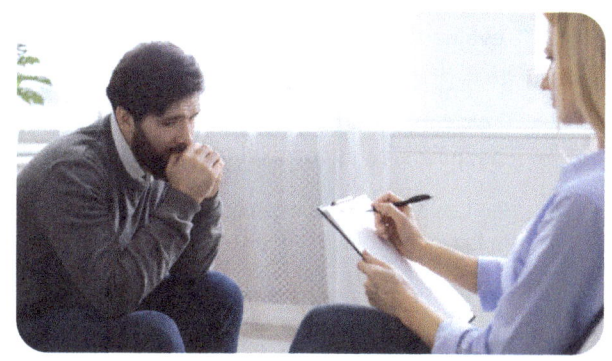

Es una prueba larga, que puede durar unas dos horas.

1.6. Escala de ansiedad de Zung

La escala de ansiedad de Zung es una prueba breve cuyo objetivo es **determinar la gravedad de los síntomas de ansiedad**. Se utiliza tanto en el contexto clínico como en investigación.

Se encuentra presentada de dos formas o en dos escalas diferentes; una de las versiones está preparada para ser administrada y contestada por el terapeuta o profesional de la salud, mientras que la otra versión está diseñada para su autoadministración por el propio sujeto.

En ambos casos consta de 20 preguntas, de las cuales 5 hacen referencia a síntomas afectivos como sentir nervios o sentirse asustado y 15 a síntomas somáticos como vértigos o temblores. El período temporal al que se debe prestar atención es la semana anterior a la realización del cuestionario.

Las respuestas se codifican de 1 a 4: 1-casi nunca, 2-alguna vez, 3-a menudo, 4-muy a menudo. La puntuación total es la suma de todas las respuestas. Cuanto mayor es la puntuación obtenida, mayor es el grado de ansiedad de la persona. En pacientes con trastornos de ansiedad se encuentran puntuaciones entre 49 y 75, aproximadamente. Algunos estudios establecen la puntuación de la población general en 24 puntos para los varones y 26 para las mujeres.

La prueba no parece mostrar diferencias en los resultados en base a la edad, aunque sí aparecen diferencias de género, clase social, religión y nacionalidad.

1.7. Cuestionario de ansiedad de Hamilton

Se trata de un cuestionario breve para evaluar la **gravedad de la ansiedad en adultos** en la población general. Se trata de una prueba heteroadministrada por parte del evaluador tras una entrevista con el sujeto.

Consta de 14 ítems con los que se tratan de evaluar tanto síntomas físicos o somáticos, como pueden ser los síntomas cardiovasculares y respiratorios, como mentales o psíquicos, tales como el temor o las dificultades para concentrarse.

Los ítems se valoran en una escala de 0 a 4, que se refiere tanto a la intensidad como a la frecuencia: 0-ausente, 1-leve, 2-moderado, 3-grave, 4-muy grave/incapacitante.

Esta escala permite obtener resultados diferenciados para cada una de las vertientes de ansiedad que estudia. Un resultado mayor indica mayor intensidad de la ansiedad.

Es una prueba sensible a las variaciones a lo largo del tiempo y a los cambios tras recibir un tratamiento.

1.8. Escala de ansiedad y depresión hospitalaria (HAD) de Zigmond Snaith

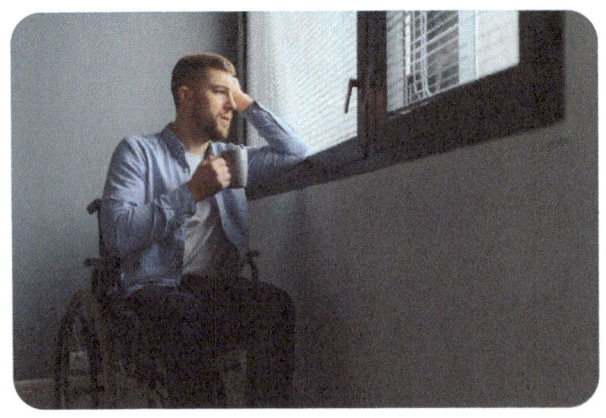

Esta escala trata de determinar, a partir de 14 ítems, los **niveles de ansiedad y depresión presentes en personas con enfermedades físicas**. Es uno de los cuestionarios de autoevaluación más utilizados en este sentido.

A partir de sus dos escalas diferenciadas para ansiedad y depresión, puede utilizarse tanto para establecer un diagnóstico como para determinar la gravedad del trastorno. Cada subescala está conformada por 7 ítems, valorables de 0 a 3. Se establece un punto de corte de 8 o más para casos posibles y de 10 o más para casos probables, en cualquiera de las dos subescalas.

Se trata de un instrumento muy útil en este contexto debido a su sencillez y brevedad, la opción de evaluar tanto ansiedad como depresión al mismo tiempo y la exclusión de cuestiones somáticas en el análisis, que pudieran confundirse con los síntomas físicos que sufren estas personas debido a sus enfermedades. Así, en lugar de hacer referencia a este tipo de respuestas, el cuestionario se orienta a indagar sobre las respuestas cognitivas, emocionales y comportamentales asociadas a la depresión y la ansiedad.

1.9. Cuestionario de salud general (GHQ28) de Goldberg

Este cuestionario de salud general tiene como objetivo la **evaluación de la salud mental en la población general y en cuidadores**.

Consta de 28 ítems en un formato autoadministrado, repartidos en cuatro subescalas: A se refiere a los síntomas psicosomáticos, B a la ansiedad, C a la disfunción social y D a la depresión grave. El sujeto debe contestar en función a cómo se ha sentido durante las últimas semanas.

Cada pregunta presenta 4 opciones de respuesta, formuladas de forma diferente según el tipo de pregunta, por ejemplo:

⇨ Más de lo habitual / Claramente, no / No, en absoluto.

⇨ Igual que lo habitual / Me parece que no / No más que lo habitual.

⇨ Menos que lo habitual / Se me ha cruzado por la mente / Bastante más que lo habitual.

⇨ Mucho menos que lo habitual / Claramente, lo he pensado / Mucho más que habitual.

Puntuaciones por encima de 5 o 6 en cualquiera de las subescalas se consideran indicativos de un caso probable.

1.10. Inventario de actividad cognitiva en los trastornos de ansiedad (IACTA) de Cano y Vindel

El IACTA se dirige a **evaluar el contenido de los pensamientos que tienen las personas con diferentes trastornos de ansiedad**.

Se observa, por ejemplo, que personas que padecen un trastorno de pánico con agorafobia dirigen una gran cantidad de pensamientos hacia sus sensaciones físicas de ansiedad y a interpretarlas como problemas graves de salud. Este sesgo atencional hace que la inmensa mayoría de sus pensamientos se dirijan al problema.

Del mismo modo, también son víctimas de un **sesgo interpretativo**, que conlleva la magnificación de dichas sensaciones. Es precisamente la frecuencia con la que aparecen estos pensamientos sesgados lo que mide esta prueba. La subescala de pánico - agorafobia se dirige precisamente a esta clase de pensamientos.

La subescala de fobia social atiende a los pensamientos frecuentes de las personas con un trastorno de fobia social, como la preocupación excesiva por su propia conducta o la interpretación errónea y / o exagerada de sus actos.

 El IACTA permite detectar cuáles son los pensamientos disfuncionales de la persona para poder dirigir después la intervención hacia ellos a través de la reestructuración cognitiva.

1.11. Ansiedad por separación

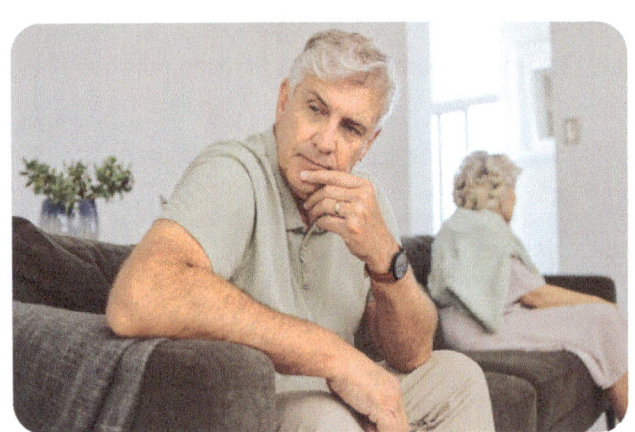

El cuestionario para la evaluación de la ansiedad por separación, o *Separation Anxiety Symptom Inventory* (SASI), tiene como finalidad la **evaluación retrospectiva del trastorno de ansiedad por separación en personas adultas**.

1.12. Fobias específicas

1.12.1. Inventario de reconocimiento de miedos de Wolpe y Lang

El sujeto debe seleccionar de una lista de estímulos aquellos que le causen temor. Dependiendo de la versión, existen listas de entre 52 y 122 ítems, que se refieren a objetos, animales y situaciones. La escala de respuesta va de 0 (en absoluto) a 5 (muchísimo).

Se estructura en cinco factores:

⇨   Miedos sociales.

⇨   Miedos agorafóbicos.

⇨   Miedo a la muerte / heridas / enfermedad /sangre / procedimientos quirúrgicos.

⇨   Miedo a animales inofensivos.

⇨   Miedo a escenas sexuales / agresivas.

Algunos estudios señalan la presencia de otro factor más, el de eventos naturales como el agua, el ruido y la oscuridad.

Es una prueba, como vemos, que sirve para medir otros trastornos de ansiedad además de fobias específicas.

1.12.2. Escalas de respuesta ante estímulos fóbicos (PSRS) de Cutshall y Watson

Trata de valorar, a partir de 46 ítems, el miedo generado por diversas situaciones. Los ítems se valoran de 1 a 4 en función del grado de acuerdo con ellos.

Las subescalas que podemos analizar con este instrumento son:

⇨   Sangre - inyecciones.

⇨   Daño corporal, incluyendo miedo a las enfermedades o la muerte y al ambiente natural.

⇨   Animales.

⇨   Confinamiento físico.

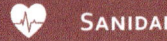
1.12.3. Cuestionario de miedos (FQ) de Marks y Mathews

A través de sus 22 ítems, permite el análisis de:

⇨ Nivel de evitación en relación con la fobia principal del sujeto.

⇨ Puntuación total del nivel de evitación de 15 situaciones diversas.

⇨ Escala de ansiedad-depresión, que estudia los temores no fóbicos.

⇨ Medida global de los síntomas fóbicos, valorando el grado de disrupción o temor que le producen los síntomas.

1.12.4. Inventario de conductas-objetivo de Bados

Se trata de analizar aquellas actividades o comportamientos que al sujeto le gustaría desarrollar y que hasta ahora teme o evita. Para ello, se le pide anotar cinco conductas que le gustaría que formaran parte de su día a día, indicando, para cada una, el grado de dificultad que le suponen (del 1 al 10), la medida en que las evita (del 1 al 6) y el miedo que le producen (del 1 al 6).

1.12.5. Cuestionario de claustrofobia (CLQ) de Radomsky y colaboradores

Se despliega en 26 ítems, que deben valorarse en una escala del 0 (nada ansioso) al 4 (extremadamente ansioso). Su objetivo es valorar la intensidad de la ansiedad en problemas de claustrofobia, miedo a volar, accidentes de coche y en situaciones que requieran inmovilización, como ciertos procedimientos médicos. Se valoran dos categorías:

⇨ Miedo a la restricción de movimientos.

⇨ Miedo a ahogarse.

1.12.6. Cuestionario de situaciones claustrofóbicas (CSQ) de Febbraro y Clum

Se evalúa tanto la ansiedad como la evitación de situaciones claustrofóbicas. Está formado por 42 ítems, al que el sujeto debe añadir alguno más, que deben valorarse en una escala del 1 al 5 en función del grado de ansiedad y evitación que suscitan. Las subescalas de ansiedad son:

⇨ Miedo al entrampamiento.

⇨ Miedo al confinamiento físico.

Las subescalas de evitación son:

⇨ Evitación de lugares atestados.

⇨ Evitación del confinamiento físico.

1.12.7. Cuestionario de cogniciones claustrofóbicas (CGCQ) de Febbraro y Clum

En este caso, lo que se analiza son los pensamientos asociados a las situaciones claustrofóbicas. Se solicita al sujeto que manifieste aquellas situaciones en las que siente claustrofobia, las cuales se asocian con una lista de 26 consecuencias temidas. El individuo debe valorar, para cada situación, cómo de probable es la ocurrencia de esas consecuencias, en una escala del 1 al 5. Las categorías que se pueden estudiar son:

⇨ Miedo a perder el control.

⇨ Miedo a ahogarse.

⇨ Miedo a la imposibilidad de escapar.

1.12.8. Escala de miedo a volar (EMV) de Sosa

Presenta 20 ítems acerca de situaciones asociadas con volar en avión, que el sujeto debe valorar en una escala del 0 al 4 en función del grado de ansiedad que le provocan. Sus subescalas son:

⇨ Miedo antes de volar.

⇨ Miedo durante el vuelo.

⇨ Miedo a volar sin autoimplicación, es decir, situaciones relacionadas con volar o los aviones donde el sujeto no participa como viajero, como ver pasar un avión.

Es recomendable que esta prueba se administre de forma conjunta con la siguiente.

1.12.9. Escala de expectativas de peligro y ansiedad para el miedo a volar (EPAV) de Sosa y colaboradores

La escala consta de 19 ítems, repartidos en dos subescalas:

⇨ Expectativas de peligro: el objetivo es evaluar la apreciación de las posibilidades de sufrir daño físico durante un vuelo. La persona debe valorar en una escala del 0 al 3 la frecuencia con la que tiene los pensamientos propuestos, referentes a posibles percances que pueden ocurrirle al avión.

⇨ Expectativas de ansiedad: el objetivo es evaluar la expectativa del sujeto sobre la posible experimentación de síntomas físicos asociados con la ansiedad. El individuo debe valorar en una escala del 0 al 4 las probabilidades que cree que tiene de sufrir los síntomas propuestos.

1.12.10. Escala de evitación de conducir y viajar en coche (DRAS) de Stewart y St. Peter

Está compuesta por 20 ítems, que deben ser valorados en una escala del 0 al 3 en función de la frecuencia con que se evitan situaciones relacionadas con conducir y viajar en coche. Se miden cuatro categorías:

⇨ Evitación del tráfico y de las carreteras concurridas.

⇨ Evitación del mal tiempo y la oscuridad.

⇨ Evitación de viajar en coche.

⇨ Evitación general.

1.12.11. Escala sobre la conducta de conducción (DBS) de Clapp

La prueba tiene como objetivo valorar la conducta ansiosa mientras se conduce. Para ello, incluye 21 ítems que deben responderse siguiendo una escala del 1 al 7. Las subescalas que la conforman son:

⇨ Déficits de ejecución asociados con la ansiedad, como la dificultad para permanecer en el carril.

⇨ Conductas exageradas de seguridad / precaución, como agarrar el volante con fuerza.

⇨ Conductas hostiles / agresivas, como gritar a otros conductores.

1.12.12. Cuestionario de cogniciones sobre la conducción (DCQ) de Ehlers y colaboradores

En este caso la evaluación se centra en los pensamientos de la persona mientras conduce. Se analizan a través de 20 ítems en los que debe valorarse del 0 al 4 la frecuencia con la que suceden. Los tipos de preocupaciones que estudia son:

⇨ Preocupaciones relacionadas con el pánico.

⇨ Preocupaciones relacionadas con accidentes.

⇨ Preocupaciones sociales.

1.12.13. Cuestionario de miedo a los accidentes (AFQ) de Kuch, Cox y Direnfeld

El objetivo de esta prueba es valorar las respuestas de ansiedad y evitación relacionadas con la posibilidad de experimentar accidentes o eventos traumáticos. Está formado por 20 ítems que analizan:

⇨ La experiencia del accidente y las reacciones de ansiedad que permanecen desde el mismo, en un formato de respuesta de sí o no.

⇨ El grado de evitación de determinadas situaciones, en una escala de respuesta del 0 al 8.

1.12.14. Cuestionario de acrofobia (AQ) de Cohen

Esta prueba evalúa el nivel de ansiedad y la evitación asociada a situaciones relacionadas con las alturas. Consta de 40 ítems que referencian 20 situaciones diferentes, que deben valorarse en una escala del 0 al 6 en cuanto a la ansiedad que generan y en una del 0 al 3 con relación al grado de evitación.

1.12.15. Cuestionario de interpretación de las alturas (HIQ) de Steinman y Teachman

Su objetivo es evaluar los sesgos de interpretación relacionados con encontrarse en sitios altos, como puede ser la sobreestimación del peligro o dudar de la propia capacidad para sobrellevar los sentimientos de ansiedad.

Consta de 16 ítems, que están estructurados en torno a 2 situaciones, a saber: subir por una escalera de mano y estar en un balcón. Para cada una de ellas se solicita del sujeto su valoración en una escala del 1 al 5 de la probabilidad de la ocurrencia de las interpretaciones presentadas. Los factores que analiza son:

⇨ Peligrosidad de estar en un balcón.

⇨ Peligrosidad de subir por una escalera de mano.

⇨ Consecuencias físicas de ansiedad.

⇨ Consecuencias emocionales de la ansiedad.

1.12.16. Cuestionario de mutilación (MQ) de Klerman

Su objetivo es la evaluación del miedo hacia la sangre, las inyecciones y el daño (SID) o hacia la mutilación. Está formada por 30 ítems con respuestas de verdadero / falso que permiten el análisis de los siguientes factores:

⇨ Asco a la sangre / heridas / mutilación.

293

⇨ Aversión a los procedimientos médicos.

⇨ Miedo a los objetos cortantes.

⇨ Miedo a las inyecciones y extracciones de sangre.

1.12.17. Cuestionario de miedos médicos (MFS) de Kleinknecht, Thorndike y Walls

Analiza el miedo producido por situaciones médicas relacionadas con la sangre, las heridas, las operaciones y similares. Consta de 50 ítems que deben valorarse siguiendo una escala de 0 a 4, en función del temor que suscitan. Los factores son:

⇨ Miedo a los cuerpos mutilados.

⇨ Miedo a la sangre.

⇨ Miedo a las inyecciones hipodérmicas y extracciones de sangre.

⇨ Miedo a los objetos cortantes.

⇨ Miedo a los exámenes médicos y síntomas físicos.

1.12.18. Escala de síntomas ante sangre-inyecciones (BISS) de Page y colaboradores

Esta prueba se centra específicamente en los problemas asociados a la sangre y las inyecciones. Se solicita al sujeto que reviva su peor experiencia al respecto y señale si experimentó o no cada uno de los 17 síntomas físicos que se le proponen. Se analizan:

⇨ Debilidad / sensación de desmayo.

⇨ Ansiedad.

⇨ Tensión.

1.12.19. Inventario de miedo dental (DFS) de Kleinknecht, Klepac y Alexander

Está orientado a estudiar el miedo y la evitación asociados con los distintos aspectos de una situación dental. Se tienen en cuenta la evitación, las reacciones físicas y el temor que provocan. La valoración se realiza en una escala del 1 al 5 en función de su ocurrencia o intensidad del miedo producido. Concretamente podemos evaluar:

⇨ Estímulos dentales específicos.

⇨ Respuesta fisiológica al tratamiento dental.

⇨ Anticipación ansiosa del tratamiento dental.

1.12.20. Cuestionario dental de cogniciones (DCQ) de Jongh y colaboradores

En este caso el foco se pone sobre los pensamientos del sujeto ante el tratamiento dental o los dentistas, por lo que se le pide que especifique con qué frecuencia aparecen las 38 cogniciones negativas que se le presentan y el grado en que cree en ellas. La valoración se realiza en una escala del 0 al 100. Consta de dos partes:

⇨ Creencias sobre los dentistas o sobre uno mismo en la situación dental.

⇨ Pensamientos negativos durante el tratamiento dental.

1.12.21. Cuestionario de miedo a las tormentas (SFQ) de Nelson, Vorstenbosch y Antony

A partir de 15 ítems que deben valorarse en una escala del 0 al 4, en función de su aplicación al sujeto. Se trata de analizar los aspectos cognitivos, afectivos y conductuales relacionados con el miedo a las tormentas.

1.12.22. Inventario sobre la fobia específica a vomitar (SPOVI) de Veale

Se evalúan cogniciones y comportamientos asociados a la fobia a vomitar. Se compone de 14 ítems, que debe valorarse en una escala de frecuencia del 0 al 4, teniendo en cuenta la última semana. Se analizan:

⇨ Conductas de evitación.

⇨ Vigilancia ante la amenaza.

1.12.23. Cuestionario de emetofobia (EmetQ) de Boschen y colaboradores

Está formado por 13 ítems, a valorar en una escala del 1 al 5 en función del grado de desacuerdo o acuerdo con las afirmaciones planteadas. Atiende a tres factores:

⇨ Evitación de medios de transporte, movimientos y lugares.

⇨ Peligro de exponerse a estímulos relacionados con el vómito.

⇨ Evitación de otros que pueden vomitar.

1.12.24. Cuestionario sobre serpientes (SNAQ) de Klorman y colaboradores

Diseñado para valorar el miedo a las serpientes, plantea una serie de preguntas en relación con la intensidad del temor y la evitación de las situaciones relacionadas con serpientes, sobre las que el sujeto debe indicar su nivel de acuerdo o desacuerdo.

Consta de 20 preguntas con 4 opciones de respuesta: totalmente en desacuerdo, algo en desacuerdo, algo de acuerdo, totalmente de acuerdo.

1.12.25. Cuestionario de fobia a las arañas (SPQ) de Klorman y colaboradores

De forma similar al anterior, este cuestionario se enfoca en medir el miedo hacia las arañas. Consta de 18 preguntas con una escala de respuesta igual que el anterior.

1.12.26. Medida de miedo circunscrito (CFM) de McCraw y Valentiner

Este cuestionario abarca una mayor cantidad de posibles estímulos temidos, en concreto:

⇨ Animales diversos.

⇨ Volar.

⇨ Alturas.

⇨ Sitios pequeños.

⇨ Tormentas.

⇨ Agua.

⇨ Oscuridad.

⇨ Sangre.

⇨ Dentista.

⇨ Médico.

El sujeto debe seleccionar, en primer lugar, cuál de los estímulos presentados es el que mayor temor le suscita. A continuación, se le pide que responda, en una escala del 1 al 5, sobre el grado de acuerdo o desacuerdo con 25 ítems. Estos ítems valoran las siguientes dimensiones:

⇨ Análisis de riesgos, a partir de las creencias sobre la peligrosidad del estímulo.

⇨ Síntomas fisiológicos.

⇨ Miedo / ansiedad en respuesta al estímulo.

⇨ Escape / evitación del estímulo.

⇨ Capacidad de control sobre el estímulo.

1.13. Escala de ansiedad social de Liebowitz

Este instrumento está encaminado a valorar las interacciones sociales que producen temor en el individuo, por lo que está dirigido al **diagnóstico del trastorno de ansiedad social**. Es una prueba breve que puede ser autoadministrada.

Consta de 24 ítems repartidos en dos subescalas: 13 de las cuestiones se refieren a situaciones que pueden generar ansiedad por actuación y 11 a situaciones sociales.

Cada pregunta debe valorarse con una puntuación de 0 a 3 con respecto al miedo o ansiedad que produce: 0-nada de miedo o ansiedad, 1-un poco de miedo o ansiedad, 2-bastante miedo o ansiedad, 3-mucho miedo o ansiedad.

Además, se solicita hacer una valoración sobre el grado en que se evita dicha situación: 0-nunca lo evito, 1-en ocasiones lo evito, 2-frecuentemente lo evito, 3-habitualmente lo evito.

Las investigaciones señalan que puntuaciones por debajo de 30 indicarían un trastorno poco probable, por encima de 60 es probable y por encima de 90 muy probable. Esta puntuación se obtiene sumando las indicadas en ambas subescalas.

Cabe resaltar que un inconveniente de este instrumento es la ausencia de preguntas acerca de los síntomas fisiológicos.

1.14. Trastorno de pánico y agorafobia

Para evaluar el trastorno de pánico se utiliza el **cuestionario abreviado del trastorno de pánico (CATP)** de Sandín y colaboradores.

En esta prueba breve se consideran 14 ítems que se consideran relevantes para la evaluación del trastorno de pánico. Se evalúa la gravedad del pánico, las interpretaciones catastróficas ante el pánico y la autoeficacia del individuo ante el pánico.

El **Inventario de agorafobia (IA)** de Echeburúa es un cuestionario diseñado para la evaluación de los síntomas de agorafobia.

Está compuesto por 69 ítems estructurados en dos partes; en la primera, se evalúan la evitación, las sensaciones corporales y las cogniciones asociadas; en la segunda, se analizan los factores que puedan estar moderando las respuestas de ansiedad.

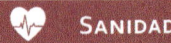
Con el **Cuestionario de pánico y agorafobia (CPA)** se trata de evaluar tanto el trastorno de pánico como la agorafobia, en base a los criterios diagnósticos del DSM.

Consta de 40 ítems a través de los cuales se analiza la gravedad de los ataques de pánico, el posible diagnóstico de trastorno de pánico y de agorafobia y las estrategias de afrontamiento y evitación del sujeto.

1.15. Ansiedad generalizada

Para evaluar la ansiedad generalizada tenemos los siguientes **instrumentos**:

⇨ **Cuestionario de preocupación y ansiedad** (Worry Anxiety Questionnaire, WAQ; Dugas *et al.*, 2001; Dugas, Freeston, Lachance, Provencher y Ladouceur, 1995)

El objetivo del WAQ es la evaluación del trastorno de ansiedad generalizada, siguiendo en este caso los criterios diagnósticos del DSM en su cuarta versión revisada.

Su uso es habitual para determinar la presencia de este trastorno, la gravedad de sus síntomas y los cambios en los mismos.

Su forma de presentación es a través de 11 ítems. El primero constituye una pregunta de respuesta libre acerca de los temas o asuntos que más frecuentemente preocupan al sujeto. A continuación, se indaga acerca de si esas preocupaciones hayan podido ser exageradas y la frecuencia con que las mismas le han molestado durante los últimos seis meses.

En cuestiones sucesivas se indaga acerca de la posibilidad de controlar las preocupaciones, la presencia de sintomatología somática y la preocupación asociada a la misma y cuánto interfiere la ansiedad sobre el día a día del sujeto.

⇨ **Cuestionario del trastorno de ansiedad generalizada (GAD-Q-IV) de Newman**

Este cuestionario tiene como objetivo analizar la gravedad de los síntomas del trastorno de ansiedad generalizada en adultos. Puede ser utilizado tanto en contextos clínicos como de investigación.

Está formado por 9 ítems, que analizan la frecuencia y gravedad de la sintomatología, atendiendo a su ocurrencia durante las dos últimas semanas. Las respuestas a estos ítems se valoran desde el 0 hasta el 3: 0-nunca, 1-a veces, 2-a menudo, 3-siempre. Una mayor puntuación supone mayor gravedad de los síntomas.

⇨ **Escala del trastorno de ansiedad generalizada (GAD-7) de Spitzer, Kroenke, Williams y Löwe**

Esta escala permite el análisis de la gravedad los síntomas de ansiedad generalizada en adultos. Se utiliza habitualmente, tanto en contextos de atención médica como en contextos de investigación.

Consta de 7 preguntas acerca de la frecuencia y la gravedad de síntomas de ansiedad acaecidos en las 2 últimas semanas. Las respuestas propuestas van del 0 al 3, donde 0 indica nada en absoluto, 1, varios días, 2, más de la mitad de los días y 3, casi todos los días.

La puntuación total corresponde a la suma de todas las respuestas y se considera que puntuaciones hasta 4 se corresponden con ninguna o una mínima ansiedad, entre 5 y 9 se considera ansiedad leve, entre 10 y 14 moderada y con 15 o más grave.

Se puede utilizar esta escala tanto en la fase de evaluación como en la fase de seguimiento del tratamiento o valoración posterior de su eficacia.

1.16.   Trastorno obsesivo-compulsivo

Para evaluar el trastorno obsesivo-compulsivo tenemos los siguientes instrumentos.

⇨ **Inventario de obsesión-compulsión Yale Brown (Y-BOCS) de Goodman.** Este inventario tiene como objetivo determinar la gravedad de los síntomas del trastorno obsesivo-compulsivo. Tiene el formato de una entrevista semiestructurada con la que se trata de evaluar tanto la presencia de las obsesiones y las compulsiones como su gravedad y el tiempo que la persona invierte en ellas. Aporta una puntuación diferenciada para las obsesiones y otra para las compulsiones, así como una puntuación global de la gravedad del trastorno.

⇨ **Inventario obsesivo-compulsivo de Florida (FOCI) de Storch.** Este inventario evalúa la presencia de las obsesiones y de las compulsiones, así como la gravedad de los síntomas. Presenta una escala en la que se presentan 10 obsesiones y 10 compulsiones y otra escala donde el sujeto debe determinar la gravedad de las mismas, atendiendo al tiempo que le ocupan, la interferencia que le generan, el malestar producido, la resistencia y el grado de control.

 Ambas pruebas disponen de una versión para niños y adolescentes.

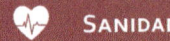

1.17. Instrumentos para otros tipos de trastorno

Algunos **instrumentos de evaluación** de otros tipos de trastorno son:

⇨ **Escala de evaluación del trastorno dismórfico corporal (BDDQ) de Phillips.** Se trata de un cuestionario que debe responder el sujeto y que evalúa la gravedad de los síntomas asociados al trastorno dismórfico corporal. Concretamente, se hace referencia a la preocupación y la ansiedad en relación con la apariencia física y el grado de interferencia que estos pensamientos tienen sobre la vida cotidiana de la persona.

⇨ **Escala de acumulación de Yale-Brown (Y-BOCS-HO) de Frost, Steketee y Tolin.** Esta escala evalúa, a través de una entrevista estructurada, la gravedad de la sintomatología asociada al trastorno de acumulación. A través de las preguntas se indaga sobre la cantidad de objetos acumulados, las dificultades para deshacerse de ellos, el grado de angustia asociada y el impacto que tienen estos sentimientos y comportamientos sobre la vida del sujeto.

⇨ **Escala de evaluación de arrancamiento de cabello del Hospital General de Massachusetts (MGH-HPS).** Esta escala evalúa la gravedad de la tricotilomanía en base a la frecuencia con la que la persona se arranca el pelo, la intensidad que revisten esos episodios, la preocupación o malestar emocional que generan, la dificultad para frenar o controlar el impulso de arrancarse el pelo y las interferencias que genera esta conducta sobre la vida del sujeto.

⇨ **Escala de excoriación de Yale Brown (NE-YBOCS).** Se trata de otra adaptación de la escala utilizada para el trastorno obsesivo-compulsivo. En este caso la evaluación se basa en 10 ítems, cinco dirigidos a valorar la urgencia de la necesidad de rascarse y las cogniciones asociadas a este comportamiento, y cinco dirigidas a valorar la conducta del sujeto.

1.18. Estrés, estrés laboral y trastorno de estrés agudo

Con el cuestionario **Escalas de apreciación del estrés (EAE) de Fernández-Seara y Mielgo** se evalúa la **frecuencia e intensidad de las situaciones estresantes sobre el sujeto**.

Se centra en 4 escalas independientes: estrés general, acontecimientos estresantes en ancianos, estrés sociolaboral y estrés en la conducción. En cada escala se mide la presencia o ausencia de los diferentes acontecimientos estresantes, la valoración personal de la intensidad con la que afectaran esos sucesos y la afectación actual o pasada. Responder a cada escala requiere unos 20 minutos.

Por otra parte, para **evaluar el trastorno de estrés agudo** se utiliza el **Cuestionario de impacto del evento revisado (IES-R) de Horowitz**. Esta prueba trata de valorar el malestar subjetivo provocado por sucesos estresantes o traumáticos. A través de sus 22 ítems evalúa las escalas de intrusión, evitación, hiperactivación y *flashback*. El sujeto debe determinar la frecuencia con la que sufre los síntomas que se le presentan a lo largo de la prueba.

En cuanto a la **evaluación del estrés laboral**, podemos utilizar los siguientes cuestionarios:

⇨ **Cuestionario para la evaluación del síndrome de quemarse por el trabajo (CESQT).** Esta prueba tiene como objetivo evaluar el síndrome de quemarse por el trabajo, o *burnout*, consecuencia del estrés laboral crónico asociado a los empleos dedicados a servicios.

Se trata de un autoinforme que consta de 20 ítems estructurados en 4 escalas, a saber: ilusión por el trabajo, desgaste psíquico, indolencia y culpa. Se establecen 3 puntuaciones a partir de las 3 primeras subescalas. La escala de culpa aporta una especificación más emparejada a las otras.

El cuestionario incluye diferentes baremaciones en función del colectivo profesional a que se dirige la evaluación, como docentes o personal sanitario, entre otros. En caso de que el trabajo no se vincule a los servicios, se cambia la escala de indolencia por una de desencanto profesional dirigida a valorar la indiferencia hacia los problemas de la organización.

⇨ **Cuestionario de estrés laboral (JSS) de Spielberger y Vagg.** Este cuestionario está orientado a la evaluación de la ocurrencia e intensidad con la que suceden 30 fuentes genéricas de estrés laboral a las que pueden estar expuestos los trabajadores en una gran variedad de entornos laborales.

Se valoran varias escalas: índice de estrés laboral, severidad de estrés laboral, frecuencia del estrés laboral, índice de presión laboral e índice de apoyo de la organización.

Esta herramienta, aplicable en 15 o 20 minutos, aporta información acerca de los escenarios o elementos concretos que son fuente de estrés, lo que permite una intervención más individualizada.

1.19. Estrés postraumático

En la evaluación del estrés postraumático podemos destacar los siguientes instrumentos:

⇨ **Evaluación global de estrés postraumático (EGEP-5) de Crespo, Gómez y Soberón.** Este instrumento permite la evaluación y diagnóstico del trastorno por estrés postraumático en función de los criterios del DSM-5. Está orientado a su utilización con víctimas adultas de acontecimientos traumáticos.

Se presenta en formato de autoinforme, a través de 58 ítems, que se refieren a la evaluación de los acontecimientos traumáticos, la sintomatología y el funcionamiento del individuo.

Aporta valoración y diagnóstico sobre el trastorno, además de información acerca de la intensidad de síntomas específicos: síntomas intrusivos, evitación, alteraciones cognitivas y del estado de ánimo y alteraciones en la activación y reactividad.

Es una prueba de unos 30 minutos, que permite diagnosticar e indagar sobre la experiencia sufrida, la intensidad de la sintomatología y las alteraciones del funcionamiento cotidiano.

⇨ **Escala para el trastorno de estrés postraumático administrada por el clínico del DSM-5 (CAPS-5) de Weathers, Friedman y colaboradores.** Esta herramienta permite la evaluación de la presencia y gravedad del TEPT siguiendo los criterios diagnósticos del DSM-5. Sirve tanto para el diagnóstico del mismo en cualquier momento de la vida, como para valorar los síntomas presentes en los últimos 7 días. Así, atiende a los siguientes grupos de síntomas:

- Reexperimentación traumática/intrusiones.

- Evitación.

- Alteraciones cognitivas y de ánimo.

- Cambios en la reactividad y la excitación.

Las preguntas son contestadas por el profesional, tras una entrevista estructurada con el sujeto, calificando la gravedad de cada síntoma en una escala del 0 al 4. La entrevista se basa en una serie de preguntas y protocolos estandarizados que abarcan todos los síntomas de este trastorno e incluyen cuestiones acerca de la duración de los síntomas, su comienzo, el impacto laboral y social de los mismos y el malestar subjetivo general del paciente.

⇨ **Inventario de cogniciones postraumáticas (PTCI) de Foa y Ehlers.** Este instrumento permite la evaluación de los pensamientos asociados a eventos traumáticos y al trastorno por estrés postraumático, tales como los pensamientos negativos sobre uno mismo, el mundo y el futuro, y pensamientos relacionados con la culpa y la autoevaluación negativa.

Se presentan al sujeto 36 afirmaciones asociadas con estos pensamientos postraumáticos, que debe valorar en base a la frecuencia e intensidad con la que surgen en una escala que va desde el 1 hasta el 7 en un formato nada-mucho. Las áreas cognitivas a las que se presta atención son:

- Creencias sobre la autoevaluación.

- Creencias sobre la autoestima.

- Creencias sobre la autoevaluación.

- Creencias sobre el mundo.

- Creencias sobre la culpa.

1.20. Evaluación en niños

En el caso de la **evaluación en niños** es habitual utilizar los siguientes **instrumentos**:

⇨ **Cuestionario de ansiedad estado-rasgo en niños (STAIC) de Spielberger.** El STAIC es la autoevaluación de la ansiedad en niños y adolescentes para detectarla como estado transitorio y como rasgo latente.

Al igual que la versión para adultos, presenta dos escalas con 20 afirmaciones cada una. La escala de ansiedad estado (A/E) pide al niño expresar cómo se siente en un momento determinado. Con ella se trata de investigar acerca de los estados transitorios de ansiedad, evaluando los sentimientos de aprensión, tensión y preocupación, que varían en cuanto a su intensidad a lo largo del tiempo. La escala de ansiedad rasgo (A/R) solicita del niño una valoración sobre cómo se siente en general, habitualmente. Con esta segunda escala se trata de determinar si existe una propensión en el niño hacia la ansiedad.

El tiempo de aplicación de esta prueba es de unos 15 o 20 minutos y está dirigido para niños entre los 9 y los 15 años.

⇨ **Escala de ansiedad en niños y adolescentes revisada** *(Screen for child anxiety related emotional disorders - SCARED-R)*, **de Birmaher y colaboradores.** Este instrumento tiene como objetivo detectar síntomas de trastornos de ansiedad en niños y adolescentes. La forma de la prueba es el autoinforme, a través de cuestiones que exploran 5 escalas: pánico/somático, ansiedad generalizada, ansiedad por separación, fobia social y fobia escolar.

La versión revisada consta de 66 ítems, con 3 opciones de respuesta: 0-nunca, 1-ocurre a veces, 2-ocurre muy seguido o siempre.

Este instrumento ha demostrado su sensibilidad para detectar trastornos de ansiedad, diferenciarlos de trastornos depresivos y distinguir entre diferentes trastornos de ansiedad entre sí. Es útil tanto en contexto clínico como de investigación y, especialmente, para valorar el curso del tratamiento y la eficacia de la intervención realizada.

⇨ **Escala de ansiedad social para niños revisada** *(Social anxiety scale for children-SASC-R)* **de La Greca, Dandes, Wick, Shaw y Stone.** Esta escala se desarrolló con el fin de evaluar la ansiedad social en niños y adolescentes. Se fundamenta en las dimensiones del miedo a la valoración negativa y la evitación social. Así, permite el análisis de la experiencia subjetiva de las preocupaciones y miedos, de las inhibiciones sociales que generan la evitación y del malestar producido por las situaciones sociales.

La última versión de esta escala plantea 3 dimensiones: una referida al miedo a la valoración negativa, una con relación a la evitación asociada específicamente a nuevos compañeros y la ansiedad que producen y otra acerca de la ansiedad y evitación de situaciones generalizadas.

⇨ **Escala de ansiedad manifiesta infantil revisada (CMASR) de Reynolds y Richmond.** Esta herramienta está dirigida al análisis de la ansiedad en niños con problemas de estrés académico, ansiedad ante los exámenes, conflictos familiares, adicciones, conductas perturbadoras o problemas de personalidad.

Consta de 49 ítems que deben ser respondidos con sí o no, en forma de autoinforme. La suma de las puntuaciones constituye el índice de ansiedad total. Además, permite la obtención de 5 calificaciones más: ansiedad fisiológica, ansiedad social, inquietud, defensividad e índice de respuestas inconsistentes, que trata de detectar las respuestas que se puedan estar dando influidas por la deseabilidad social.

⇨ **Escala multidimensional de ansiedad para niños (MASC) de March.** Dirigida a niños y adolescentes, esta escala tiene la forma de un autoinforme multifuente (para el niño y para los padres) y analiza la frecuencia y la intensidad de la sintomatología de ansiedad.

Esta escala aporta valoraciones con respecto a la evaluación del trastorno de separación, el trastorno de ansiedad generalizada, el trastorno de ansiedad social, el trastorno de pánico, las obsesiones, los síntomas físicos y la evitación de daño. Se incluye también un índice de inconsistencia.

Se tienen en cuenta tanto síntomas físicos como comportamentales.

Es un instrumento útil tanto en el ámbito clínico como en el de investigación, y parece capaz de detectar los cambios asociados al tratamiento.

⇨ **Entrevista para los trastornos de ansiedad en niños (ADIS-C) de Silverman y colaboradores.** Este instrumento está orientado a la evaluación clínica de trastornos de ansiedad en niños y adolescentes, en concreto está dirigido a niños entre los 6 y los 17 años. Se fundamenta sobre los criterios diagnósticos de los principales manuales diagnósticos, esto es, el DSM y la CIE.

Tiene el formato de una entrevista estructurada, donde el evaluador valora la presencia e intensidad de los síntomas, analizando un amplio espectro de los trastornos de ansiedad, ya que se tienen en consideración el trastorno de ansiedad generalizada, el trastorno de pánico, el trastorno de ansiedad social o el trastorno de ansiedad por separación. Durante la entrevista se indaga acerca de la historia clínica, los síntomas actuales y pasados y la afectación de la vida diaria.

Está disponible tanto una versión para los niños como una versión para los padres. La aplicación de ambas puede darnos una visión más ajustada y precisa del problema.

Esta entrevista está adaptada a distintas culturas y permite modificaciones que la hagan más adaptada a la cultura del sujeto. Puede ser útil tanto para la fase de evaluación y diagnóstico como para valorar la efectividad del tratamiento.

⇨ **Cuestionario de ataques de pánico para niños y adolescentes (CAPN).** Permite evaluar, a través de sus 28 ítems, el trastorno de pánico en niños y adolescentes.

⇨ **Inventario de miedos escolares (IME).** El inventario de miedos escolares evalúa los temores producidos en el entorno escolar asociados a malestar físico, fracaso escolar, castigo o la evaluación de los demás, entre otros.

⇨ **Cuestionario de ansiedad por separación en la infancia (CASI).** Esta prueba está dirigida a niños entre los 6 y los 11 años. Se trata de un cuestionario compuesto por 26 ítems que evalúa la preocupación por la separación, el malestar por la separación y la tranquilidad ante la separación.

Existe tanto la versión para niños como la versión para que respondan los padres.

⇨ **Cuestionario de ansiedad por separación de inicio temprano (CASIT).** Esta prueba está destinada a su uso en niños entre 3 y 5 años, para evaluar la ansiedad por separación asociada a dormir, los acontecimientos de la vida cotidiana y la pérdida o daño de un ser querido. Consta de 24 ítems que han de ser contestados por los padres.

⇨ **Inventario de estrés cotidiano infantil (IECI).** Este cuestionario analiza los estímulos estresores y las respuestas psicofisiológicas, emocionales, cognitivas o conductuales asociadas a los mismos en niños.

Consta de 22 ítems con respuesta de sí o no, que hacen referencia a la presencia de sucesos, problemas, demandas, preocupaciones o contrariedades en la interacción con el entorno.

Otorga puntuaciones parciales de problemas de salud y psicosomáticos, estrés en el ámbito escolar y estrés en el ámbito familiar y una puntuación total de estrés cotidiano.

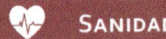

Es un instrumento que puede ser empleado en programas de prevención e intervención, así como en investigación. Puede ser aplicado en niños de 6 a 12 años y tiene una duración de unos 15 a 25 minutos.

⇨ **Inventario revisado de exploración de miedos para niños (FSSC-R) de Ollendick.** Esta prueba está dirigida para niños entre los 7 y los 16 años. Está formado por 80 elementos que pretenden analizar sus temores y que se deben valorar en una escala de respuesta de 1 a 3: 1-nada, 2-algo, 3-mucho. Mide 5 factores:

- Miedo al peligro y a la muerte.

- Miedo al fracaso y a la crítica.

- Miedo a lo desconocido.

- Miedo a animales.

- Miedos médicos.

También existe una versión breve del mismo (FSSC-R-SF) de 25 ítems.

Ciertos ítems de este cuestionario deben ser analizados con cuidado. En concreto, los que se refieren al peligro y la muerte como "caer de un sitio alto" se califican en general por los niños con altas puntuaciones. Sin embargo, parece que en muchos casos los niños responden a cómo se sentirían si les ocurriera más que a si se preocupan por ello habitualmente.

⇨ **Inventario de exploración de miedos para niños-II (FSSC-II) de Burnham y Gullone.** Se trata de una prueba destinada a niños entre los 7 y los 18 años. Está formado por 75 ítems que deben valorarse en una escala del 1 (no infunde miedo) al 3 (infunde mucho miedo). Incluye factores más actuales que su versión anterior. Trata 5 factores:

- Miedo al peligro y a la muerte.

- Miedo al fracaso y a la crítica.

- Miedo a lo desconocido.

- Miedo a animales.

- Miedos médicos y escolares.

⇨ **Inventario de miedos de Pelechano.** Está orientado a la evaluación de la intensidad de los miedos en niños de 4 a 9 años. En este caso, las preguntas son contestadas por los padres o profesores, no por los niños. Está formado por 100 ítems que se puntúan de 0 a 2: 0-nada, 1-algo, 2-mucho. Las categorías que analiza son:

- Animales.

- Fenómenos naturales.

- Daño físico y enfermedades.

- Muerte.

- Situaciones sociales.

- Lugares cerrados.

- Miedos diversos.

⇨ **Escala de ansiedad infantil de Spence (SCAS).** Esta escala trata de evaluar la sintomatología ansiosa a través de 44 ítems que deben ser valorados en una escala de 0 a 3. Los factores que permite analizar son:

- Ansiedad por separación.

- Pánico/agorafobia.

- Fobia social.

- Miedo al daño físico.

- Problemas obsesivo-compulsivos.

- Ansiedad generalizada.

⇨ **Termómetro de miedo (FT) de Walk.** A diferencia de los cuestionarios anteriores, que estaban encaminados a la evaluación o diagnóstico de un trastorno de ansiedad o fobia específica, esta prueba está dirigida a su uso durante la fase de tratamiento como medida de la ansiedad. La escala habitual que se utiliza es de 0 a 10 o de 0 a 100, pero puede personalizarse en función del sujeto y, sobre todo, si se trabaja con niños. Así, puede presentarse un gráfico, un termómetro o un dibujo que tengan la misma función. Debe entrenarse al sujeto previamente en su uso, pidiéndole que piense en situaciones concretas que se corresponderían con un punto específico de la escala.

⇨ **Escala subjetiva de ansiedad (ESA).** En la misma línea que la herramienta anterior, las unidades subjetivas de ansiedad o "ESAS" permiten ordenar, siguiendo habitualmente un criterio de intensidad, el nivel de ansiedad que provocan una serie de estímulos o situaciones. La puntuación de 100 indicaría el grado máximo de ansiedad, o sería la ausencia de ansiedad y en el 50 se situaría aquel elemento que genera en el paciente una ansiedad de grado medio.

Para valorar el nivel 0 de ansiedad se pide al sujeto que imagine una situación en la que se sienta completamente relajado y tranquilo. Para valorar el nivel 100 de ansiedad se le pedirá que visualice una situación de extrema ansiedad, donde se sienta extremadamente tenso y ansioso. A partir de ahí, se valorarán las situaciones intermedias.

307

Para realizar una evaluación y diagnóstico no debes guiarte únicamente por la puntuación obtenida en un test. Será necesario apoyarse en los datos obtenidos en la entrevista y la observación, así como atender a los criterios diagnósticos de los manuales de clasificación.

2. Trastornos de ansiedad según DSM-5

2.1. Trastorno de ansiedad por separación

El DSM-5 establece excepciones, peculiaridades y valoraciones a tener en cuenta a la hora de emitir un diagnóstico determinado. Además, aporta un diagnóstico diferencial de cada trastorno con aquellos relacionados, a fin de distinguir si la sintomatología de un paciente en concreto se corresponde con uno u otro trastorno.

A la hora de evaluar si un individuo cumple con los criterios diagnósticos para el trastorno de ansiedad por separación, debemos tener en cuenta que las manifestaciones de este trastorno serán diferentes en función de la edad. Los niños más pequeños puede que no se exterioricen miedos concretos con relación a amenazas específicas para sus figuras de apego, su hogar o sí mismos, apareciendo la ansiedad solo cuando efectivamente se produce la separación. En niños más mayores, la preocupación y el miedo se hace más específico. Y en el caso de los adultos, se observa que están excesivamente preocupados por sus hijos o cónyuges y sufren un gran malestar al separarse de ellos. La necesidad desmesurada por comprobar el paradero de sus seres queridos puede alterar sus acontecimientos sociales o laborales.

El **diagnóstico diferencial** al que debemos atender para poder dar un diagnóstico de trastorno de ansiedad por separación es el siguiente:

⇨ **Trastorno de ansiedad generalizada.** El trastorno de ansiedad por separación se distingue del trastorno de ansiedad generalizada en que la ansiedad se refiere, predominantemente, a la separación con respecto al hogar y a las personas vinculadas.

⇨ **Trastorno de pánico.** Las amenazas de separación pueden conducir a la ansiedad extrema e, incluso, a crisis de pánico. A diferencia de lo que sucede en el trastorno de pánico, la ansiedad se refiere a la separación con respecto a las personas vinculadas o al hogar, más que a resultar incapacitado por una crisis de pánico inesperada.

⇨ **Agorafobia.** A diferencia de los individuos con agorafobia, las personas con trastorno de ansiedad por separación no están preocupadas por quedarse atrapadas o incapacitadas en situaciones de las que perciben que es difícil escapar en caso de presentar síntomas similares a la angustia u otros síntomas incapacitantes.

⇨ **Trastornos de conducta.** La evasión escolar ("hacer novillos") es común en los trastornos de conducta, pero, en este caso, la ansiedad de separación no es la responsable del absentismo escolar y el niño acostumbra a estar más fuera que dentro de casa.

⇨ **Trastorno de ansiedad social.** Algunos casos de negativa a ir a la escuela pueden ser debidos a un trastorno de ansiedad social (fobia social). En tales casos, la evitación de la escuela se debe al miedo a ser juzgado negativamente por los demás y no a separarse de las figuras de apego.

⇨ **Trastorno de estrés postraumático.** El miedo a la separación de los seres queridos es común después de eventos traumáticos como los desastres, en particular cuando los períodos de separación de los seres queridos se vivieron durante el evento traumático. En el trastorno de estrés postraumático (TEPT), los síntomas centrales giran en torno a las intrusiones y a la evitación de los recuerdos asociados al propio evento traumático, mientras que en el trastorno de ansiedad por separación las preocupaciones y evitaciones se centran alrededor del bienestar de las figuras de apego y a la separación de ellas.

⇨ **Trastorno de ansiedad por enfermedad.** Los individuos con trastorno de ansiedad por enfermedad muestran preocupación por si padecen ciertas enfermedades, pero la principal preocupación es el diagnóstico médico en sí mismo y no separarse de las figuras de apego.

⇨ **Duelo.** El duelo cursa con intenso anhelo o deseo de la persona fallecida, desconsuelo intenso y dolor emocional; la preocupación por el fallecido o las circunstancias de la muerte son respuestas que se espera que aparezcan en el duelo, mientras que el miedo a la separación de las personas por las que siente apego serían el centro en el trastorno de ansiedad por separación.

⇨ **Trastornos depresivos y bipolares.** Estos trastornos pueden estar asociados con una renuncia a salir de casa, pero la preocupación principal no es el temor o el miedo a los acontecimientos adversos que sucedan a las figuras de apego, sino más bien una baja motivación para involucrarse con el mundo exterior. Sin embargo, las personas con trastorno de ansiedad por separación pueden deprimirse en el momento en que se las separa o al anticiparse a la separación.

⇨ **Trastorno negativista desafiante.** Los niños y los adolescentes con trastorno de ansiedad por separación pueden mostrar oposición cuando se les fuerza a separarse de las figuras de apego. El trastorno negativista desafiante solo se debería considerar cuando el comportamiento oposicionista es persistente y no está relacionado con la separación, real o prevista, de las figuras de apego.

⇨ **Trastornos psicóticos.** A diferencia de las alucinaciones observadas en los trastornos psicóticos, las experiencias perceptivas inusuales del trastorno de ansiedad por separación, que suelen basarse en la percepción errónea de un estímulo real, solo suceden en determinadas situaciones (por ejemplo, por la noche) y son reversibles ante la presencia de una persona de apego.

⇨ **Trastornos de la personalidad.** El trastorno de la personalidad dependiente se caracteriza por una indiscriminada tendencia a confiar en los demás, mientras que el trastorno de ansiedad por separación implica una preocupación sobre la cercanía y la seguridad de las principales figuras de apego. El trastorno límite de la personalidad se caracteriza por miedo al abandono de los seres queridos, pero los problemas de identidad, de autocontrol, de funcionamiento interpersonal y de impulsividad son, además, fundamentales en este trastorno, mientras que no lo son en el trastorno de ansiedad por separación.

La comorbilidad del trastorno de ansiedad por separación en el caso de los niños es muy alta con el trastorno de ansiedad generalizada y la fobia específica. En los adultos la comorbilidad es más común con la fobia específica, el trastorno de estrés postraumático, el trastorno de pánico, el trastorno de ansiedad generalizada, el trastorno de ansiedad social, la agorafobia, el trastorno obsesivo-compulsivo, los trastornos de personalidad y el trastorno de ansiedad por separación.

2.2. Mutismo selectivo

Ya que las habilidades lingüísticas no son el problema, este pudiera residir en un trastorno de la comunicación, aunque no se ha identificado hasta ahora ninguna asociación concreta. Además, incluso cuando se encuentra asociado a un trastorno de la comunicación, aparece la ansiedad.

En el ámbito clínico, los niños diagnosticados de mutismo selectivo suelen recibir también el diagnóstico de algún trastorno de ansiedad, especialmente fobia social.

Hay que ser cuidadosos en el diagnóstico en el caso de niños de familias emigrantes que llegan a un lugar donde se habla una lengua diferente. Solo en el caso de que la comprensión de la nueva lengua fuera buena y la falta de habla permaneciera, se podría indicar un trastorno de mutismo selectivo.

El **diagnóstico diferencial para el mutismo selectivo** es el siguiente:

⇨ **Trastornos de la comunicación.** El mutismo selectivo debe distinguirse de los trastornos del habla que se explican mejor por un trastorno de la comunicación, como el trastorno del lenguaje, el trastorno fonológico, el trastorno de la fluidez de inicio en la infancia (tartamudez), o el trastorno de la comunicación social (pragmático). A diferencia del mutismo selectivo, la alteración del habla en estas condiciones no se limita a una situación social específica.

⇨ **Trastornos del neurodesarrollo, esquizofrenia y otros trastornos psicóticos.** Las personas con un trastorno del espectro autista, esquizofrenia u otro trastorno psicótico o retraso mental grave pueden experimentar problemas en la comunicación social y ser incapaces de hablar adecuadamente en situaciones sociales. Por el contrario, el mutismo selectivo solo debe diagnosticarse en un niño que tenga una capacidad demostrada para hablar en algunas situaciones sociales (por ejemplo, en casa).

⇨ **Trastorno de ansiedad social (fobia social).** La ansiedad y la evitación en la vida social, propias de la fobia social, se pueden asociar a un mutismo selectivo. En estos casos deberían establecerse ambos diagnósticos.

 La comorbilidad más probable es con otros trastornos de ansiedad, es especial el trastorno de ansiedad social, el trastorno de ansiedad por separación y la fobia específica. Es posible también encontrar algún retraso o retraso de la comunicación.

2.3. Fobia específica

En función del estímulo fóbico concreto, se especificará, además, si se trata de un animal como arañas, insectos o perros, si es un entorno natural tal como el agua, las tormentas o las alturas, si se genera debido a la sangre-inyección-herida, como puede ser a las agujas o a los procedimientos médicos invasivos, situacional para aviones, ascensores o sitios cerrados, u otra si tiene que ver con otros estímulos como sonidos ruidosos o situaciones que pueden derivar en vómitos. Es posible encontrar un sujeto con varios estímulos fóbicos. En ese caso, se indicarán todos ellos en diagnósticos separados, recibiendo tantos diagnósticos como estímulos fóbicos tenga. En aquellos casos donde la angustia no sea tan marcada, debemos investigar si esto es debido a que el sujeto está evitando o rechazando activamente las situaciones que le causan temor.

La activación fisiológica ante la expectativa de exposición, o la exposición en sí misma al objeto o situación fóbica, es habitual, aunque difiere en sus manifestaciones. Las personas con fobias específicas situacionales, al entorno natural y a animales

311

suelen presentar mayor activación del sistema nervioso simpático; las que tienen fobia específica a la sangre-inyecciones-heridas, tienden a mostrar una respuesta vasovagal de desmayo o sensación de desmayo precedida por una aceleración inicial y fugaz de la frecuencia cardiaca y una elevación de la tensión arterial, seguida de una desaceleración de la frecuencia cardíaca y un descenso de la presión arterial.

Si el paciente a diagnosticar es un niño, debemos tener en consideración que su forma de expresar miedo y ansiedad suele ser a través del llanto, los berrinches, la parálisis o los abrazos. Además, para estudiar si existe evitación, habrá que hablar con los padres, los profesores o los allegados al niño, ya que es un concepto que el niño puede no comprender bien. Si el temor, aunque sea excesivo, es transitorio y solo afecta de forma ligera, se considerará parte del proceso de desarrollo y no se considerará un criterio para diagnosticar la fobia específica.

Si, en otro caso, el paciente se trata de una persona mayor, las fobias específicas que con más probabilidad nos encontremos serán las del entorno natural y la fobia específica a las caídas. En este grupo poblacional la fobia suele coexistir con otros problemas médicos como enfermedades coronarias o la enfermedad pulmonar obstructiva crónica. También ellos mismos son proclives a pensar que los síntomas de ansiedad son debidos a una afección médica. La forma de expresión de la ansiedad en estos individuos puede no ser la típica, por lo que es probable que haya justificación para un diagnóstico de trastorno de ansiedad no especificado.

Una persona mayor con fobia específica a las caídas puede tratar de evitar moverse y generar, en consecuencia, una pérdida de funcionamiento social y físico. Un individuo con fobia específica a la sangre, las inyecciones y las heridas puede no solicitar ayuda médica. Un sujeto con fobia específica a vomitar o atragantarse, puede dejar de comer de forma sustancial.

El **diagnóstico diferencial para la fobia específica** es el siguiente:

⇨ **Agorafobia.** La fobia específica situacional puede parecerse a la agorafobia en la presentación clínica, dada la similitud de las situaciones temidas (por ejemplo, volar, lugares cerrados, ascensores). Si un individuo teme solo a una de las situaciones de agorafobia, entonces se puede realizar el diagnóstico de fobia específica situacional. Si teme a dos o más situaciones de agorafobia, el diagnóstico de agorafobia estaría probablemente justificado. Por ejemplo, una persona que teme a los aviones y a los ascensores (que coinciden con la situación agorafóbica "transporte público"), pero no teme a otras situaciones de agorafobia, será diagnosticada de fobia específica situacional, mientras que una persona que teme a los aviones, a los ascensores y a las multitudes (que coinciden con dos situaciones de agorafobia, "uso del transporte público" y "hacer cola o estar en una multitud"), será diagnosticada de agorafobia. También podría ser útil para diferenciar la agorafobia de la fobia específica el criterio B de la agorafobia (las situaciones son temidas o evitadas debido a "tener pensamientos sobre el desarrollo de unos síntomas similares a la crisis de pánico u otros síntomas incapacitantes o humillantes en situaciones en las que sería difícil escapar o donde no se podría disponer de ayuda"). Si las situaciones son temidas por otros motivos, como el miedo a ser dañado directamente por el objeto o situación (por ejemplo, el miedo a estrellarse en avión, a la mordedura de los animales), podría ser más apropiado el diagnóstico de fobia específica.

⇨ **Trastorno de ansiedad social.** Si las situaciones son temidas debido al miedo a una evaluación social negativa, se debería diagnosticar el trastorno de ansiedad social en lugar de la fobia específica.

⇨ **Trastorno de ansiedad por separación.** Si las situaciones temidas son debidas a la separación de un cuidador principal o de una figura de apego, se debe hacer el diagnóstico de trastorno de ansiedad por separación, en lugar del de fobia específica

⇨ **Trastorno de pánico.** Las personas con fobias específicas pueden experimentar ataques de pánico cuando se enfrentan con la situación o el objeto temido. Se establecerá un diagnóstico de fobia específica si las crisis de pánico solo se producen en respuesta al objeto o la situación específica, mientras que si la persona también experimenta crisis de pánico de forma inesperada (esto es, no en respuesta al objeto específico o situación) se establecerá un diagnóstico de trastorno de pánico.

⇨ **Trastorno obsesivo-compulsivo.** Si el miedo o la ansiedad primaria del individuo es hacia un objeto o situación como consecuencia de ideas obsesivas (por ejemplo, miedo a la sangre debido a pensamientos obsesivos sobre la contaminación por agentes patógenos transmitidos por la sangre, como el miedo a conducir debido a imágenes obsesivas de daño a los demás), y si se observan otros criterios para el trastorno obsesivo-compulsivo entonces se hará el diagnóstico de trastorno obsesivo-compulsivo.

⇨ **Trauma y trastornos relacionados con estresantes.** Si la fobia se desarrolla después de un evento traumático, se debe considerar el diagnóstico de trastorno de estrés postraumático (TEPT). Sin embargo, los acontecimientos traumáticos pueden preceder a la aparición del TEPT y de la fobia específica. En este caso, el diagnóstico de fobia específica se asignará únicamente si no se cumplen todos los criterios del TEPT.

⇨ **Trastornos de la alimentación.** No se establece el diagnóstico de fobia específica si el comportamiento de evitación se limita exclusivamente a los alimentos y a los aspectos relacionados con los alimentos, en cuyo caso deberá considerarse un diagnóstico de anorexia nerviosa o de bulimia nerviosa.

⇨ **Trastornos del espectro de la esquizofrenia y otros trastornos psicóticos.** Cuando el miedo y la evitación se deben a ideas delirantes (como en la esquizo-

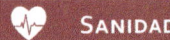
frenia u otro trastorno del espectro de la esquizofrenia y otros trastornos psicóticos), el diagnóstico de fobia específica no estaría justificado.

 La fobia específica aparece con frecuencia junto a otras patologías, como la depresión en el caso de personas mayores.

2.4. Trastorno de ansiedad social

El **diagnóstico diferencial para el trastorno de ansiedad social** es el siguiente:

⇨ **Timidez normal.** La timidez (esto es, la reticencia social) es un rasgo de la personalidad común y no es patológico en sí mismo. En algunas sociedades, la timidez incluso se evalúa de forma positiva. Sin embargo, se debería considerar un diagnóstico de trastorno de ansiedad social cuando exista un impacto negativo considerable en las áreas sociales y laborales y en otras áreas importantes de funcionamiento, y si se cumplieran todos los criterios diagnósticos para el trastorno de ansiedad social, se debería diagnosticar este. En Estados Unidos solo una minoría (12 %) de los individuos que se autoidentifican como tímidos tiene los síntomas que cumplen los criterios diagnósticos para el trastorno de ansiedad social.

⇨ **Agorafobia.** Las personas con agorafobia pueden temer y evitar las situaciones sociales (por ejemplo, ir al cine) cuando perciben que podría ser difícil escaparse o contar con ayuda en caso de presentar síntomas similares al pánico o de sentirse incapacitados, mientras que los individuos con trastorno de ansiedad social muestran un mayor temor a las evaluaciones negativas de los demás. Por otra parte, los individuos con trastorno de ansiedad social probablemente puedan mantener mejor la calma si se les deja completamente solos, lo que no suele ocurrir en el caso de la agorafobia.

⇨ **Trastorno de pánico.** Las personas con trastorno de ansiedad social pueden tener crisis de pánico, pero la preocupación es por el miedo a una evaluación negativa, mientras que en el trastorno de pánico la preocupación se centra en las crisis de pánico en sí mismas.

⇨ **Trastorno de ansiedad generalizada.** Las preocupaciones sociales son comunes en el trastorno de ansiedad generalizada, pero la atención se centra más en la naturaleza de las relaciones existentes en lugar de en el miedo a la evaluación negativa. Los individuos con trastorno de ansiedad generalizada, especialmente los niños, pueden tener una preocupación excesiva por la calidad de su desempeño social, pero estas preocupaciones también deben estar relacionadas con la conducta no social y con situaciones en las que el individuo no está siendo evaluado por los demás. En el trastorno de ansiedad social, las preocupaciones se centran en el desempeño social y en la evaluación por parte de los demás.

⇨ **Trastorno de ansiedad por separación.** Las personas con trastorno de ansiedad por separación pueden evitar los entornos sociales (incluido el rechazo a ir a la escuela) porque les preocupa la separación de las figuras de apego o, en los niños, porque necesitan la presencia de un progenitor cuando no es propio de su etapa del desarrollo. Las personas con trastorno de ansiedad por separación habitualmente están cómodas en las situaciones sociales cuando sus figuras de apego están presentes o cuando están en casa, mientras que en el trastorno de ansiedad social pueden sentirse incómodas en su casa o ante la presencia de las figuras de apego.

⇨ **Fobias específicas.** Las personas con fobias específicas pueden temer a la vergüenza o a la humillación (por ejemplo, vergüenza por desmayarse mientras les extraen sangre), pero, generalmente, no muestran temor a la evaluación negativa en otras situaciones sociales.

⇨ **Mutismo selectivo.** Los individuos con mutismo selectivo pueden no hablar por miedo a la evaluación negativa, pero no sienten miedo a dicha evaluación en las situaciones sociales en que no se requiere hablar (por ejemplo, el juego no verbal).

⇨ **Trastorno depresivo mayor.** A los individuos con trastorno depresivo mayor les puede preocupar que los demás les evalúen negativamente, porque sienten que son malos o que no son dignos de ser queridos. Sin embargo, a las personas con trastorno de ansiedad social les preocupa que se les evalúe negativamente debido a ciertos comportamientos sociales o a síntomas físicos.

⇨ **Trastorno dismórfico corporal.** Los individuos con trastorno dismórfico corporal están preocupados por uno o más defectos percibidos en su aspecto físico que no son observables por los demás o tan solo lo son ligeramente; esta preocupación a menudo causa ansiedad social y evitación. Si sus miedos sociales y la evitación son causados únicamente por sus creencias sobre su apariencia, no se justificaría un diagnóstico independiente de trastorno de ansiedad social.

⇨ **Trastorno delirante.** Los individuos con trastorno delirante pueden tener delirios no extravagantes y alucinaciones relacionadas con un tema delirante, que se centra en ser rechazado u ofender a los demás. Aunque la percepción de las creencias acerca de las situaciones sociales puede variar, muchas personas con trastorno de ansiedad social son bastante conscientes de que sus creencias son desproporcionadas respecto a la amenaza real que supone la situación social.

⇨ **Trastorno del espectro autista.** La ansiedad social y los déficits de la comunicación social son característicos del trastorno del espectro autista. Los indivi-

315

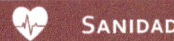

duos con trastorno de ansiedad social pueden tener relaciones sociales apropiadas para la edad y suficiente capacidad de comunicación social, a pesar de que pueda parecer que tienen un deterioro en estas áreas cuando empiezan a interactuar con otros individuos desconocidos.

⇨ **Trastornos de la personalidad.** Dada su aparición frecuente en la infancia y su persistencia en la edad adulta y a lo largo de ella, el trastorno de ansiedad social puede asemejarse a un trastorno de la personalidad. El trastorno que aparentemente más se superpone es el trastorno de la personalidad evitativa. Los individuos con trastorno de la personalidad evitativa tienen un patrón de evitación más amplio que las personas con trastorno de ansiedad social. Sin embargo, el trastorno de ansiedad social presenta típicamente más comorbilidad con el trastorno de la personalidad evitativa que con otros trastornos de la personalidad, y el trastorno de la personalidad evitativa presenta más comorbilidad con el trastorno de ansiedad social que con los otros trastornos de ansiedad.

⇨ **Otros trastornos mentales.** Los miedos sociales y el malestar social pueden formar parte de la esquizofrenia, pero existe evidencia de la presencia de otros síntomas psicóticos. En los individuos con trastorno de la alimentación, antes de realizar un diagnóstico de trastorno de ansiedad social es importante determinar que el miedo a una evaluación negativa de los síntomas o comportamientos del trastorno (por ejemplo, las purgas y los vómitos) no debe ser la única fuente de ansiedad social. Del mismo modo, el trastorno obsesivo-compulsivo puede estar asociado con la ansiedad social, pero el diagnóstico adicional de trastorno de ansiedad social solo se utiliza cuando los miedos sociales y la evitación son independientes de los focos de las obsesiones y compulsiones

⇨ **Otras condiciones médicas.** Las enfermedades médicas pueden producir síntomas que pueden ser embarazosos (por ejemplo, el temblor en la enfermedad de Parkinson). Cuando el miedo a la evaluación negativa debido a otras afecciones médicas es excesivo, se debe considerar el diagnóstico de trastorno de ansiedad social

⇨ **Trastorno negativista desafiante.** La negativa a hablar debido a una oposición hacia las figuras de autoridad debe diferenciarse de la incapacidad para hablar por temor a una evaluación negativa.

 El trastorno de ansiedad social suele presentar comorbilidad con otros trastornos de ansiedad, con el trastorno depresivo mayor y con trastornos por consumo de sustancias. Salvo en el caso del trastorno de ansiedad por separación y la fobia específica, el trastorno de ansiedad social suele ser anterior al resto de trastornos. El trastorno depresivo mayor puede aparecer como consecuencia del aislamiento social crónico. También es habitual la comorbilidad con el trastorno dismórfico corporal y el trastorno bipolar. A excepción del tipo de ansiedad social solo de actuación, también suele haber comorbilidad con el trastorno de la personalidad evitativa. En el caso de los niños, la comorbilidad suele aparecer con el autismo de alto funcionamiento y el mutismo selectivo.

2.5. Trastorno de pánico

El trastorno de pánico cursa con ataques de pánico inesperados y recurrentes. La recurrencia hace referencia a que aparecerá más de una crisis de pánico inesperada; con inesperado se señala que no existe una señal obvia o desencadenante para ese estado, pareciendo que el ataque aparece de la nada. En contraposición, hablaríamos de ataque de pánico esperado cuando existe una señal obvia o un desencadenante. A través de la entrevista al paciente sobre los sucesos anteriores al episodio y la propia opinión del individuo, el clínico decidirá si los ataques de pánico sufridos son esperados o inesperados. La presencia de ataques de pánico esperados no descarta en ningún caso el diagnóstico de trastorno de pánico. La valoración de si el ataque ha sido esperado o inesperado tiene un gran componente cultural, ya que, estímulos iguales, pueden ser considerados por personas de algunas culturas como posibles inductores de ansiedad mientras que para otra persona de otra cultura se considera un estímulo totalmente inocuo.

 De hecho, varios síndromes culturales se relacionan con el ataque de pánico: el ataque de nervios de los latinoamericanos puede incluir temblores, gritos o llanto incontrolable, comportamiento agresivo o suicida, despersonalización o desrealización. En el caso de los camboyanos, un ejemplo similar sería el de los ataques *khyál o pérdida del alma* y en el caso de los vietnamitas, el *trúng gi o golpeado por el viento*. Algunos de estos cuadros clínicos cumplen los criterios de afecciones distintas del ataque de pánico, pero influyen en los síntomas y en la frecuencia del trastorno de pánico. Para discernir, por tanto, si el ataque ha sido esperado o inesperado, habrá que estudiar la cultura del paciente.

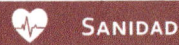
A lo largo del curso de la enfermedad el sujeto puede sufrir ataques completos, es decir, cumpliendo al menos 4 de los síntomas, o limitados, cumpliendo menos. Pero será necesaria la presencia de más de una crisis inesperada con síntomas completos para poder otorgar el diagnóstico de trastorno de pánico. Los ataques de pánico completos se asocian a una mayor morbilidad que los limitados.

Durante el transcurso de la enfermedad puede aparecer preocupación ante la posible aparición de nuevas crisis de angustia o sus posibles consecuencias. Esta preocupación suele estar asociada al desarrollo de comportamientos de evitación que pueden reunir los criterios de agorafobia. En este caso debe darse el diagnóstico de trastorno de angustia con agorafobia.

En general, las crisis de pánico pronostican la severidad, el curso y la comorbilidad de una gran cantidad de trastornos, incluidos los de ansiedad. Se consideran estas crisis como un especificador descriptivo de cualquier trastorno de ansiedad, así como de otros trastornos mentales.

El **diagnóstico diferencial para el trastorno del pánico** es el siguiente:

⇨ **Otros trastornos de ansiedad especificados o trastorno de ansiedad no especificado.** El trastorno de pánico no se debe diagnosticar si en los ataques de pánico no se presentan los síntomas completos (inesperados). En el caso de que los ataques de pánico inesperados solo se presenten con síntomas limitados, debe considerarse el diagnóstico de otro trastorno de ansiedad especificado o no especificado.

⇨ **Trastorno de ansiedad debido a otra condición médica.** El trastorno de pánico no se diagnostica si los ataques de pánico se consideran una consecuencia fisiológica directa de otras afecciones médicas. Los ejemplos de afecciones médicas que pueden causar ataques de pánico son el hipertiroidismo, el hiperparatiroidismo, el feocromocitoma, las disfunciones vestibulares, los trastornos convulsivos y las alteraciones cardiopulmonares (por ejemplo, las arritmias, la taquicardia supraventricular, el asma, la enfermedad pulmonar obstructiva crónica [EPOC]). Las pruebas de laboratorio apropiadas (por ejemplo, los niveles séricos de calcio para el hiperparatiroidismo, la monitorización por Holter para las arritmias) o los exámenes físicos (por ejemplo, para las afecciones cardíacas) podrían ser útiles para determinar el papel etiológico de otra afección médica.

⇨ **Trastorno de ansiedad inducido por sustancias / medicamentos.** El trastorno de pánico no se diagnostica si los ataques de pánico son considerados como un efecto fisiológico directo de una sustancia. La intoxicación por estimulantes del sistema nervioso central (por ejemplo, la cocaína, las anfetaminas, la cafeína) o cannabis y la retirada de agentes depresores del sistema nervioso central (por ejemplo, el alcohol, los barbitúricos) pueden precipitar un ataque de pánico. Sin embargo, si los ataques de pánico continúan ocurriendo fuera del contexto del uso de sustancias (por ejemplo, mucho después de que los efectos de la intoxicación o de la abstinencia hayan finalizado), se debería considerar el diagnóstico de trastorno de pánico. Además, dado que en algunas personas el trastorno de pánico puede preceder al uso de sustancias y estar asociado al aumento del consumo de las mismas y, sobre todo, a los efectos de la automedicación, se debería realizar una historia detallada para determinar si el individuo presentaba ataques de pánico antes del consumo excesivo de esa sustancia. Si este es el caso, se debe considerar el diagnóstico de trastorno de pánico además del diagnóstico de trastorno por consumo de sustancias. Características tales como la aparición después de los 45 años o la presencia de síntomas atípicos durante un ataque de pánico (por ejemplo, vértigo, pérdida de conciencia, pérdida del control de esfínteres, trastornos del habla, amnesia) sugieren la posibilidad de que otra afección médica o una sustancia pueda estar causando los síntomas del ataque de pánico.

⇨ **Otros trastornos mentales con ataques de pánico como característica asociada.** Por ejemplo, otros trastornos de ansiedad y trastornos psicóticos. Los ataques de pánico que suceden como un síntoma de otros trastornos de ansiedad son del tipo esperado (por ejemplo, provocados por situaciones sociales en el trastorno de ansiedad social, por objetos o situaciones fóbicas en la fobia específica o la agorafobia, por la preocupación en el trastorno de ansiedad generalizada, por la separación del hogar o de las figuras de apego en el trastorno de ansiedad de separación) y, por lo tanto, no cumplen los criterios del trastorno de pánico.

A veces, un ataque de pánico inesperado se asocia con la aparición de otro trastorno de ansiedad, pero entonces los ataques se vuelven esperados, mientras que el trastorno de pánico se caracteriza por ataques de pánico inesperados y recurrentes.) Si los ataques de pánico se producen solo en respuesta a desencadenantes específicos, entonces solo se diagnostica un trastorno de ansiedad específico. Sin embargo, si el individuo experimenta ataques de pánico inesperados y demuestra una inquietud persistente y preocupación o cambios de comportamiento debido a los ataques, entonces se debería considerar el diagnóstico adicional de trastorno de pánico.

2.6. Agorafobia

En el caso de que el paciente sufriera agorafobia y trastorno de pánico, se diagnostican ambas de manera independiente.

Las bajas tasas de prevalencia en niños deben interpretarse como una posible falta de expresión de los síntomas, por lo que no debe descartarse su aparición en la infancia y corroborarse con otras fuentes como padres o profesores. En los adolescentes, especialmente en los niños, muchas veces encontramos reticencia a manifestar sus temores. En el caso de los adultos mayores, el temor suele corresponderse con caídas o complicaciones médicas, por lo que debe estudiarse con cuidado la proporción o desproporción de esos temores.

El **diagnóstico diferencial para el trastorno de agorafobia** es el siguiente:

⇨ **Fobia específica de tipo situacional.** La diferenciación con la agorafobia puede ser difícil en algunos casos, debido a que estas afecciones comparten varios síntomas y criterios característicos. Se debería diagnosticar fobia específica situacional en lugar de la agorafobia si el miedo, la ansiedad y la evitación se limitan a una de las situaciones de agorafobia. Como método sólido para diferenciar la agorafobia de las fobias específicas se debería exigir el temor a dos o más de las situaciones de agorafobia, en particular en el subtipo situacional. Una característica diferenciadora adicional es la cognición. Por lo tanto, si la situación se teme por razones distintas a experimentar síntomas similares a la angustia u otros síntomas incapacitantes o embarazosos (por ejemplo, temor a ser dañado directamente por la propia situación, como el miedo a que se estrelle el avión en las personas que temen volar), podría ser más apropiado un diagnóstico de fobia específica.

⇨ **Trastorno de ansiedad por separación.** El trastorno de ansiedad por separación se puede diferenciar de la agorafobia mediante el análisis de las cogniciones. En el trastorno de ansiedad por separación, los pensamientos son acerca del desapego de las figuras vinculantes y del entorno del hogar (por ejemplo, los padres u otras figuras de apego), mientras que, en la agorafobia, el foco está en los síntomas de pánico u otros síntomas incapacitantes o embarazosos en las situaciones temidas.

⇨ **Trastorno de ansiedad social (fobia social).** La agorafobia se debe distinguir del trastorno de ansiedad social basándose, principalmente, en las situaciones que desencadenan el miedo, la ansiedad o la evitación, y en la cognición. En el trastorno de ansiedad social la atención se centra en el miedo a ser evaluado negativamente.

⇨ **Trastorno de pánico.** No se debería diagnosticar la agorafobia cuando se cumplen los criterios del trastorno de pánico y si las conductas de evitación asociadas con los ataques de pánico no se extienden a la evitación de dos o más situaciones de agorafobia.

⇨ **Trastorno de estrés agudo y trastorno de estrés postraumático.** El trastorno de estrés agudo y el trastorno de estrés postraumático (TEPT) se pueden diferenciar de la agorafobia examinando si el miedo, la ansiedad o la evitación se relaciona únicamente con las situaciones que recuerdan al individuo un acontecimiento traumático. Si el miedo, la ansiedad o la evitación se limita a los recordatorios del trauma, y si el comportamiento de evitación no se extiende a dos o más situaciones de agorafobia, no estaría justificado un diagnóstico de agorafobia.

⇨ **Trastorno depresivo mayor.** En el trastorno depresivo mayor el individuo puede evitar dejar la casa debido a la apatía, la pérdida de energía, la baja autoestima y la anhedonia. Si la evitación no está relacionada con el temor a presentar síntomas incapacitantes o embarazosos similares a la angustia, no se debería diagnosticar una agorafobia.

⇨ **Otras afecciones médicas.** No se diagnosticaría agorafobia si la evitación de las situaciones es consecuencia fisiológica de una afección médica. Esta determinación se basa en la historia, los hallazgos de laboratorio y el examen físico. Otras afecciones médicas de interés son los trastornos neurodegenerativos con alteraciones motoras asociadas (por ejemplo, la enfermedad de Parkinson, la esclerosis múltiple) y los trastornos cardiovasculares. Los individuos con ciertas afecciones médicas pueden evitar ciertas situaciones debido a una preocupación realista por su incapacidad (por ejemplo, los desmayos en un individuo con ataques isquémicos transitorios) o por sentir vergüenza (por ejemplo, la diarrea en un individuo con enfermedad de Crohn). Se debería realizar un diagnóstico de agorafobia solo cuando el temor y la evitación sean claramente superiores a los que, por lo general, se asocian a estas afecciones médicas.

 La comorbilidad más frecuente con la agorafobia corresponde a los trastornos de ansiedad, concretamente fobias específicas, trastorno de pánico y trastorno de ansiedad social, trastorno depresivo mayor, trastorno de estrés postraumático y trastorno por consumo de alcohol. En muchas ocasiones son los trastornos de ansiedad los que preceden a la agorafobia, sin embargo, el trastorno depresivo y por consumo de sustancias, aparecen de forma secundaria.

2.7. Trastorno de ansiedad generalizada

Debemos distinguir la ansiedad no patológica de aquella que conforma el trastorno de ansiedad generalizada. Las preocupaciones asociadas al trastorno son desmesuradas y dificultan significativamente las tareas cotidianas. Además, son más penetrantes, pronunciadas y angustiosas, duran más y aparecen sin desencadenantes que las provoquen. Cuantos más sean los escenarios motivo de la preocupación, mayor es la probabilidad de la existencia del trastorno. Por último, la ansiedad intrínseca al trastorno genera un malestar subjetivo con presencia de síntomas físicos.

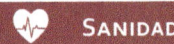

Si el posible diagnóstico está dirigido a un niño, es importante evaluar la presencia de otros trastornos de ansiedad de la infancia y de otros trastornos mentales que podrían ser el origen de la preocupación. El trastorno de ansiedad por separación, el trastorno de ansiedad social y el trastorno obsesivo-compulsivo presentan preocupaciones que podrían confundirse con las del trastorno de ansiedad generalizada.

El **diagnóstico diferencial para el trastorno de ansiedad generalizada** es el siguiente:

⇨ **Trastorno de ansiedad debido a otra afección médica.** El diagnóstico de trastorno de ansiedad debido a otra afección médica se debería asignar si se considera que la ansiedad y la preocupación del individuo, basándose en la historia, los hallazgos de laboratorio y la exploración física, son el efecto fisiológico de otra afección médica específica (por ejemplo, feocromocitoma, hipertiroidismo).

⇨ **Trastorno de ansiedad inducido por sustancias / medicamentos.** El trastorno de ansiedad inducido por sustancias/medicamentos se distingue del trastorno de ansiedad generalizada por el hecho de considerar que una sustancia o medicamento (por ejemplo, una droga de abuso, la exposición a una toxina) está etiológicamente relacionado con la ansiedad. Por ejemplo, la ansiedad grave que se produce solo en el contexto de un elevado consumo de café sería diagnosticada de trastorno de ansiedad inducido por cafeína.

⇨ **Trastorno de ansiedad social.** Los individuos con trastorno de ansiedad social a menudo tienden a esperar la ansiedad en relación con situaciones sociales próximas o de evaluación por terceros, mientras que los individuos con trastorno de ansiedad generalizada muestran preocupación estén o no siendo evaluados.

⇨ **Trastorno obsesivo-compulsivo.** Varias características distinguen la preocupación excesiva del trastorno de ansiedad generalizada de los pensamientos obsesivos del trastorno obsesivo-compulsivo. En el trastorno de ansiedad generalizada la preocupación se enfoca en los problemas futuros y es el carácter excesivo de la preocupación por esos acontecimientos futuros lo que es anormal. En el trastorno obsesivo-compulsivo las obsesiones son ideas inadecuadas, porque adoptan la forma de pensamientos, impulsos o imágenes intrusivos y no deseados.

⇨ **Trastorno de estrés postraumático y trastornos de adaptación.** La ansiedad está invariablemente presente en el trastorno de estrés postraumático. No se debería diagnosticar el trastorno de ansiedad generalizada si la ansiedad y la preocupación se pueden explicar mejor como síntomas del trastorno de estrés postraumático. La ansiedad también puede aparecer en el trastorno de adaptación, pero esta categoría solo se debe utilizar cuando no se cumplen los criterios de otro trastorno (incluido el trastorno de ansiedad generalizada). Por otra parte, en los trastornos adaptativos, la ansiedad se produce en respuesta a un factor estresante, identificable en los 3 meses anteriores a su aparición, y no debe persistir durante más de 6 meses después de haber desaparecido el factor estresante o sus consecuencias.

⇨ **Trastornos depresivos, bipolares y psicóticos.** La ansiedad y la preocupación generalizada constituyen una característica frecuente de los trastornos depresivos, bipolares y psicóticos, y no se deberían diagnosticar separadamente si la preocupación solo aparece durante el curso de esos trastornos.

 Es probable que las personas con trastorno de ansiedad generalizada hayan presentado o presenten otro trastorno de ansiedad o trastorno depresivo unipolar, probablemente por el elemento común del neuroticismo. También se da la comorbilidad, aunque menos común, con los trastornos por consumo de sustancias, los trastornos de la conducta, los trastornos psicóticos, los trastornos del neurodesarrollo y los trastornos neurocognitivos.

2.8. Trastorno de ansiedad inducido por sustancias/medicamentos

En el trastorno de ansiedad inducido por sustancias / medicamentos se especifican criterios de codificación en función de la sustancia de la que se trate y la gravedad de la afección.

No debe realizarse un diagnóstico de este tipo en caso de que los síntomas de ansiedad o pánico sean anteriores a la intoxicación o la retirada de las sustancias o medicamentos implicados, o en caso de que pasado un tiempo sustancial de aproximadamente un mes, persistan.

El **diagnóstico diferencial para el trastorno de ansiedad inducido por sustancias/medicamentos** es el siguiente:

⇨ **Intoxicación por sustancias y retirada de sustancias.** Los síntomas de ansiedad ocurren comúnmente por la intoxicación y la retirada de sustancias. El diagnóstico de intoxicación por sustancias específicas o abstinencia de sustancias específicas es, por lo general, suficiente para clasificar

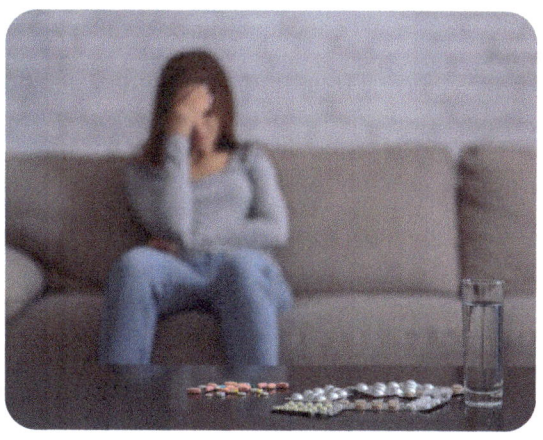

la presentación de los síntomas. Debe hacerse un diagnóstico de trastorno de ansiedad inducido por sustancias medicamentos, además del de intoxicación o abstinencia de sustancias, cuando los síntomas de pánico o ansiedad predominan en el cuadro clínico y son de gravedad suficiente como para merecer una atención clínica independiente. Por ejemplo, los síntomas de pánico o ansiedad son característicos de la abstinencia del alcohol.

⇨ **Trastorno de ansiedad.** Por ejemplo, no inducido por sustancias/medicamentos. El trastorno de ansiedad inducido por sustancias/medicamentos está etiológicamente relacionado con la sustancia/medicamento. El trastorno de ansiedad inducido por sustancias/medicamentos se distingue de un trastorno de ansiedad primario basándose en el inicio, el curso y otros factores relativos al uso de sustancias/medicamentos. Respecto a las drogas de abuso, debe haber indicios en la historia, la exploración física o los análisis de laboratorio que evidencien su uso, una intoxicación o la abstinencia. Los trastornos de ansiedad inducidos por sustancias/medicamentos se presentan solamente en asociación con estados de intoxicación o abstinencia, mientras que los trastornos de ansiedad primarios pueden preceder a la aparición del uso de sustancias/medicamentos. La presencia de características que son atípicas de un trastorno de ansiedad primaria, tales como la edad atípica de inicio de los síntomas (por ejemplo, la aparición del trastorno de pánico después de la edad de 45 años) o unos síntomas atípicos (por ejemplo, un ataque de pánico con síntomas atípicos como verdadero vértigo, pérdida del equilibrio, pérdida de la conciencia, pérdida del control vesical, dolores de cabeza, trastornos del habla) pueden sugerir como etiología el trastorno inducido por sustancias/medicamentos. El diagnóstico de ansiedad primaria se justifica si los síntomas de pánico o de ansiedad persisten durante un período sustancial de tiempo (alrededor de un mes o más) después del final de la intoxicación por sustancias o de la abstinencia aguda, o si hay antecedentes de un trastorno de ansiedad.

⇨ *Delirium.* Si los síntomas de pánico o ansiedad aparecieran exclusivamente en el transcurso de un delirium, se consideraría que son una característica asociada al delirium y no se diagnosticarían por separado.

⇨ **Trastorno de ansiedad debido a otra afección médica.** Si los síntomas de pánico o de ansiedad se atribuyen a las consecuencias fisiológicas de otra afección médica, es decir, se atribuyen a la afección médica más que a la medicación tomada para esta, debería diagnosticarse trastorno de ansiedad debido a otra afección médica. La historia clínica, a menudo, proporciona la base para tal juicio. A veces, puede ser necesario un cambio en el tratamiento de la afección médica (por ejemplo, medicación, sustitución o interrupción) para determinar si la medicación es el agente causal (en cuyo caso los síntomas se podrían explicar mejor por un trastorno de ansiedad inducido por sustancias/medicamentos). Si la perturbación es atribuible tanto a otra afección como a una sustancia de uso médico, se podrían realizar ambos diagnósticos (esto es, trastorno de ansiedad debido a otra afección médica y trastorno de ansiedad inducido por sustancias/medicamentos). Cuando no hay pruebas suficientes para determinar si los síntomas de pánico o ansiedad son atribuibles a una sustancia/medicamento o a otra afección médica, o si ya existían antes (esto es, que no son atribuibles a cualquier otra sustancia o afección médica), estaría indicado el diagnóstico de otro trastorno de ansiedad especificado o no especificado.

2.9. Trastorno de ansiedad debido a otra afección médica

A la hora de codificar el trastorno se deberá incluir el nombre de la otra afección médica, que se codificará y anotará por separado inmediatamente antes del trastorno de ansiedad debido a la afección médica.

Para determinar esta afección es necesario establecer, en primer lugar, la presencia de la enfermedad médica. Después deberá estudiarse la existencia de una relación etiológica entre la ansiedad y el estado de salud mediante algún mecanismo fisiológico. Para ello, debe poder observarse una asociación temporal clara entre el inicio, la exacerbación o la remisión de la enfermedad y la ansiedad. Además, los síntomas pueden presentarse de forma atípica a un trastorno de ansiedad primaria. Por último, debe haber documentación que avale la existencia de un mecanismo fisiológico que cause la ansiedad.

No debe considerarse este diagnóstico en los casos en los que surge un trastorno de ansiedad primario en el contexto de una enfermedad médica crónica. La confirmación del diagnóstico debe pasar por la realización de las pertinentes pruebas de laboratorio y exámenes médicos.

El **diagnóstico diferencial para el trastorno de ansiedad debido a otra afección médica** es el siguiente:

⇨ *Delirium.* No es determinante un diagnóstico independiente de trastorno de ansiedad debido a otra afección médica si la ansiedad se produce exclusivamente durante el curso de un delirium. Sin embargo, se puede otorgar un diagnóstico de trastorno de ansiedad debido a otra afección médica, además de un diagnóstico de trastorno neurocognitivo importante (demencia), si la etiología de la ansiedad se juzga que es una consecuencia fisiológica del proceso patológico que causa el trastorno neurocognitivo y si la ansiedad es una parte importante de la presentación clínica.

⇨ **Presentación mixta de los síntomas.** Por ejemplo, el estado de ánimo y la ansiedad. Si la presentación incluye una mezcla de diferentes tipos de síntomas, el trastorno mental específico debido a otra afección médica dependerá de los síntomas que predominen en el cuadro clínico.

⇨ **Trastorno de ansiedad inducido por sustancias/medicamentos.** Si hay evidencia de un reciente o prolongado uso de sustancias (incluyendo medicamentos con efectos psicoactivos), de la suspensión de una sustancia o de la exposición a una toxina, se debería considerar un trastorno de ansiedad inducido por la sustancia/medicamento. Se sabe que algunos medicamentos provocan ansiedad (por ejemplo, corticosteroides, estrógenos, metoclopramida); si se da esta circunstancia, la etiología medicamentosa podría ser la más probable, aunque quizá es difícil distinguir si la ansiedad es atribuible a los medicamentos o a la propia enfermedad. Cuando se está haciendo un diagnóstico de trastorno de ansiedad inducido por sustancias en relación con drogas recreativas o no prescritas, puede ser útil realizar un análisis de detección de drogas en la orina o la sangre, u otras pruebas apropiadas de laboratorio. Si los síntomas aparecen durante o poco después (esto es, en el plazo de 4 semanas) de la intoxicación por la sustancia o de su retirada, o después del uso de un medicamento, esto podría ser especialmente indicativo de un diagnóstico de trastorno de ansiedad inducido por sustancias/medicamentos, dependiendo del tipo, la duración y la cantidad de la sustancia utilizada. Si el trastorno se asocia tanto a otra afección médica como al consumo de alguna sustancia, se podrían establecer ambos diagnósticos (por ejemplo, trastorno de ansiedad debido a otra afección médica y trastorno de ansiedad inducido por sustancias/medicamentos). Características tales como la aparición después de los 45 años o la presencia de síntomas atípicos durante un ataque de pánico (por ejemplo, vértigo, pérdida de la conciencia, pérdida del control de los esfínteres, problemas del habla y amnesia) sugieren la posibilidad de que sea otra afección médica o una sustancia lo que esté causando los síntomas del ataque de pánico.

⇨ **Trastorno de ansiedad (no debido a una afección médica conocida).** El trastorno de ansiedad debido a otra afección médica debe distinguirse de otros trastornos de ansiedad (especialmente del trastorno de pánico y del trastorno de ansiedad generalizada). En los otros trastornos de ansiedad no se pueden demostrar mecanismos fisiológicos causales específicos y directos asociados con otra afección médica. Una edad avanzada de inicio de los síntomas, los síntomas atípicos y la ausencia de antecedentes personales o familiares de trastornos de ansiedad sugieren la necesidad de una evaluación exhaustiva para descartar el diagnóstico de trastorno de ansiedad debido a otra afección médica. El trastorno de ansiedad puede exacerbar o suponer un mayor riesgo de afecciones médicas, tales como episodios cardiovasculares y el infarto de miocardio y, en estos casos, no se debería diagnosticar un trastorno de ansiedad debido a otra afección médica

⇨ **Trastorno de ansiedad por enfermedad.** El trastorno de ansiedad debido a otra afección médica se debe distinguir del trastorno de ansiedad por enfermedad. El trastorno de ansiedad por enfermedad se caracteriza por inquietud ante una enfermedad, preocupación por el dolor y otras preocupaciones corporales. En el caso del trastorno de ansiedad por enfermedad, las personas pueden o no haber sido diagnosticadas de afecciones médicas. Aunque una persona con trastorno de ansiedad por enfermedad y diagnosticada de una afección médica es propensa a experimentar ansiedad en relación con su estado de salud, el estado de salud no estaría fisiológicamente relacionado con los síntomas de ansiedad.

⇨ **Trastornos de adaptación.** El trastorno de ansiedad debido a otra afección médica se debe distinguir de los trastornos adaptativos con ansiedad o con ansiedad y depresión. El trastorno de adaptación se justifica cuando los individuos experimentan una respuesta desadaptativa a la tensión de tener otra afección médica. La reacción al estrés, por lo general, es secundaria a la importancia o a las consecuencias de este, a diferencia de los síntomas de ansiedad o anímicos, que son consecuencia fisiológica de otras afecciones médicas. En el trastorno de adaptación los síntomas de ansiedad están típicamente relacionados con el afrontamiento del estrés que genera el hecho de tener una afección médica general, mientras que en el trastorno de ansiedad debido a otra afección médica los individuos son más propensos a tener síntomas físicos prominentes y a que el centro de las preocupaciones no sea el estrés debido a la enfermedad en sí.

⇨ **Característica asociada de otro trastorno mental.** Los síntomas de ansiedad pueden estar asociados a otro trastorno mental (por ejemplo, la esquizofrenia, la anorexia nerviosa).

⇨ **Otro trastorno de ansiedad especificado o no especificado.** Este diagnóstico se realiza si no se puede determinar si los síntomas de ansiedad son primarios, inducidos por sustancias o asociados con otra afección médica.

 Cada trastorno incluye escalas específicas con el fin de especificar correctamente la gravedad de la dolencia y cómo varía a lo largo del tiempo. En todos los casos aparecen puntuaciones de los síntomas conductuales, cognitivos y físicos asociados al trastorno en cuestión.

La ansiedad, el miedo y el temor pueden hacerse patentes en numerosos trastornos, por lo que es imprescindible realizar una evaluación a fondo de los estímulos que la provocan, los pensamientos que se generan, las sensaciones físicas que conlleva su aparición, los comportamientos asociados a todo ello y las posibles conductas de evitación que se despliegan con el fin de soslayar estos contextos.

Por todo ello, debemos acotar lo máximo posible cuáles son esas situaciones o estímulos que están desencadenando la ansiedad y, para ello, disponemos de una gran cantidad de instrumentos de evaluación y diagnóstico que nos van a ayudar, junto con las entrevistas, observaciones y/o registros planteados, a tener una imagen clara de lo que le ocurre al sujeto.

Además de los test o cuestionarios, también debemos apoyarnos en la información sobre el diagnóstico diferencial, la comorbilidad con otros trastornos y las excepciones a las que debemos atender para cada uno de los trastornos que estamos estudiando.

Una vez estudiado todo ello y valoradas todas las pruebas, podremos considerar que ha finalizado la etapa de evaluación.

UNIDAD DIDÁCTICA 8

Tratamientos de los transtornos de ansiedad

Introducción

1. **Técnicas más habituales de intervención en ansiedad**

2. **Técnicas de respiración**

3. **Técnicas de exposición**

4. **Desensibilización sistemática**

5. **Inundación**

6. **Técnicas para la adquisición de habilidades de enfrentamiento**

7. **Detención del pensamiento**

8. **Intención paradójica**

9. **Intervención farmacológica**

Los **objetivos** de esta unidad son:

1. Ilustrar las distintas técnicas aplicables a la intervención en trastornos de ansiedad.

2. Aprender sobre el procedimiento de aplicación de cada una de las técnicas.

3. Conocer los requisitos y los pasos que deben seguirse para una correcta utilización de cada instrumento.

4. Distinguir los campos de aplicación de cada una de las estrategias.

Introducción

Tras la evaluación y diagnóstico del paciente debemos diseñar una estrategia de intervención adecuada. Existen múltiples técnicas orientadas al tratamiento de los trastornos de ansiedad.

Las técnicas de intervención en ansiedad pueden enfocarse a intervenir desde distintos niveles, algunas inciden en mayor medida en el nivel cognitivo, otras en el nivel autónomo y otras se orientan hacia la intervención sobre el nivel motor. En cualquier caso, todas ellas acabarán influyendo sobre todos los mecanismos implicados en el proceso de ansiedad.

1. Técnicas más habituales de intervención en ansiedad

1.1. Técnicas de relajación y respiración

1.1.1. Efectos fisiológicos

Las técnicas de respiración y relajación son un recurso ampliamente utilizado, ya sea como parte de otra técnica de intervención o como herramienta en solitario. El objetivo fundamental de las técnicas de relajación es **conseguir que la persona aprenda a regular su propio nivel de activación a través del control de las condiciones fisiológicas**. Esta idea se sustenta en el mecanismo que ya conocemos de incremento de la activación simpática del sistema nervioso autónomo ante estímulos que se perciben como una amenaza.

Podemos encontrar los antecedentes históricos de estas estrategias en la meditación oriental, siendo técnicas utilizadas desde la antigüedad. Según Smith, aunque es posible encontrar similitudes en la religión o en contextos mágicos, la referencia más clara la encontramos en la hipnosis autoritaria, el yoga y la meditación. Sería a principios del siglo XX cuando aparecen las primeras técnicas de relajación como tal.

Las técnicas de relajación producen el efecto de aumentar la actividad parasimpática del organismo y disminuir la actividad del sistema simpático, sobre todo disminuyendo el tono muscular y enlenteciendo la respiración. Según García y Rivera, los efectos fisiológicos que se pueden conseguir con la relajación son los siguientes:

⇨ Disminución de la actividad simpática general.

⇨ Disminución del tono muscular.

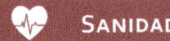
⇨ Respiración más lenta, profunda y rítmica.

⇨ Enlentecimiento y mayor regularidad del ritmo cardíaco.

⇨ Aumento de la resistencia epitelial galvánica.

⇨ Disminución del número de respuestas espontáneas no específicas.

⇨ Aumento de la coherencia interhemisférica, con mayor difusión y persistencia del ritmo alfa.

⇨ Disminución del consumo de oxígeno y de la eliminación de CO_2.

 La hipoactivación que se consigue a través de la relajación se acompaña de cambios a nivel motor al encontrarse el sujeto en un estado de reposo, así como cambios a nivel cognitivo al percibir tranquilidad.

1.1.2. La relajación desde otras perspectivas

Según Vera y Villa, la relajación puede entenderse desde su relación con la emoción, con el estrés o desde una perspectiva de aprendizaje.

La **teoría de la especificidad de la activación** defiende que las emociones serían el resultado de la retroalimentación provocada por determinados patrones corporales. Así, la activación influiría tanto en la intensidad como en la cualidad de la emoción. Desde este punto de vista, la relajación se entendería como un patrón específico de activación psicofisiológica que es diferente, o incluso opuesto, al que caracteriza a las emociones intensas.

Si se considera el **estrés** como una respuesta ante la percepción de que el entorno nos plantea demandas excesivas y el pensamiento de la falta de recursos para enfrentarlas, podría considerarse la relajación como una respuesta biológicamente antagonista a la respuesta de estrés.

Las técnicas de relajación pueden ser aprendidas y se basan en ciertos **mecanismos de aprendizaje**.

⇨ **Entrenamiento autógeno:** se basa en la representación mental de las consecuencias motoras de la respuesta de sensación de peso y calor, las cuales activarían las referencias somáticas y viscerales correspondientes.

⇨ **Relajación progresiva:** este método se basa en la discriminación perceptiva de los niveles de tensión y relajación de cada grupo muscular, lo cual se aprende a partir de ejercicios de tensión y distensión.

⇨ **Respiración:** las tasas inspiratorias bajas, las amplitudes amplias en cada inspiración y las respiraciones predominantemente abdominales provocan la elevación del control parasimpático a nivel cardiovascular.

⇨ **Biofeedback:** la relajación puede entrenarse a través del condicionamiento instrumental u operante, del refuerzo positivo, de las instrucciones o de la retroalimentación.

1.2. Relajación progresiva

1.2.1. Procedimiento de relajación progresiva

La relajación progresiva de Jacobson tiene como objetivo **alcanzar una relajación muscular profunda**. La forma de trabajo consiste en la identificación de la tensión muscular y en ejercicios de tensión y relajación de las distintas partes del cuerpo.

Este entrenamiento se fundamenta en la idea de que la ansiedad provoca tensión muscular como consecuencia de los pensamientos y conductas que se desencadenan en la respuesta. A su vez, la sensación de tensión muscular incrementará la sensación subjetiva de ansiedad. El fundamento es, por tanto, conseguir alcanzar un estado de relajación muscular incompatible con la sensación de ansiedad. Es, por consiguiente, una técnica especialmente beneficiosa para aquellas personas que experimentan altos grados de tensión durante la experiencia de la ansiedad, lo que puede producirles insomnio o cefaleas tensionales, por ejemplo.

La relajación progresiva requiere de un período de entrenamiento para llevarse a cabo de forma correcta y que resulte beneficiosa. Esta práctica debe llevarse a cabo en una habitación tranquila y silenciosa, con poca luz y que resulte agradable a los sentidos. El lugar ideal para sentarse es aquel que permita a la persona apoyar la espalda y la nuca y estirar cómodamente las piernas, como un sillón o un sofá. La postura idónea sería sentada, apoyando la cabeza y la espalda sobre la superficie de la silla, sillón o sofá utilizado, con los pies posados sobre el suelo y los brazos descansando sobre los muslos con las palmas hacia abajo o bien colocados sobre el reposabrazos.

Una alternativa a esta posición es llevar a cabo el entrenamiento tumbado, asegurando que todo el cuerpo está apoyado sobre una superficie dura y manteniendo la cabeza algo más elevada que el resto del cuerpo. Otra opción más es la denominada "postura del cochero", en la cual se estaría sentado con el cuerpo ligeramente inclinado hacia delante, apoyando la cabeza sobre el pecho y manteniendo los brazos apoyados sobre las piernas.

También debe tenerse en cuenta la ropa con la que se va a practicar, eligiendo ropa cómoda, no ajustada, y evitando cualquier objeto o complemento que dificulte la movilidad o resulte opresivo, como cinturones, relojes, joyas o incluso gafas y lentillas. Por supuesto, también deben tratar de prevenirse y evitarse las interrupciones externas, por lo que puede apagarse el móvil y aclarar cualquier duda antes de comenzar la sesión.

En esencia, la técnica consiste en tensar y relajar una serie de grupos musculares atendiendo a las sensaciones de tensión y relajación que se producen durante el proceso. De esta manera, el sujeto aprende a distinguir la tensión producida en su cuerpo y podrá remediarla. Generar tensión de forma voluntaria en cada parte del cuerpo y estudiar las sensaciones que provoca ayudará a detectar esa tensión cuando aparezca durante un episodio de ansiedad. Con la práctica, el individuo será capaz de relajar su cuerpo y así rebajar su ansiedad cuando esta se produzca en la vida cotidiana.

Antes de comenzar con la aplicación de la técnica, deberemos explicarle al sujeto en qué consiste, cómo va a llevarse a cabo y cuál es el fundamento de la misma. Asimismo, debemos tratar de identificar cuáles son las reacciones psicofisiológicas más comunes en la persona para actuar sobre ellas con mayor intensidad.

Una vez entendido el procedimiento, el terapeuta pedirá al sujeto que se vaya concentrando en un grupo de músculos determinado que él le irá indicando. El terapeuta irá indicando cuándo tensar esos músculos, tensión que debe mantenerse por unos cinco segundos. Después, se indicará que pase a relajar esos mismos músculos y que atienda a las sensaciones que produce esa relajación. Entendido el proceso se practicará durante las sesiones y se instará al paciente a realizarlo también por su cuenta.

El **procedimiento de relajación progresiva** sería el siguiente:

1. Tensar el grupo muscular correspondiente.

2. Centrar la atención sobre ese grupo muscular, tratando de sentir los músculos implicados, la tensión en ellos, si están duros o tirantes, etc. Este paso no debe durar más de 5 o 10 segundos.

3. Relajar el grupo muscular que estaba en tensión.

4. Centrar la atención sobre ese grupo muscular relajado. Se indicará al sujeto que trate de relajar todo lo posible, atendiendo a las diferencias de sensaciones respecto al momento de tensión. Deberá concentrarse en las sensaciones de relajación de los músculos durante unos 30 o 45 segundos. El terapeuta debe guiar este proceso, indicándole que atienda a las sensaciones placenteras de sus dedos o expresándole que todo está tranquilo o sosegado.

5. Repetición de la secuencia, aumentando el tiempo dedicado a la relajación hasta un minuto

La forma de expresar las distintas instrucciones o consideraciones por parte del entrenador es muy importante. Cuando las indicaciones sean las de tensar, la voz debe ser más fuerte y el ritmo más rápido, mientras que las utilizadas para la fase de relajación deben acompañarse de un volumen menor y un ritmo más pausado. Esto ayudará al sujeto a llevar a cabo correctamente las indicaciones.

Una vez realizado el procedimiento con todos los grupos musculares, es interesante dejar que el sujeto disfrute de la sensación de relajación general durante unos minutos, tras los cuales se le irá pidiendo que mueva poco a poco cada una de las partes del cuerpo. Durante estos instantes puede evocar una imagen mental que le produzca serenidad y sosiego, como un paisaje o un conjunto de colores suaves.

1.2.2. Grupos musculares que componen el entrenamiento

Los **grupos musculares que componen el entrenamiento y la forma de tensarlos** se presenta a continuación:

⇨ **Extremidades superiores**

1. Mano y antebrazo dominante: apretar el puño dominante.

2. Brazo dominante: apretar el codo dominante contra el reposabrazos.

3. Mano y antebrazo no dominante: apretar el puño no dominante.

4. Brazo no dominante: apretar el codo no dominante contra el reposabrazos.

⇨ **Cabeza y cuello**

5. Frente: levantar las cejas.

6. Ojos y nariz: apretar los párpados y arrugar la nariz.

7. Boca: apretar los dientes, los labios y la lengua contra el paladar.

8. Cuello: empujar la barbilla contra el pecho y evitar que llegue a tocarlo.

⇨ **Tronco**

9. Hombros, pecho y espalda: echar los hombros hacia atrás intentando que los omóplatos se toquen.

10. Estómago: encoger el estómago como si le fueran a dar un golpe ahí.

⇨ **Extremidades inferiores**

11. Muslo dominante: apretar el muslo dominante contra el sillón.

12. Pierna dominante: doblar los dedos del pie dominante hacia arriba.

13. Pie dominante: doblar los dedos del pie dominante hacia adentro y curvar el pie.

14. Muslo no dominante: apretar el muslo no dominante contra el sillón.

15. Pierna no dominante: doblar los dedos del pie no dominante hacia arriba.

16. Pie no dominante: doblar los dedos del pie no dominante hacia adentro y curvar el pie.

Durante la realización de los ejercicios de tronco y extremidades inferiores, se añadirá, además, la consigna de inspirar profundamente y contener la respiración durante la tensión y la de soltar el aire y respirar despacio y rítmicamente durante la relajación. El sujeto debe tratar de que en cada proceso de exhalación aumente la relajación. Se aprenderá de esta forma a asociar la exhalación con la relajación.

Durante las primeras sesiones de entrenamiento se lleva a cabo el procedimiento completo, para después ir reduciendo el tiempo necesario, ya que el objetivo final es conseguir la relajación sin necesidad de llevar a cabo la tensión. Por tanto, tras 2 sesiones de entrenamiento (variables en función de cada persona y de la habilidad adquirida), se pueden agrupar los grupos musculares, dándose las indicaciones para los 4 grupos principales (extremidades superiores, cabeza y cuello, tronco y extremidades inferiores), ya que el sujeto habrá aprendido a incidir en todas las partes que cada grupo comporta. Asimismo, tras practicar de esta manera aproximadamente 2 sesiones más, se obviará la parte de tensar y se destensará por evocación y finalmente a través de una cuenta de 1 a 10 donde se le irá indicando que vaya relajando las distintas partes del cuerpo mientras se realiza la cuenta. Es muy importante que para que este entrenamiento y estas sesiones consigan llegar a la obtención del resultado final, el paciente realice prácticas en casa entre sesión y sesión, por lo que se le indicará que practique 2 veces al día y anote cómo ha ido cada práctica.

1.2.3. Posibles problemas y propuestas de solución

Como indica tanto el autor como Bernstein y Borkovec en modificaciones posteriores, pueden surgir algunos problemas al entrenar esta técnica. A continuación, se presentan los más frecuentes con las propuestas de solución establecidas:

⇨ **Calambres musculares.** Es posible que aparezcan calambres, especialmente en pantorrillas y pies. Se soluciona generando una tensión menor y manteniéndola por menos tiempo.

⇨ **Charla.** La indicación previa al entrenamiento es de que hay que realizarlo en silencio. Si, a pesar de eso, el paciente habla o emite cualquier verbalización, es importante ignorarlo y no darle respuesta alguna. Al final de la sesión puedes, asimismo, repetir las instrucciones.

⇨ **Ruidos externos.** Ya que es muy difícil disponer de un sitio completamente insonorizado, debemos considerar, al menos, aquellos ruidos que podamos controlar, como teléfonos o timbres, por ejemplo. A no ser que los ruidos impidan escuchar la voz del terapeuta, la sesión puede continuar; el sujeto debe aprender también a ser capaz de relajarse en situaciones de ruido.

⇨ **Risa.** En caso de que el paciente se ría durante el entrenamiento, debemos ignorar y extinguir esta conducta. Si fuese necesario, podemos hablar sobre ello una vez concluido el ejercicio.

⇨ **Espasmos y tics.** La persona puede sentir algunos espasmos asociados a la relajación de los músculos. Debe ser avisado antes de comenzar de que esto puede ocurrir y de que es normal en el proceso.

⇨ **Pensamientos perturbadores.** Si el paciente es asaltado con muchos pensamientos negativos o disruptivos, puede aumentarse la cantidad de verbalizaciones del terapeuta al guiar el ejercicio, con el fin de mantener la atención del sujeto puesta en esa comunicación. Si el problema persiste, pueden plantearse pensamientos alternativos a los que el sujeto deberá atender durante el entrenamiento.

⇨ **Dormir.** Que el paciente se duerma durante la sesión es indicativo de que no está tensando correctamente. Podemos pedirle que venga más descansado a la siguiente sesión, hablar más alto y pedirle que esté atento a las comunicaciones orales del terapeuta.

⇨ **Incapacidad para relajar grupos musculares específicos.** Si ciertas partes del cuerpo no se relajan convenientemente, podemos probar a tensar de manera diferente, lo que quizás ayude a notar mejor la relajación. Debe considerarse también la posibilidad de que existan pensamientos perturbadores subyacentes.

⇨ **Sensaciones extrañas durante la relajación.** El sujeto puede sentir sensaciones desconocidas como pérdida de la conciencia espacial, calor o frío, etc. Habrá que explicarle que esas sensaciones son perfectamente normales durante el transcurso de la técnica.

⇨ **Activación interna / arousal.** Es posible que el paciente sienta que sigue existiendo tensión interna a pesar de la relajación sentida en los músculos. Se le explicará que ambos sistemas están relacionados y que la práctica conllevará la capacidad de sentir relajación también a nivel interno.

1.3. Relajación diferencial

La relajación diferencial es una de las variantes más extendidas de la relajación progresiva. El objetivo de esta versión es **ser capaz de mantener en tensión los músculos implicados en una actividad concreta que se quiere realizar y conservar en reposo el resto**. Como consecuencia, el sujeto puede hacer frente a las tareas coti-

337

dianas con un mínimo de tensión. La diferencia fundamental con la relajación progresiva es, por tanto, que la relajación diferencial está diseñada para su empleo durante la vida cotidiana, sin ser necesario un lugar y unas condiciones especiales para su ejecución y puesta en práctica.

Así, puede ser útil aprender primero la técnica progresiva en las condiciones ideales y, después, de forma complementaria, utilizar esta con el fin de generalizarla a las situaciones diarias. Igualmente, para determinadas personas que no tienen problemas específicos de ansiedad o estrés puede serles útil aprender esta técnica en solitario orientada a situaciones concretas donde necesiten relajarse.

El programa elaborado por Bernstein y Borkovec combina 3 variables dicotómicas:

⇨ **Posición:** sentado/de pie.

⇨ **Actividad:** no activo/activo.

⇨ **Lugar:** tranquilo/no tranquilo.

Las tres variables se combinan a fin de que el sujeto elabore un listado de situaciones con las combinaciones resultantes. Después, el entrenamiento comenzará con actividades moderadamente tranquilas y se irá aumentando la tensión hacia actividades más activas. Vemos pues que los primeros niveles serían similares a la relajación entrenada en la técnica progresiva para después ir incluyendo actividades y escenarios con mayores componentes de distracción. Sin embargo, ya desde el primer momento se ven diferencias con respecto a la técnica original ya que, aun con actividades tranquilas, no se dispone un lugar específico ni se adopta una posición determinada ni se cierran los ojos.

Se estima que este programa de entrenamiento puede durar entre 2 y 4 semanas, produciéndose el avance en función de los progresos del sujeto. Además de la práctica en terapia, se pedirá al sujeto que practique en las situaciones correspondientes en casa. La consigna, una vez entrenada la técnica, es relajar inmediatamente cualquier músculo que muestre la más mínima tensión innecesaria.

1.4. Relajación condicionada

En la relajación condicionada **se asocia una palabra** que el sujeto se dice a sí mismo a la relajación.

El procedimiento sería el siguiente: una vez que el paciente se halla en estado de relajación, se le insta a que se repita mentalmente una palabra elegida por él como "calma" o "tranquilidad", a la vez que realiza cada espiración.

Cautela y Gronden proponen las siguientes instrucciones para llevar a cabo la relajación condicionada: "una vez que está relajado, haga una inspiración profunda, manténgala y después expulse el aire lentamente. Mientras está expulsando el aire intente imaginar todos sus músculos relajándose. Respire profundamente. Cuando empiece a exhalar pronuncie para sí mismo la palabra "relax" muy lentamente, de forma que cuando llegue a la "x" haya recorrido todo su cuerpo relajándolo completamente, desde la cabeza hasta los dedos de los pies. Repita este proceso cinco veces. A partir de ahora, cada vez que se sienta tenso se repetirá mentalmente la palabra "relax" a la vez que va sintiendo como una agradable sensación de relajación se va extendiendo por todo su cuerpo".

Una versión de la misma técnica consiste en añadir a la palabra señal la visualización de una escena relajante. De esta forma, tanto la palabra como la imagen funcionarían a modo de desencadenantes de la relajación.

 Esta técnica, al igual que la anterior, permite su puesta en práctica en condiciones no óptimas, ante situaciones de la vida cotidiana.

1.5. Relajación pasiva

La relajación pasiva propuesta por Vera y Vila supone otra modificación de la técnica de relajación progresiva. En este caso, no se realiza la fase de tensión, sino que se centran en la **relajación de los músculos sin tensarlos previamente**. Esta variante está especialmente recomendada para aquellas personas que tienen dificultades para tensar algunos músculos, para relajarlos después o para relajarse en casa.

Para la práctica de esta modalidad las instrucciones son grabadas y reproducidas en casa por el paciente. La voz debe ser lenta, permitiendo pequeñas pausas entre las frases.

Un ejemplo de este tipo de grabaciones sería el siguiente: "Estás confortablemente reclinado con los ojos cerrados, todo tu cuerpo descansa cómodamente sobre el sillón. Déjate llevar unos instantes por esta agradable sensación. Disfruta de ella. Ahora focaliza tu atención en tu mano derecha. Concéntrate en tus músculos, puede ver con claridad todas sus fibras. Fíjate en lo relajados que se están quedando. Muy sueltos, muy calmados… Continúa concentrándote en estas sensaciones mientras sientes como tu mano derecha va quedando más y más relajada, más y más suelta".

Se realiza este proceso por los mismos grupos musculares que establece la relajación progresiva, repasando cada vez aquellos que ya han sido relajados. También es habitual que se incluyan, además, elementos del entrenamiento autógeno como frases relativas a las sensaciones de calor y peso.

Una vez recorridos todos los grupos musculares se hace mención a la respiración de esta forma: "Deja que tu respiración lleve un ritmo monótono, tranquilo, pesado. Concéntrate en el aire que sale de tu cuerpo. Piensa que con cada espiración estás eliminando los restos de tensión que pudieran quedar en tus músculos. Tu respiración se hace lenta, pesada, monótona... Déjate llevar más y más profundamente por la relajación".

El nivel de relajación que se puede conseguir con esta técnica es alto. Sin embargo, es fundamental que el paciente sea capaz de interiorizar las instrucciones para dejar de depender de las grabaciones.

1.6. Entrenamiento autógeno

1.6.1. Consideraciones sobre el procedimiento

Según Eberlein, el entrenamiento autógeno puede entenderse como un método de autorrelajación concentrativa. Para Schulstz, creador de la técnica, esta es capaz de conseguir que la persona experimente todos los elementos que asociamos con la palabra "relajarse" y con el concepto de "abandonarse a sí mismo". Esto es: descanso, consecución de la propia quietud, autorregulación de las funciones corporales, aumento del rendimiento, supresión del dolor, autodeterminación, autocrítica y autocontrol.

El procedimiento básico de esta técnica se basa en una serie de frases creadas con el objetivo de inducir en el sujeto estados de relajación a través de la sugestión de sensaciones de calor, peso o frescor, a la vez que se trabaja la concentración en la respiración. Según su autor, "consiste en producir una transformación general del sujeto de experimentación mediante determinados ejercicios fisiológicos y racionales y que, en analogía con las más antiguas prácticas hipnóticas exógenas, permite obtener resultados idénticos a los que se logran con los estados sugestivos auténticos".

En primer lugar, el sujeto debe adoptar una postura corporal pasiva, pudiendo elegir entre tres opciones:

⇨ **Tumbado.** Acostado boca arriba, con la cabeza apoyada, los brazos ligeramente flexionados y colocados a lo largo del cuerpo, las palmas de las manos dirigidas hacia abajo y las puntas de los pies sutilmente inclinadas hacia el exterior.

⇨ **Sentado.** En este caso, será necesario disponer de un sillón con respaldo alto y reposabrazos, sobre el que el sujeto se apoyará por completo.

⇨ **Postura del cochero.** Desde una posición sentada, el cuerpo se inclina hacia adelante, dejando que la cabeza repose sobre el pecho. Los antebrazos descansan sobre los muslos, dejando que las manos caigan entre las rodillas y manteniendo las piernas separadas.

Es importante que todos los elementos que acompañen el entrenamiento sean acordes al mismo. Así, es necesario disponer de un ambiente tranquilo, con poca luz, que pueda mantenerse en silencio y libre de interrupciones. La ropa deberá ser cómoda, retirando todo aquello que pueda resultar molesto u opresivo.

Una vez adoptada la postura, se le pide que cierre los ojos y que se concentre en las palabras "estoy totalmente tranquilo". No se deben tener expectativas ni deseos, simplemente se deja que las cosas sigan su propio ritmo, base del entrenamiento denominado "descanso de los pensamientos". El sujeto debe dejarse llevar por las frases emitidas por el terapeuta y las sensaciones que vayan apareciendo en consecuencia, sin esperar resultados concretos ni forzar las experiencias.

El paciente debe concentrarse en las instrucciones proporcionadas por el terapeuta, que estarán organizadas en dos ciclos; el ciclo inferior consta de 6 fases y el ciclo superior de 7. Se recomienda repetir cada instrucción unas 6 veces, dedicando alrededor de un minuto y medio a cada ejercicio durante los primeros entrenamientos. Con la práctica, este tiempo podrá ir en aumento.

1.6.2. Ejercicios del grado inferior

Los **ejercicios del grado inferior** son los ejercicios de relajación propiamente dichos, dirigidos a conseguir una **relajación fisiológica**. Los ejercicios o fases que comprende este ciclo son los siguientes:

⇨ **Sensación de pesadez, a través de la relajación muscular**

▶ Se da la instrucción "el brazo está totalmente pesado", repitiéndola 6 veces.

▶ Tras 4 minutos, se da la instrucción de retraer el brazo de la siguiente forma:

• Doblar el brazo por el codo 2 veces con energía y volver a estirarlo de nuevo.

• Respirar profundamente.

• Abrir los ojos.

▶ Se da la instrucción "estoy completamente tranquilo".

341

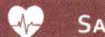
⇨ **Sensación de calor, a través de la relajación de los vasos sanguíneos**

▶ Se da la instrucción "el brazo está totalmente caliente", repitiéndola 6 veces.

▶ Se da la instrucción "estoy totalmente tranquilo".

▶ Se alterna con la fase anterior.

▶ Se va realizando con ambos brazos y piernas.

⇨ **Vivencia del corazón, a través de la regulación de las palpitaciones**

▶ Con la mano en el corazón, se repiten las instrucciones de las fases previas.

▶ Se añade la instrucción "mi corazón late fuerte y tranquilo" y "mi corazón late tranquilo y con regularidad".

⇨ **Experiencia de la respiración, a través de la regulación de su ritmo**

▶ Se repiten las instrucciones previas combinándolas con instrucciones del tipo "respiro tranquilamente", "algo respira en mí".

▶ Se pretende alcanzar un ritmo sosegado.

⇨ **Influencia en los órganos estomacales, a través del ejercicio con el plexo solar**

▶ La concentración se centra en el plexo solar, el mayor de los ganglios nerviosos del abdomen, que está situado entre el ombligo y el extremo inferior del esternón.

▶ Se da la instrucción "el plexo solar está caliente", "mi abdomen está caliente", "del abdomen fluye calor".

▶ Se alterna con las instrucciones de las fases anteriores.

⇨ **Ejercicio con la cabeza, a través del enfriamiento de la frente**

▶ Se repiten las anteriores instrucciones añadiendo "la frente está agradablemente fresca".

▶ Se pretende que la relajación vascular de la cabeza no sea excesiva.

Una vez realizados todos los ejercicios, se recomienda hacer unas inspiraciones profundas, flexionar varias veces los brazos y ya, finalmente, abrir los ojos. Después se comentará la sesión para corroborar el nivel de progreso alcanzado y analizar aquellas sensaciones que le hayan podido resultar confusas al paciente.

Con el entrenamiento completo del grado inferior se puede lograr la tranquilización de uno mismo, así como el decremento de la activación del organismo. Esto implica que se requerirán estímulos más intensos para generar el mismo nivel de activación que se producía antes del entrenamiento. Además, el grado de bienestar general y de rendimiento mejorarán, teniendo mayor conciencia de las sensaciones corporales. Se producirá también una regulación vascular. Por último, durante los ejercicios de visualización, puede incluirse la formulación de propósitos, que aumentarán así su capacidad de cumplimiento.

1.6.3. Ejercicios del grado superior

Los **ejercicios del grado** superior están orientados a las **funciones mentales**, por lo que están compuestos por **ejercicios de meditación**. No es recomendable comenzar el entrenamiento del grado superior hasta tener dominado el inferior. El objetivo de este grado es conseguir determinados estados psíquicos. Antes de comenzar, el sujeto debe girar voluntariamente los globos oculares hacia arriba y hacia adentro, como si intentase mirarse el centro de la frente. Esta práctica favorece un estado de relajación concentrativa que facilita el entrenamiento. Sus fases son las siguientes:

⇨ **Ejercicios de imaginación de colores**

▶ El sujeto debe visualizar un color, para luego imaginarse luces y sombras sobre él.

▶ A continuación, debe visualizar sobre ese fondo una figura geométrica de un color diferente. Irá cambiando las formas y colores de estas figuras y, finalmente, tratará de modificar también el color de fondo.

⇨ **Ejercicios de imaginación de movimientos**

▶ Con la imagen de las figuras visualizadas en el ejercicio anterior, el sujeto trata de imaginárselas en movimiento, subiendo, bajando, moviéndose hacia los lados...

▶ También tratará de variar el tamaño e incluso de transformar unas figuras en otras. Se explorarán más movimientos diferentes para las figuras.

⇨ **Ejercicios de imaginación de objetos específico.** El sujeto debe imaginar un objeto específico e inmóvil, visualizando la mayor cantidad de detalles del mismo posible.

⇨ **Ejercicios de imaginación de conceptos abstractos**

▶ El sujeto debe ahora imaginar un concepto abstracto, como puede ser la libertad o la alegría. A la vez, debe imaginar una voz que pronuncia la palabra que define el concepto escogido.

▶ Debe visualizar un color y una forma para ese concepto y, después, tratará de crear una película mental que ejemplifique esa idea.

⇨ **Ejercicios de imaginación de sentimientos.** Partiendo de un sentimiento, se visualiza un color una representación tridimensional para esa emoción. Debe imaginarse de forma estática y también en movimiento.

⇨ **Ejercicios de imaginación de personas**

▶ Se visualizarán personas poco conocidas, personas conocidas que no le caigan bien y personas que le resulten agradables.

▶ Después, se imagina a esas personas hablando o realizando alguna actividad.

⇨ **Ejercicios de imaginación de vivencias íntimas.** A través de preguntas que el sujeto se hace a sí mismo, trata de imaginar las vivencias que respondan o que se asocien a esas preguntas.

La práctica en casa es fundamental; es recomendable una práctica diaria de 3 sesiones. Se considera que se requieren de 4 a 10 meses de práctica para dominar el primer ciclo.

Se considera que el entrenamiento autógeno es especialmente útil en personas con trastornos circulatorios y gastrointestinales, relacionados con el miedo y con el sueño, y en personas mayores.

1.7. Meditación y yoga

La **meditación** tiene su origen en las filosofías orientales, teniendo gran peso en religiones y doctrinas de todo el mundo. Se fundamenta en la autosugestión y tiene como objetivo alcanzar la relajación a través de la repetición monótona de un mantra, es decir, de una palabra o frase tranquilizadora que pretende liberar la mente de cualquier otro pensamiento.

La base de esta técnica es la modificación del contenido mental para provocar un decremento del nivel de tensión y generar un estado de tranquilidad y bienestar en la persona. Al focalizar la atención sobre el mantra, esta técnica impide que la mente se ocupe con otros estímulos, tanto internos como externos, por lo que se puede conseguir un profundo estado de relajación en poco tiempo.

Para realizar este tipo de ejercicios es necesario elegir un lugar silencioso, libre de distracciones, colocarse cómodamente y elegir el objeto propio de la concentración, esto es, seleccionar un mantra. La actitud del sujeto debe ser pasiva, manteniendo la mente libre de pensamientos y distracciones, poniendo todo el foco de atención sobre el mantra elegido.

El **yoga** es un término que proviene del hindú y que hace referencia a una serie de enseñanzas que tienen como objetivo que la persona desarrolle todas sus capacidades a través del equilibrio total entre el cuerpo y la mente, así como orientar su propia existencia.

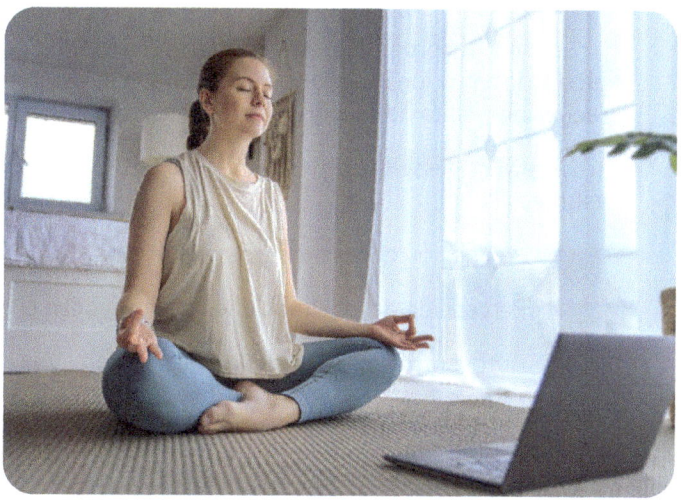

Aunque es una gran técnica que facilita el control de las funciones fisiológicas, su uso en la práctica clínica no está muy extendido debido a la dificultad y tiempo de aprendizaje necesarios para dominarla. Sin embargo, si el paciente ya dispone de las nociones para su utilización, puede ser una gran herramienta de intervención o un instrumento más a combinar con otras intervenciones, en función del caso.

1.8. Hipnosis

Según autores como González y Tobal, la hipnosis no es muy diferente de las estrategias que hemos comentado anteriormente, por lo que podría sernos de utilidad en algunas intervenciones. Para estos autores, tres serían las situaciones idóneas para su utilización:

1. **Para modificar o extinguir una conducta:** la hipnosis parece ser una estrategia válida y rápida para modificar algunos aspectos psicofisiológicos sobre los que se asientan algunos trastornos psicosomáticos, como las cefaleas, y algunos trastornos dermatológicos.

2. **Para favorecer el autocontrol y modificar expectativas:** puede ser de utilidad cuando la intervención se dirige a cambiar expectativas o actitudes ante situaciones problemáticas. Por ejemplo, puede ayudar al paciente con otras técni-

cas basadas en la sugestión, para mejorar la imaginación, o puede utilizarse a modo de instrucciones que favorezcan la autoestima y la autoeficacia.

3. **Para mejorar el efecto de otras técnicas:** puede ser un buen complemento a otras estrategias, como la desensibilización sistemática o la terapia racional emotiva.

1.9. *Biofeedback*

Según Birbaumer, *biofeedback* es la posibilidad de **modificar un proceso fisiológico** en la dirección deseada por el individuo o su entorno, a través de una retroalimentación inmediata de ese mismo proceso.

Legewie, Nusselt, Hume y Yates plantean las siguientes posibles aplicaciones de esta técnica:

⇨ Percepción de los procesos fisiológicos.

⇨ Percepción de las situaciones que provocan el cambio de esos procesos.

⇨ Autocontrol de los procesos fisiológicos.

⇨ Generalización del autocontrol aprendido en el laboratorio a situaciones cotidianas.

La técnica se fundamenta en las respuestas electromiográficas, mediante el estudio de la actividad eléctrica que precede a la contracción muscular. El sujeto, por medio de estímulos ópticos o acústicos, recibe, a través de los electrodos de superficie que se le colocan, el feedback de la suma de potenciales de los músculos subyacentes. El sujeto recibe la orden de disminuir su tensión muscular a través de la técnica que él elija. De esta manera, los instrumentos electrónicos de biofeedback le ayudan en el proceso de relajación al darle información instantánea y exacta del resultado de su aplicación.

Además, los elementos emocionales y la motivación condicionan la actividad de la musculatura, por lo que su medición puede ser útil como valoración de los niveles de relajación o activación de la persona.

El *biofeedback* puede sernos de utilidad para controlar síntomas o bien como apoyo de otras estrategias. Ha sido utilizado en combinación con técnicas de relajación en el tratamiento de cefaleas, hipertensión y de la hiperactividad.

2. Técnicas de respiración

2.1. Programa de ejercicios de Labrador

Como dice Labrador, un control adecuado de nuestra respiración es una de las estrategias más sencillas para hacer frente a las situaciones de estrés y manejar los aumentos en la activación fisiológica producidos por estas.

La respiración adecuada es fundamental para el funcionamiento del organismo y reducir los niveles de ansiedad. Si la cantidad de aire que llega a los pulmones no es la suficiente, la cantidad de oxígeno tampoco lo será, la sangre no se purificará de forma adecuada y las células de deshecho no eliminadas irrumpen en el organismo. La sangre que no ha sido oxigenada suficientemente propiciará mayor estado de ansiedad, depresión y fatiga.

Teniendo esto en cuenta, las técnicas de relajación se dirigen a entrenar el control voluntario de la respiración, con el objetivo de acabar por automatizarlo y conseguir mantenerlo en niveles apropiados ante situaciones que generen estrés o ansiedad. Son técnicas sencillas tanto en su aprendizaje como en su puesta en marcha.

Adoptar un mecanismo de respiración completa y profunda es terapéutico en sí mismo al incidir sobre el sistema nervioso autónomo. Además, estas técnicas pueden ser de utilidad desde una perspectiva cognitiva, ya que mantener la atención en la respiración puede hacer que la concentración en el problema disminuya y se desvíe el foco atencional de pensamientos negativos u obsesivos.

Labrador plantea un programa estructurado en 6 ejercicios de dificultad creciente para aprender a controlar la respiración. Al igual que con las técnicas de relajación, es importante realizar en entrenamiento en unas condiciones adecuadas, asegurando un espacio tranquilo y una posición cómoda. Cada ejercicio se realizará durante un período de tiempo de 2 a 4 minutos, tras los cuales se tomará el mismo tiempo para descansar y respirar de forma natural. Cada ciclo completo se repetirá como mínimo 3 o 4 veces, pudiendo ser más si el sujeto no ha adquirido la técnica tras ese número de repeticiones. Los ejercicios que propone son los siguientes:

1. **Primer ejercicio. Inspiración abdominal:** se pide al sujeto que dirija el aire a la parte de abajo de sus pulmones. Para conseguirlo, se le indica que coloque una de sus manos encima del vientre, por encima del ombligo, y la otra en el estómago.

2. **Segundo ejercicio. Inspiración abdominal y ventral:** se pretende que la persona sea capaz de dirigir el aire que inspira a la parte inferior y media de sus pulmones. Para ello, se llevará a cabo el ejercicio anterior asegurando que el aire llegue, además de a la parte inferior, a la parte media.

347

Si el ejercicio se está realizando de forma correcta, deberá notarse primero el movimiento producido por el aire en la mano situada en el abdomen y después en la colocada en el vientre.

3. **Tercer ejercicio. Inspiración abdominal, ventral y costal:** se pretende conseguir en este punto una inspiración completa.

   Siguiendo en la postura utilizada en los ejercicios anteriores, la persona debe realizar la respiración en tres tiempos: primero llenará de aire la zona del abdomen, en segundo lugar, llenará la zona del estómago y, por último, la zona del pecho.

4. **Cuarto ejercicio. Espiración:** el objetivo es que el sujeto consiga una respiración más completa y regular.

   En este ejercicio, y tras realizar la inspiración descrita en el tercer ejercicio, se realizará una espiración de la siguiente manera: con los labios bastante cerrados se expulsará el aire, que generará un breve resoplido al salir.

   Esto permitirá que la espiración sea pausada y controlada. Se le indicará al sujeto que eleve ligeramente la posición de sus hombros al expulsar el aire para ayudar a que salga el aire alojado en la parte superior de los pulmones.

   Se le explicará también que el sonido que produce el aire al salir puede servirle de indicativo de la realización correcta o no del ejercicio.

5. **Quinto ejercicio. Ritmo inspiración-espiración:** en esta fase se pretende adquirir una correcta alternancia respiratoria a través de la inspiración y espiración completa. Se realizará la inspiración entrenada hasta ahora, pero en un solo tiempo en lugar de en tres.

   La espiración se produce de forma similar al ejercicio anterior, pero tratando de hacerla más silenciosa.

6. **Sexto ejercicio. Sobregeneralización:** el objetivo final del entrenamiento es su aplicación a las situaciones cotidianas que puedan producir tensión o estrés. Para conseguirlo, se van introduciendo modificaciones en las condiciones de la práctica.

   En primer lugar, se cambia la posición de la práctica. Después, se alteran otras condiciones, como tener los ojos abiertos o tener que realizar una tarea simultánea. En última instancia se incide sobre las condiciones ambientales, incluyendo ruidos o la presencia de otros.

   Esta sobregeneralización debe llevarse a cabo de forma progresiva, aumentando poco a poco su dificultad.

 Una vez finalizado el entrenamiento, los ejercicios deberán integrarse en el día a día del sujeto.

2.2. Técnicas de Davis, McKay y Eshelman

Por su parte, **Davis, McKay y Eshelman** proponen 4 técnicas de respiración útiles para reducir la ansiedad y la tensión muscular:

⇨ **Respiración profunda**

- El sujeto debe colocarse tumbado en el suelo, con las rodillas dobladas y los pies un poco separados. Se debe asegurar que la columna vertebral se mantenga recta. Las manos se colocarán, una sobre el abdomen y la otra sobre el tórax.

- El proceso comienza cogiendo aire por la nariz hasta que llegue al abdomen. Después se inhala aire por la nariz y se exhala por la boca provocando un ruido suave y relajante. Este método de respiración es útil siempre que se experimente tensión.

⇨ **Respiración natural completa**

- La persona debe colocarse en una postura de reposo cómoda.

- Se comienza respirando aire por la nariz. Al tomar el aire, debe llenarse primero la parte baja de los pulmones, generando una presión sobre el abdomen que lo empuje hacia afuera. En el siguiente paso debe llenarse la parte media de los pulmones a la par que la parte inferior del tórax y las últimas costillas se expanden sutilmente. Finalmente, debe llenarse la parte superior de los pulmones mientras el pecho se eleva ligeramente y el abdomen se mete hacia adentro. Los tres pasos deberían poder realizarse en una sola inhalación suave y continuada. Realizada la inspiración, debe mantenerse la respiración unos segundos y soltar el aire despacio, dejando que el abdomen y el tórax se relajen.

⇨ **Respiración mediante suspiro**

- El sujeto puede permanecer de pie o sentado.

- La técnica consiste en suspirar profundamente, mientras se emite un sonido de profundo alivio a la vez que el aire sale de sus pulmones. Esta estrategia puede utilizarse siempre que se encuentre en tensión.

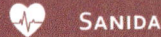

⇨ **Respiración purificante**

- La persona debe buscar una posición cómoda.

- En primer lugar, debe producirse una respiración completa, manteniendo la inspiración durante unos segundos para después expulsar el aire de manera lenta con soplos pequeños y fuertes.

Antes de iniciar el entrenamiento con alguna de estas técnicas de relajación o respiración, debemos asegurarnos de que el paciente entienda la utilidad de la estrategia elegida y cómo puede serle de ayuda. También debemos sopesar cuál de las técnicas disponibles es la más apropiada para cada caso en particular.

En líneas muy generales, para las personas que viven su día a día con más tensión de la necesaria y en un continuo estado de activación, una de las técnicas que podríamos elegir es la relajación diferencial. Por su parte, si la ansiedad del sujeto está asociada a una situación o elemento concreto, puede que sea preferible utilizar una técnica de control de la activación a través del condicionamiento a una palabra o señal determinada. En cualquier caso, siempre debemos de sopesar la técnica elegida en función de las características personales del paciente, su demanda y su habilidad para aprender la técnica.

2.3. Aplicaciones de las técnicas de relajación y respiración

Como estamos viendo, las aplicaciones de las técnicas de relajación y respiración son muy variadas:

⇨ **Trastornos de ansiedad, trastornos de estrés y problemas asociados como el insomnio.** Tanto en el tratamiento de fobias específicas como en otros trastornos de ansiedad, las técnicas de relajación y respiración se suelen utilizar dentro de un programa más amplio de tratamiento con el objetivo de intervenir sobre la activación fisiológica asociada.

Bados y Genís, por ejemplo, utilizaron la técnica de la relajación progresiva como parte del tratamiento de una fobia a volar. Por su parte, Borda, Báez y Echeburúa emplearon el entrenamiento en tensión/relajación para tratar una fobia a la sangre. En casos de ansiedad generalizada, Buceta utilizó versiones de la técnica de relajación progresiva.

Las técnicas de relajación y respiración también han sido utilizadas en intervenciones grupales con buenos resultados. En la mayoría de los casos su aplicación es conjunta con otras técnicas.

⇨ **Trastornos cardiovasculares.** Hipertensión, arritmias, enfermedad de Raynaud. En el desarrollo y mantenimiento de la hipertensión intervienen factores de estrés, ya sea directamente afectando al sistema cardiovascular o indirectamente asociado a hábitos de vida poco saludables. El tratamiento psicológico de la hipertensión incluye técnicas de relajación y biofeedback, junto con la promoción de hábitos de vida más saludables.

⇨ **Asma.** Las condiciones psicológicas, sociales y conductuales pueden precipitar crisis de asma. La relajación puede disminuir el nivel de activación del sujeto, propiciando niveles menores de estrés y disminuyendo las probabilidades de aparición de crisis asmáticas.

⇨ **Dolor crónico.** El entrenamiento en relajación está incluido en casi todos los programas de tratamiento del dolor crónico. Utilizar una técnica de relajación progresiva en estos casos parece tener, según Miró, un efecto directo sobre la reducción del dolor al relajar la tensión de los distintos grupos de músculos.

Las personas que sufren dolor crónico suelen tener, además, altos niveles de ansiedad, que potencian la percepción de ese dolor. Por consiguiente, si conseguimos que disminuyan los niveles de ansiedad, disminuirán en consecuencia los niveles de dolor.

Por otra parte, realizar los ejercicios de relajación y respiración puede proporcionar al paciente cierta sensación de control sobre sus funciones psicofisiológicas, lo que influirá positivamente sobre la visión de competencia del sujeto sobre sí mismo. Por último, la concentración en el ejercicio evita que el foco atencional esté sobre el dolor.

En este ámbito se han utilizado, fundamentalmente, el entrenamiento autógeno y la relajación progresiva, aunque otras podrían ser igualmente válidas atendiendo a cada sujeto. Se han utilizado en trastornos o enfermedades como el dolor de espalda, la artritis, la dismenorrea, el dolor de miembro fantasma, la colitis ulcerosa y las cefaleas, entre otras.

En el caso de la dismenorrea funcional, trastorno que se estima afecta a más de la mitad de las mujeres, la relajación parece ser la estrategia psicológica más útil para combatir los síntomas tales como los espasmos en el abdomen, el malestar general o los efectos psíquicos negativos asociados.

En el caso de las lumbalgias, la relajación parece ser efectiva para el alivio de la intensidad y la frecuencia de estos dolores.

351

En el caso de las cefaleas, la técnica que se suele utilizar es la relajación progresiva, al entenderse esta afección como consecuencia de un exceso de tensión muscular. En el caso de las migrañas y las cefaleas mixtas, más asociadas con elementos vasculares, la elección podría ser el entrenamiento autógeno.

⇨ **Diabetes.** El estrés puede influir sobre el control de la diabetes a través de la secreción de hormonas o bien indirectamente a través de la falta de conductas de autocuidado. Por tanto, incluir instrumentos de relajación puede ayudar en estos programas de intervención.

⇨ **Oncología.** La relajación resulta eficaz para tratar las náuseas y vómitos condicionados, el dolor, el temor a los procedimientos médicos y la anorexia que pueden aparecer en pacientes con cáncer. En el caso del tratamiento de las náuseas, es habitual el uso de la relajación progresiva.

⇨ **Preparación a la hospitalización y a la cirugía.** Un control adecuado de la ansiedad prequirúrgica es esencial, ya que se asocia con una mejor recuperación emocional posquirúrgica y con una mejor recuperación tras la cirugía. En este ámbito suelen elegirse las técnicas de relajación progresiva y de relajación pasiva. Su utilización aumenta la sensación de control del paciente, disminuye su ansiedad y provoca un descenso de la tensión muscular y de las respuestas simpáticas.

⇨ **Otros ámbitos.** Otros ámbitos donde son de utilidad las técnicas de relajación y respiración son en el tratamiento de conductas adictivas como el alcoholismo, el abuso de tabaco y la drogadicción, los trastornos de la alimentación como la anorexia nerviosa, la depresión, el control de la agresividad y la intervención con tics.

3. Técnicas de exposición

3.1. Fundamentos de las técnicas de exposición

Las **técnicas de exposición** se fundamentan sobre la idea de que habituarse a los estímulos temidos ayuda a adaptarse a las vicisitudes de la vida cotidiana. El factor decisivo en la terapia es la cantidad de exposición. Es una técnica que puede crear reticencias en el paciente debido a las probables molestias iniciales. Por ello es muy importante generar un entorno de seguridad y conseguir que el paciente entienda su responsabilidad en la práctica de la técnica.

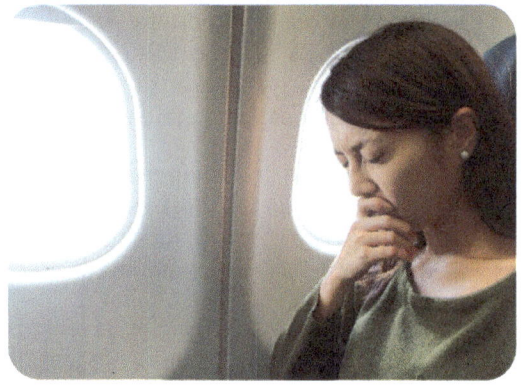

La técnica consiste en la exposición repetida a los estímulos que se presuponen condicionados en ausencia de los estímulos incondicionados aversivos. Como consecuencia, se espera la **desaparición de la respuesta** condicionada.

El tratamiento impide que las respuestas de evitación o escape se conviertan en una señal de seguridad, es decir, que se asocien con un período de ausencia de ansiedad. El entrenamiento en la técnica conseguiría la reducción del miedo a través de mecanismos de habituación, extinción y cambio de las expectativas del sujeto.

En relación con el tiempo de exposición, las exposiciones largas, es decir, hasta conseguir que remita el miedo, son más efectivas que las exposiciones cortas, ya que facilitan que se produzca habituación. En cuanto a la frecuencia, es preferible que el intervalo entre sesiones sea corto.

La eficacia de la exposición responde, por tanto, a la exposición repetida y prolongada de la mayor parte posible de los elementos que configuran el estímulo o situación ansiógena, dentro de un programa de intervención estructurado. Para conseguir que el sujeto se habitúe al estímulo en lugar de sensibilizarse al mismo, lo cual sería contraproducente, debemos atender a la duración de la exposición, al intervalo de tiempo entre ensayos y al cambio en el significado que el paciente da al estímulo o situación.

La exposición a los estímulos puede ser gradual, como en el caso de la desensibilización sistemática, o brusca, como en el caso de la inundación. El modo de proceder siempre dependerá de la capacidad del paciente para llevar a cabo una u otra, ya que ambas han demostrado ser efectivas. El ritmo de exposición debe ser tan rápido como el sujeto pueda tolerar, para asegurar que el proceso se lleve a cabo de forma correcta, pero sin perder la motivación de la persona por no ver avances.

Como plantean Foa y Wilson, para que la exposición sea efectiva es necesario que se produzca activación en el sujeto, pero también atención a la situación o al estímulo. Si el paciente se halla delante del estímulo o situación temida, pero está obviando mentalmente la situación o recurriendo a la distracción o a llevar un amuleto que le sirva de vía de escape, la eficacia del tratamiento será mucho menor. Por consiguiente, las técnicas para disminuir la ansiedad deben utilizarse antes de la exposición con el fin de que esta no se evite, no durante la misma.

El éxito de la terapia de exposición está asociado al bloqueo duradero de las conductas de escape o evitación, ya sean estas conductuales o cognitivas. En caso de que se produzca una conducta de escape breve, si hay una reexposición al estímulo enseguida, no debería alterarse la eficacia de la técnica. En otros casos, las conductas de escape o evitación van a interferir negativamente en el proceso.

En general, parece que la exposición es más eficiente cuando se combina con otras técnicas o se utiliza dentro de un programa de intervención más amplio. Así, puede combinarse con el modelado cuando al paciente le cueste ver cómo debe actuar. Pueden incluirse autorregistros o retroalimentación externa. En caso de pacientes que hiperventilan durante la exposición pueden incluirse técnicas de reentrenamiento de la respiración.

Es aconsejable en todos los casos incluir técnicas cognitivas, como la terapia racional emotiva, la reestructuración cognitiva o las autoinstrucciones. La exposición es más efectiva que los instrumentos cognitivos a la hora de impedir las conductas de evitación, pero las técnicas cognitivas pueden potenciar el alcance de la exposición: sirven de motivación inicial al tratamiento, para mantener la adhesión al mismo y prepararse ante la exposición y como prevención de recaídas.

La exposición es diseñada para el tratamiento concreto de una situación o estímulo temido. Según el modelo de habituación de Sokolov, la habituación de un estímulo está en función de la activación repetida de sus representaciones neurales, potenciada, a su vez, por la semejanza de los estímulos con dichas representaciones. En la práctica se observa que la exposición tiene un poder de generalización a otros estímulos muy limitado.

3.2. Predictores

Existen una serie de predictores que pueden indicarnos que el tratamiento va a ser efectivo:

⇨ **Al comienzo del tratamiento**

- Mostrar conductas evitativas muy definidas.

- Tener un estado de ánimo normal. El estado de ánimo deprimido o una inadaptación grave a la vida cotidiana son factores predictivos de resultados poco satisfactorios.

- Seguir las prescripciones terapéuticas.

- No someterse a la exposición bajo el efecto del alcohol o los ansiolíticos.

⇨ **Durante el tratamiento**

- Cumplimiento continuado de las instrucciones dadas.

- Implicación atencional.

- Progreso durante las primeras sesiones. Si el beneficio inicial es significativo, es más probable su mantenimiento a largo plazo.

⇨ **Después del tratamiento**

- Mantener una práctica regular de las tareas de exposición.

- Disponer de una red de apoyo social o familiar.

La frecuencia de las sesiones al inicio suele ser semanal, espaciándose después. Con el objetivo de conseguir la habituación, se insta al paciente a la práctica diaria de una hora o más. Esta práctica se acompañará de registros. Cada tarea debe mantenerse al menos hasta que la ansiedad se haya reducido a la mitad, proporción que se considera indicio de habituación.

3.3. Variaciones de la técnica

Algunas variaciones de la técnica son:

⇨ **Exposición en imaginación y exposición en vivo.** Los estímulos elegidos pueden presentarse en vivo, en la imaginación, utilizando soportes visuales, grabaciones o a través del *rol-playing*. Los estudios demuestran que la exposición en vivo es más efectiva que la exposición en imaginación.

Sin embargo, la exposición en imaginación es un recurso de utilidad cuando los estímulos objeto de la intervención son complicados de presentar en vivo o cuando los pacientes no se atreven a enfrentarlos en vivo inicialmente.

⇨ **Exposición en grupo.** Aunque la planificación de la exposición pueda realizarse en grupo, la exposición propiamente dicha debe realizarse de forma individual. Los grupos que obtienen mejores resultados son aquellos más cohesionados, donde los miembros permanecen en contacto por sí mismos tras las sesiones.

La exposición en grupo es recomendable cuando el sujeto vive solo, no tiene habilidades sociales o vive una relación de pareja conflictiva. Por el contrario, sería desaconsejable cuando el grupo pueda percibirse como una amenaza, como por ejemplo en el caso de la fobia social.

Su efectividad reside en su capacidad de motivar a cada paciente para que realice sus tareas en solitario, así como en el apoyo social que se obtiene.

⇨ **Autoexposición.** La autoexposición pretende que los pacientes reduzcan su posible dependencia del terapeuta, disminuya el tiempo de dedicación profesional y aumente el mantenimiento de los resultados terapéuticos.

Para llevar a cabo esta técnica deben establecerse metas con el paciente, identificar cada una de las conductas problemáticas, llevar a la práctica cada una de ellas, evaluar si se está produciendo la reducción del nivel de ansiedad y planificar los posibles contratiempos que puedan aparecer.

En las primeras exposiciones por su cuenta, conviene contar con la ayuda de algún familiar o amigo que haga las veces de terapeuta y le sirva de apoyo motivacional y ayuda en la estructuración de la exposición. Todas las exposiciones deben registrarse y supervisarse después por el terapeuta.

Según Salaberría y Echeburúa, este tipo de intervenciones han obtenido grandes resultados tanto a corto como a largo plazo. Su éxito radica en la exposición en el medio natural y en el protagonismo otorgado al propio paciente, que atribuirá así sus logros a sí mismo.

⇨ **Exposición a través de nuevas tecnologías.** Herramientas como la realidad virtual nos abren nuevas posibilidades de exposición.

La realidad virtual pretende generar un ambiente interactivo y tridimensional en el que se sumerge al paciente, haciéndola muy próxima a la exposición en vivo. Esta modalidad puede ser muy útil en el caso de estímulos difíciles de presentar en vivo o para aquellos pacientes con reticencias a la exposición natural. Además, aporta la ventaja de que el terapeuta tiene todo el control sobre la situación, pudiendo manipularla a su antojo y evitando la aparición de situaciones inesperadas. Con todo, no sustituye a la exposición en vivo, que eventualmente tiene que terminar por producirse.

La exposición puede ser de aplicación en distintos ámbitos:

⇨ **Exposición a las conductas evitadas.** La exposición es la mejor opción para impedir las conductas de evitación que acompañan normalmente a los trastornos fóbicos y que son las que imposibilitan el reaprendizaje de un manejo adecuado y adaptativo de la situación problemática.

- En el caso de la agorafobia, la exposición debe acompañarse de técnicas cognitivas que incidan sobre los ataques de pánico, las alteraciones cognitivas y la anticipación de la ansiedad.

- Para la fobia social, sería recomendable acompañar la técnica del entrenamiento en habilidades sociales.

- Para el trastorno obsesivo-compulsivo la intervención más efectiva es la exposición en vivo con prevención de respuesta. Esto implica que, tras exponer al sujeto al estímulo externo o cognitivo, se le impide, por un período de tiempo cada vez más largo, ejecutar el ritual asociado. El cambio en sus expectativas al verificar que no ocurre nada malo como consecuencia de la no realización del ritual, suele conllevar la extinción de dichos rituales.

⇨ **Exposición a los estímulos cognitivos.** Exponerse a estímulos cognitivos es más complicado que a estímulos externos, ya que la posibilidad de escape es mayor. Estrategias como cerrar los ojos o verbalizar la situación por parte del terapeuta pueden paliar las opciones de escape. En el caso de pacientes con estrés postraumático, la exposición prolongada a través de la imaginación a los recuerdos traumáticos ayuda a la desactivación de la estructura cognitiva del miedo, aumenta la capacidad de la persona para hablar sobre lo acontecido y, en consecuencia, se favorece un nuevo procesamiento emocional de las cogniciones implicadas.

⇨ **Exposición interoceptiva a los estímulos psicofisiológicos.** En este caso se expone al sujeto a las sensaciones físicas desagradables de las que usualmente escapa o las cuales evita a través de la inducción voluntaria de los estímulos psicofisiológicos temidos en un lugar seguro. Con la exposición prolongada a las sensaciones temidas sin posibilidad de escape la valoración acerca de ese temor cambiará. Solo se dará por concluida la sesión cuando esas sensaciones hayan desaparecido. El proceso de esta modalidad es el siguiente:

- Inducción de las sensaciones fisiológicas temidas en consulta: se puede pedir al sujeto que realice algunos ejercicios físicos para conseguir la sensación de taquicardia, que dé vueltas para conseguir el mareo o que hiperventile a propósito.

- Identificación de los pensamientos automáticos: se analizan los pensamientos que se disparan ante esas sensaciones y se rebaten las creencias equivocadas que subyacen a los mismos.

- Exposición en vivo: se insta al paciente a la práctica en vivo a través de exposiciones previamente programadas.

La exposición también puede ser útil en otros ámbitos como con paciente con problemas de alcoholismo u otras adicciones, juego patológico o bulimia.

4. Desensibilización sistemática

4.1. Bases de la técnica de desensibilización sistemática

Las primeras bases de esta técnica se hallan en el experimento realizado por Watson y Rayner con el "pequeño Albert" en el que concluyeron que es posible aprender respuestas de miedo a través del **condicionamiento pavloviano**. La conclusión consecuente a esta constatación fue que si el miedo es susceptible de aprendizaje también sería posible su eliminación a partir de los mismos fundamentos basados en el condicionamiento.

Años después del experimento con el pequeño Albert, Mary Cover Jones puso en práctica técnicas de tratamiento que resultaron eficaces con un pequeño con miedos condicionados. Utilizó la imitación social, a través de la interacción con otros niños que no tenían ese miedo, así como el uso de la comida preferida del niño en presencia del estímulo temido, a la vez que en sucesivos ensayos se le iba acercando el mismo.

Según Wolpe, creador de la desensibilización sistemática, "el primer ejemplo conocido en que se usaron deliberadamente respuestas contractuantes para superar las respuestas neuróticas de ansiedad acercando gradualmente el estímulo, fue el uso de la alimentación para superar las fobias infantiles en los casos de Mary Cover Jones".

Wolpe consideró que sería más apropiada la utilización de respuestas de relajación que las alimentarias. También dispuso la presentación del estímulo temido a través de la imaginación en lugar de su presentación en vivo. Así nace la desensibilización sistemática, una técnica que consiste en pedirle al sujeto que, a la vez que se halla en un estado de relajación, imagine varias escenas que le provoquen cada una de ellas cada vez más ansiedad que la anterior. La presentación repetida en la imaginación, a la vez que el sujeto se halla relajado, de los estímulos que evocan respuestas de ansiedad, produce el debilitamiento gradual y la eliminación de las respuestas de ansiedad.

Según este autor, los sujetos aprenden a sentir ansiedad ante la presencia de estímulos específicos mediante procedimientos de condicionamiento clásico. Según él, si ocurre una respuesta incompatible con la ansiedad a la vez que aparece un estímulo evocado de ansiedad, se rompería el vínculo entre el estímulo y la respuesta de ansiedad. Este proceso por el cual se suprime la ansiedad a través de la presentación de una respuesta competidora, lo denominó **inhibición recíproca**.

Aunque se planteó que la respuesta incompatible podría ser cualquiera con preponderancia del sistema nervioso parasimpático, la respuesta elegida para la desensibilización sistemática es la relajación. El incremento de actividad del sistema nervioso parasimpático serviría para inhibir recíprocamente la actividad simpática que se presumía era la base de la ansiedad.

Para que la relajación sea capaz de inhibir la ansiedad, el estímulo elegido debe provocar una respuesta de ansiedad no muy elevada. Por ello, la presentación de los elementos generadores de ansiedad se atiene a una jerarquía que permita en cada caso que la relajación inhiba la respuesta antagónica de ansiedad. El proceso de inhibición recíproca se repite varias veces para cada elemento de la jerarquía, consiguiendo así que cada reducción de la ansiedad ayude al desarrollo de una inhibición condicionada. A medida que aumenta la fuerza del hábito de no responder al estímulo con ansiedad, disminuye la reacción fóbica.

En palabras de Wolpe: "Si, en presencia de un estímulo evocador de ansiedad, puede conseguirse una respuesta antagónica que suprima total o parcialmente las respuestas de ansiedad, entonces se debilitará el vínculo de unión entre dichos estímulos y las respuestas de angustia".

Los experimentos que se han llevado a cabo para tratar de testar esta prueba ponen de manifiesto que:

⇨ **La relajación propicia el proceso de desensibilización.** Sin embargo, la desensibilización puede funcionar sin utilizarla, si bien en estos casos se requieren presentaciones más prolongadas y más repeticiones hasta conseguir el mismo objetivo.

⇨ **La desensibilización es efectiva aun cuando la presentación de los estímulos se lleve a cabo en orden aleatorio o en orden descendente de ansiedad**, es decir, obviando el orden de jerarquía de menos a más que propone la técnica. En contraposición, sí se encuentran diferencias en cuanto a la frecuencia y duración requeridas para que la técnica tenga éxito.

⇨ **La desensibilización sistemática es efectiva en su aplicación a grupos.** Este resultado se contrapone a la idea de Wolpe de que para que las respuestas de relajación inhiban a las de ansiedad, las primeras han de ser más intensas que las segundas, por lo que no puede pasarse de un estímulo al siguiente hasta asegurarse de que el sujeto tiene bajos niveles de ansiedad. En el trabajo en grupo no todos los sujetos reciben el siguiente estímulo con el mismo grado de ansiedad, y aun así el procedimiento resulta efectivo aplicado de esta manera.

Por tanto, se puede concluir que, si bien la relajación facilita la técnica, no es estrictamente necesaria. Además, es más importante la frecuencia y duración de los estímulos presentados que el orden de presentación de los mismos. Por último, es posible su aplicación en grupo.

4.2. Enfoque de la desensibilización sistemática de diversos autores

Otros autores han reformulado la técnica de la desensibilización sistemática. La teoría de la **extinción** de la desensibilización sistemática sostiene que la única condición imprescindible para reducir la ansiedad es la exposición no reforzada al estímulo aversivo condicionado. Es decir, si se somete al sujeto a la exposición del estímulo fóbico de forma repetida sin que le genere consecuencias negativas, se producirá la extinción y desaparecerá la ansiedad.

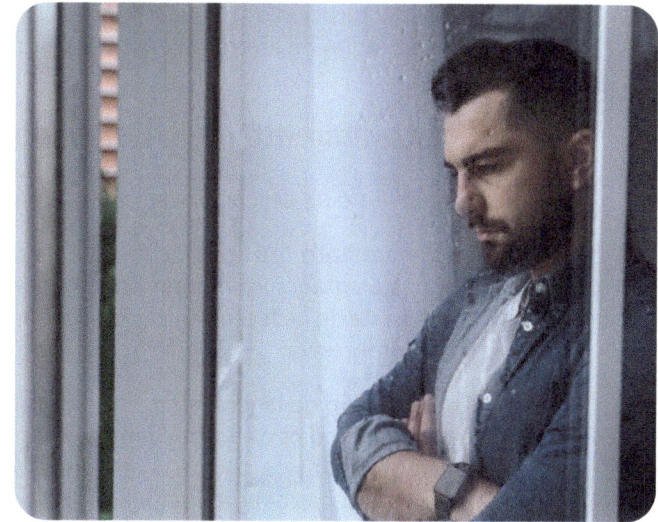

Para otros, la base está en la **habituación**, esto es, la disminución de la intensidad, frecuencia y duración de la respuesta consecuencia de la presentación repetida de un estímulo.

Los defensores de esta idea consideran que durante el proceso de desensibilización se dan las condiciones para que se produzca la habituación o, dicho con otras palabras, un bajo nivel de activación. En casos de obsesión, la habituación trata de provocar de forma deliberada, repetida y predecible, la aparición de los pensamientos obsesivos hasta que se consigue reducir la ansiedad. Es necesario, al mismo tiempo, procurar que no aparezcan conductas de evitación ni neutralización encubierta, esto es, la evitación mental de las situaciones que le producen la ansiedad, evitando enfrentarse a esos estímulos.

Van Egeren aúna todos estos procesos, atendiendo a dos dimensiones: el proceso de aprendizaje o corto o largo plazo y la inhibición de la respuesta de ansiedad. Si el proceso es a corto plazo y se inhibe la respuesta de la ansiedad, el proceso sería el de inhibición recíproca; si es a corto plazo, pero no se inhibe la respuesta de ansiedad, estaríamos ante un procedimiento de habituación; en caso de que el proceso fuera a corto plazo y se inhibiera la respuesta de ansiedad, se considera un procedimiento de contracondicionamiento; por último, procesos a largo plazo sin inhibición de la respuesta de ansiedad, conforman la extinción. Todos estos mecanismos formarían, según Van Egeren, parte de la desensibilización sistemática.

La habituación y la extinción explicarían porqué la técnica sigue funcionando por la mera repetición de los estímulos sin relajación o en ausencia de jerarquía en el orden de presentación de los mismos.

Leitenberg señala que las instrucciones del terapeuta en forma de refuerzo positivo a los acercamientos del paciente al estímulo temido juegan un papel muy importante en el proceso. Villamarín y Bayés han considerado como variable destacada la expectativa de mejoría, Goldfried y Goldfried, las autoinstrucciones y el entrenamiento en autocontrol, Bandura, los cambios en las expectativas de autoeficacia, y Emmelkamp la autoobservación. Siguiendo a es este autor, creador del modelo cognitivo de expectación, la reducción de la ansiedad resultante de la presentación reiterada del estímulo generador de ansiedad favorece la aparición de expectativas de mejoría y de eficacia del tratamiento. De igual manera, la autoobservación de los cambios producirá, a su vez, una reestructuración cognitiva y una reducción de la ansiedad, junto con el incremento de estrategias de afrontamiento a las situaciones generadoras de ansiedad.

4.3. Procedimiento de la desensibilización sistemática

El procedimiento de desensibilización sistemática es el siguiente:

⇨ **Entrenamiento en relajación.** La técnica de relajación utilizada como respuesta antagónica a la ansiedad puede ser de distintos tipos. La más usada como parte de la desensibilización sistemática es alguna adaptación de la relajación progresiva.

⇨ **Construcción de la jerarquía.** Una jerarquía de ansiedad consiste en listar una serie de estímulos o escenas generadoras de ansiedad sobre un mismo tema en función de la intensidad de la respuesta de ansiedad que provocan. Estos estímulos o escenas deberán ser luego imaginados. Los ítems elegidos han de ser:

- **Concretos:** deben especificarse todos los detalles que van a ser objeto de imaginación posterior. La escena debe ser lo más específica y detallada posible, para facilitar su visualización.

- **Relevantes:** las elecciones tienen que ser relevantes para el problema del sujeto aun cuando no las haya experimentado directamente. En muchas ocasiones las situaciones temidas son evitadas por el sujeto, con lo que no hemos de descartarlas por no haber habido experiencia directa.

- **Propuestos por el propio sujeto:** para asegurar que la jerarquía final sea adecuada a cada persona de forma individualizada.

La jerarquía ha de ser construida por el paciente con ayuda del terapeuta sin hallarse relajado. Para valorar el grado de ansiedad provocado por cada estímulo se puede utilizar la "Escala subjetiva de Ansiedad (ESA)" o el "Termómetro de miedo". Habitualmente las jerarquías tienen entre diez y veinte escenas, aunque el número puede variar enormemente en función de la especificidad o generalidad del problema a tratar. Si el paciente presenta varias fobias, habrá de elaborarse una jerarquía para cada una de ellas.

La elaboración de la jerarquía comenzará pidiéndole al sujeto que anote y describa aquella situación en la que haya experimentado o imagine experimentar la mayor ansiedad. Se establecerá el valor 100 para ella. Después, se le pedirá que elabore la descripción de una situación que no le genere ninguna ansiedad, que se valorará como 0. A partir de ahí se irán elaborando el resto de situaciones intermedias.

Las jerarquías pueden ser de varios tipos: las temáticas hacen referencia a distintas situaciones referidas a un mismo tema; las de tipo espacial/temporal se gradúan en función de la distancia al objeto temido o de la cercanía temporal; las mixtas combinan criterios de las dos anteriores. Utilizar variables físicas como metros, minutos o cantidad de personas pueden ayudar a graduar la jerarquía.

⇨ **Evaluación y práctica en imaginación.** Para comprobar la capacidad del sujeto en el uso de la imaginación se le plantea, una vez relajado, la imaginación de una escena de carácter neutro. Tras unos segundos se le preguntará acerca de los detalles de la escena imaginada para valorar si se visualizado vívidamente o no. El siguiente ejercicio debe realizarse ya con una escena generadora de ansiedad, valorando después la ansiedad que le ha producido en una escala de 0 a 100.

Si se detectan dificultades a la hora de imaginar las escenas, se pasa a realizar un entrenamiento en imaginación, presentando las escenas con mayor nivel de detalles. Si el problema radicara en que las escenas no están generando respuestas de ansiedad, se procedería a realizar un entrenamiento en imaginación emotiva. Si no se consigue el nivel de imaginación deseada, debe plantearse la posibilidad de realizar la desensibilización en vivo.

⇨ Desensibilización sistemática. Se aplican de forma combinada las respuestas de relajación en contraposición a las de ansiedad. El proceso comienza con la relajación profunda. Una vez relajado, se le describe por primera vez la escena correspondiente, hasta que el sujeto indica con la mano que ha alcanzado una visión clara de la misma. Tras unos cinco o siete segundos, el terapeuta valora el nivel de ansiedad producido. Si se observan síntomas visibles de ansiedad o el sujeto informa con una puntuación de que está sufriendo una ansiedad elevada, se pedirá al sujeto que cese en la imaginación de la escena y vuelva a relajarse. A continuación, se le describirá la escena anterior en la jerarquía u otra escena entre ambas. Si la ansiedad persiste, se detendrá el entrenamiento y se analizará qué está sucediendo.

En caso de que la respuesta de ansiedad sea leve o nula, se le pedirá que vuelva a relajarse durante unos treinta segundos tras los cuales se le solicitará que vuelva a imaginar la misma escena, manteniéndola esta vez por unos diez o catorce segundos. Con cada presentación de la misma escena se incrementa el tiempo de mantenimiento de la imagen en la mente. Se repite el proceso hasta que la ansiedad informada por el sujeto sea igual a cero.

Se considera que se ha terminado con una escena tras dos presentaciones sucesivas valoradas con cero ansiedad. Se continúa con la presentación de la siguiente escena de la jerarquía. Es importante dedicar los últimos minutos de la sesión a relajarse, para acabar con una sensación incompatible con la ansiedad.

Cada sesión se comenzará con la imaginación de la última escena desensibilizada en la sesión anterior, empezando así las sesiones con una imagen que no produce ansiedad.

4.4. Variaciones

Variaciones de la desensibilización sistemática

⇨ **Desensibilización automatizada.** Tanto las instrucciones para la relajación como las escenas de la jerarquía que han de ser imaginadas se graban. Esta modalidad puede ser de utilidad para la práctica en casa.

⇨ **Desensibilización autodirigida.** También denominada autoadministrada o autodesensibilización sistemática. En este caso el terapeuta le suministra al paciente todo el material necesario y es este el que se administra el tratamiento a sí mismo.

⇨ **Desensibilización en grupo.** El procedimiento se realiza con un grupo de personas que presentan el mismo problema.

Variaciones de la respuesta inhibidora de ansiedad

⇨ **Ira inducida.** En lugar de generar una respuesta antagónica de relajación, se pide al sujeto que imagine una escena que le genere ira, que puede ir acompañada de respuestas motoras como golpear una almohada o gritar.

⇨ **Imágenes emotivas.** Esta variante fue creada por Lazarus y Abramovitz para su aplicación en niños, ya que suelen tener mayores dificultades para relajarse. La respuesta de inhibición de la ansiedad será la imaginación de una situación o elemento que genera en el sujeto una respuesta de alegría, felicidad, deseo u orgullo.

⇨ **Desensibilización mediante movimiento ocular.** Shapiro desarrolló esta modalidad para la intervención con pacientes con estrés postraumático. La técnica implica la combinación de la exposición en imaginación a los estímulos ansiógenos junto con la inducción de movimientos sacádicos. Para ello, se pide al sujeto que trace visualmente los movimientos laterales del dedo del terapeuta o de un objeto situado a unos centímetros de su cara.

Marquis sugiere que los movimientos oculares son capaces de interferir con las áreas que conectan el lóbulo frontal con el hipotálamo y el hipocampo de manera que se debilita la conexión entre el estímulo y la respuesta emocional.

⇨ **Técnica de escenificaciones emotivas.** Esta propuesta de Méndez para el tratamiento de fobias en niños pequeños utiliza las emociones positivas que aparecen durante el juego como respuesta antagónica a la ansiedad, en lugar de la relajación. Las escenificaciones emotivas también incluyen el modelado participante y el reforzamiento positivo de las respuestas de aproximación a los estímulos fóbicos.

Variaciones con estímulos exteroceptivos

⇨ **Desensibilización en vivo.** En esta modalidad los estímulos no se presentan a través de la imaginación, sino en vivo. El terapeuta acompaña al sujeto durante las situaciones de exposición y no suele ser habitual el entrenamiento en relajación. En lugar de transitar por una jerarquía de estímulos, el sujeto se debe aproximar cada vez más al estímulo o situación real generadora de ansiedad. Este tipo de intervención se ha utilizado para superar el miedo a la oscuridad, a los pájaros y a otros animales.

Si el tipo de situación o estímulo lo permite, también es posible combinar la desensibilización en imaginación con su versión en vivo.

⇨ **Desensibilización por contacto.** En este caso se combina la desensibilización sistemática con la técnica del modelado. El terapeuta actúa como modelo exponiéndose primero a los elementos generadores de ansiedad, para luego hacerlo el paciente.

⇨ **Desensibilización enriquecida.** En esta modalidad se emplean estímulos representacionales como diapositivas, fotografías o grabaciones para ayudar al sujeto a imaginarse las situaciones o estímulos de forma más vívida.

Variaciones de afrontamiento

⇨ **Desensibilización de autocontrol.** Goldfried plantea esta versión en la que se pide al sujeto que mantenga la visualización de la escena, aunque le esté causando ansiedad, a la vez que se imagina a sí mismo relajándose en esa situación. La fundamentación es que el paciente ha aprendido a reaccionar ante determinadas situaciones o estímulos en forma de tensión o ansiedad y con esta técnica se pretende que el enfrentamiento sea más adaptativo.

A diferencia de la versión original, la relajación se orienta a la identificación de sensaciones que le puedan servir como estímulos discriminatorios en el futuro para poner en marcha la relajación. Tampoco se crea una jerarquía temática, sino que se incorporan situaciones estresantes asociadas a diferentes problemáticas. La escena que produce ansiedad tampoco se suprime cuando genera los síntomas; en su lugar se pide al paciente que la mantenga y trate de relajarse para disminuirla.

La idea es que el sujeto sea capaz de enfrentar no las situaciones en sí mismas, sino las señales y respuestas de ansiedad.

⇨ **Desensibilización con autoinstrucciones.** En esta modalidad el sujeto se dice a sí mismo frases tranquilizadoras como "conserva la calma" o "respira hondo". Es una técnica especialmente recomendad cuando el sujeto no tiene opción de evitar la situación, por lo que esencial que aprende por él mismo a manejar la situación generadora de ansiedad.

La desensibilización sistemática ha demostrado su eficacia en el tratamiento de los trastornos fóbicos y en aquellos en los que la ansiedad es un componente importante, como en los trastornos de alimentación, las disfunciones sexuales, las cefaleas, el asma, el insomnio o el alcoholismo. Se ha aplicado, por ejemplo, como parte del tratamiento en pacientes con anorexia o con crisis asmáticas.

5. Inundación

Baum desarrolló la idea de que la presentación masiva de estímulos generadores de ansiedad junto con la prevención de la respuesta de evitación, podrían propiciar la extinción del estímulo fóbico.

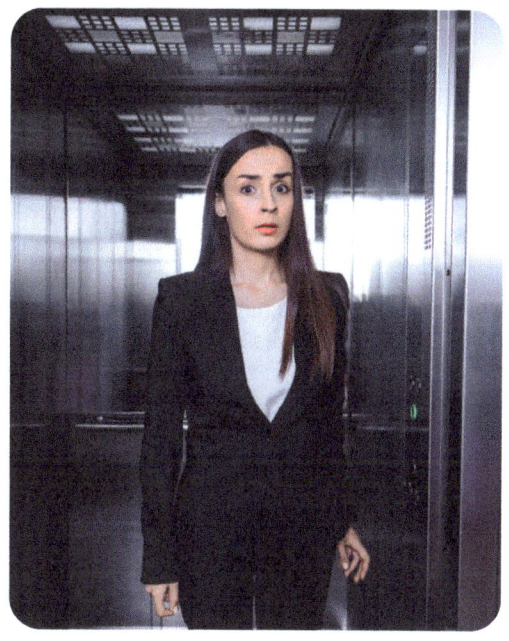

La base de la inundación es precisamente exponer al paciente de forma prolongada a los estímulos que le producen ansiedad para conseguir reducir o eliminar los componentes fisiológicos que conforman la respuesta que provocan. Al impedir al sujeto que despliegue una conducta de evitación o escape, podrá comprobar que no aparecen las consecuencias negativas que temía.

Tras la explicación de la técnica al paciente, debe advertírsele que deberá aguantar elevados niveles de ansiedad para lograr el objetivo. La motivación de la persona es esencial para llevar a cabo esta técnica.

A continuación, se elaborará junto con el sujeto un listado de estímulos o situaciones generadoras de ansiedad, el cual se jerarquizará. En esta técnica de intervención, incluso los elementos más bajos de la lista deben provocar niveles altos de ansiedad.

Después se pone en marcha la inundación, que puede ser en vivo o en la imaginación:

⇨ La inundación en vivo requiere que el paciente se exponga de forma reiterada a las situaciones temidas durante períodos prolongados de tiempo hasta el momento en que se produzca la habituación. Además, debe impedirse la respuesta de escape. La sesión no debe concluir hasta que así lo decida el terapeuta. Abandonar la sesión antes de tiempo puede provocar sensibilización.

⇨ La inundación en imaginación es menos recomendable que su práctica en vivo. Esta versión debe comenzar con la valoración de si el paciente es capaz de imaginar las escenas correctamente. Si dispone de la capacidad adecuada, se le pide que se siente con los ojos cerrados y se describe con todo detalle la situación generadora de ansiedad. Debe mantenerse el ensayo hasta que desaparezca la ansiedad o se reduzca significativamente.

La inundación o exposición a los estímulos fóbicos con prevención de la respuesta de escape/evitación es empleada en el tratamiento de obsesiones, compulsiones, fobias específicas, agorafobia y fobia social.

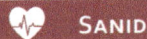
6. Técnicas para la adquisición de habilidades de enfrentamiento

6.1. Objetivo de las técnicas para la adquisición de habilidades de enfrentamiento

Las técnicas dirigidas a la adquisición de **habilidades de enfrentamiento o técnicas de** *coping* pretenden que el sujeto desarrolle ciertas habilidades que puedan servirle para afrontar futuras situaciones evocadoras de ansiedad o generadoras de estrés.

Estas técnicas se fundamentan en la idea de que el estrés es resultado de la valoración negativa de los recursos que posee el individuo para enfrentar las demandas del entorno. Por tanto, el paciente requiere del aprendizaje de habilidades que conviertan esta valoración en positiva o bien la reactivación de las ya presentes en el sujeto.

Por consiguiente, estas técnicas permiten el manejo de variedad de situaciones, pueden utilizarse con indicios anticipatorios de ansiedad tanto internos como externos y considerarse técnicas de autocontrol en su utilización en la vida real.

6.2. Inoculación de estrés

Esta técnica desarrollada por Meichenbaum persigue el objetivo de que los sujetos dispongan de las habilidades necesarias para **disminuir o eliminar la tensión y la activación fisiológica**, así como dotarse de pensamientos positivos de afrontamiento ante el estrés

Se ha utilizado en el tratamiento de fobias, cefaleas tensionales, dolor y manejo de situaciones aversivas (oncología, estrés postraumático, cefaleas funcionales, agorafobia, miedo a hablar en público o ludopatía).

Según este autor, existe poca relación entre la situación real que produce el estrés y la respuesta emocional, ya que media entre ellas la interpretación cognitiva de la situación como peligrosa o amenazante. Los elementos cognitivos, fisiológicos, conductuales, ambientales y afectivos se entremezclan, por lo que el origen de cualquier problema emocional podría residir en cualquiera de ellos o en su relación.

 El término **inoculación de estrés** alude a un procedimiento general de tratamiento que pretende el entrenamiento del paciente en el manejo y aplicación de las técnicas que lo integran, dejando al sujeto la elección de las mismas.

A la hora de **elaborar un programa basado en la inoculación de estrés** se deben tener en cuenta ciertas consideraciones:

⇨ Analizar lo que va a enseñarse al paciente.

⇨ Identificar aquellos factores intra o interpersonales que estén influyendo negativamente en el desarrollo de habilidades de afrontamiento.

⇨ Buscar la participación de otras personas significativas.

⇨ Tener en cuenta que las habilidades de afrontamiento son variables en función de las peculiaridades de cada persona.

⇨ Considerar los aspectos cognitivos y afectivos implicados.

⇨ Debe entrenarse al sujeto para que sea capaz de generalizar las habilidades adquiridas, así como en prevención de recaídas.

⇨ Incluir diferentes contextos y terapeutas, siempre que sea posible.

A lo largo de todo el entrenamiento se incide en tres **áreas fundamentales**:

⇨ **Área cognitiva:** el objetivo es modificar las estructuras cognitivas que están en la base de las respuestas desadaptativas.

⇨ **Área de autocontrol:** se trata de cambiar las estructuras cognitivas disfuncionales y de eliminar las valoraciones emocionales que hacen sufrir al sujeto asociadas a imágenes o autoverbalizaciones.

⇨ **Área de adaptación al medio:** se pretende aumentar la cantidad de repertorios conductuales adaptativos disponibles y de modificar los desadaptativos.

El proceso se estructura siguiendo **tres fases**:

1. **Fase educativa:** se informa al paciente acerca de la técnica, explicándole cómo se genera la respuesta de estrés, se define el problema a tratar y se analizan las posibles dificultades para mantener el tratamiento.

2. **Fase de entrenamiento:** se enseña la técnica a través del modelado y la práctica real. La gran amalgama de técnicas empleadas se puede agrupar en cuatro grandes grupos:

   a) Habilidades y estrategias cognitivas: como la reestructuración cognitiva, la resolución de problemas y el autorrefuerzo.

   b) Habilidades de control de la activación emocional: a través de técnicas de relajación.

   c) Habilidades conductuales: como las técnicas de exposición, el modelo o el ensayo conductual.

367

d) Habilidades de afrontamiento paliativo: dirigidas al afrontamiento de problemas crónicos o complejos de solucionar. Se incluyen la desviación de la atención, el cambio de la perspectiva del problema o el apoyo social.

3. **Fase de aplicación:** la técnica se aplica siguiendo generalmente los siguientes pasos, los cuales se sugiere se acompañen de una serie de pensamientos de afrontamiento:

a) Preparación: "sé que puedo hacerlo", "es más fácil ahora que he comenzado".

b) Confrontación real con la situación: "voy a mantener la serenidad", "puedo hacerlo, lo estoy haciendo", "si pienso en el miedo no lo tendré".

c) Afrontamiento de la activación emocional durante la exposición: "voy a relajarme", "respiraré suave, despacio y profundamente".

d) Reforzamiento del éxito: "soy capaz de controlarme", "lo he hecho muy bien".

7. Detención del pensamiento

La **detención o parada del pensamiento** tiene como objetivo eliminar o reducir la frecuencia y duración de los pensamientos, imágenes o recuerdos disruptivos y recurrentes, obviando el contenido de los mismos. Se dirige especialmente a aquellos pensamientos que aparecen de forma repetitiva y mecánica, con un formato rígido y que se sienten como intrusivos. No debe utilizarse en caso de que los pensamientos problemáticos sean muy elaborados

La técnica fue propuesta por Brain y más tarde adaptada por Wolpe. A pesar de considerarse una técnica cognitiva en el sentido de que opera con las cogniciones, su forma de funcionamiento es conductual, al incidir sobre la secuencia de conductas que sostienen los pensamientos negativos.

Esta técnica otorga al sujeto una mayor expectativa de control y autoeficacia, propicia la disminución del nivel de ansiedad y favorece el desarrollo de habilidades metacognitivas al cambiar los pensamientos desadaptativos por otros más favorables.

Puede resultar útil su uso también como complemento de otras técnicas como la reestructuración cognitiva, así como servir de instrumento de intervención temporal hasta que las condiciones ambientales mejoren. Su uso habitual en el contexto clínico es como herramienta complementaria a otras técnicas, especialmente en la intervención con fobias y obsesiones.

El **procedimiento se lleva a cabo a través de dos procesos**: en primer lugar, se interrumpe el flujo de pensamiento no deseado, y en segundo lugar se sustituye este pensamiento, generando una imagen o escena que complique la aparición del pensamiento de nuevo.

La **detención** comienza habitualmente utilizando un estímulo externo, como por ejemplo gritar "basta", dar una palmada o hacer un ruido. El estímulo debe ser lo suficientemente intenso como para captar la atención del sujeto e interrumpir los pensamientos previos. Se trata de una forma de huir de los pensamientos intrusivos cambiando el foco atencional. Esta estrategia genera que el sujeto sienta un mayor control sobre sus pensamientos.

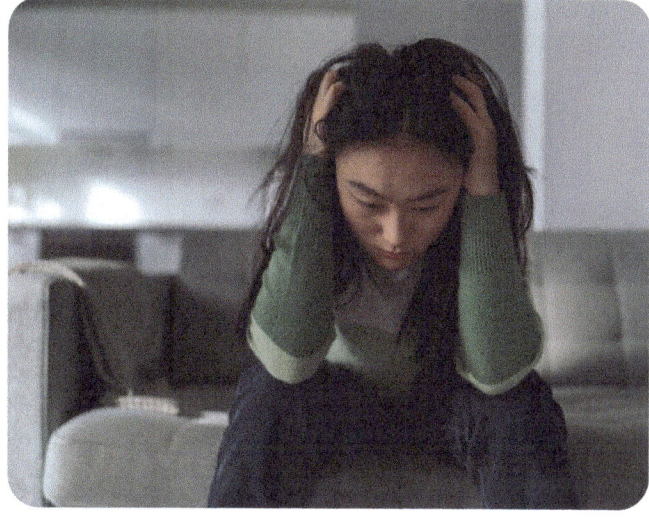

Como con cualquier técnica elegida, el primer paso de su ejecución debe ser la explicación al paciente de la herramienta y del porqué de su elección. Será necesario comenzar por diferenciar los pensamientos normales de los intrusivos y plantear como objetivo de la intervención la reducción de la duración de los pensamientos intrusivos sin neutralizarlos, es decir, que no se trata de cuestionarlos sino de normalizarlos, reducir su frecuencia y aumentar la sensación de control sobre ellos. El proceso de aprendizaje debe producirse en situaciones sin estrés, comenzando con pensamientos sencillos e incrementando después la dificultad.

El sujeto, junto con el terapeuta, debe elaborar un **listado de pensamientos** que le generan malestar, junto con las situaciones que los provocan y una valoración del grado de malestar que le producen. Del mismo modo, se debe elaborar un listado de pensamientos que resulten agradables o placenteros para el paciente.

Durante la **primera sesión**, se ejemplifica la técnica. El terapeuta dirá: "me gustaría que te sentaras cómodamente y que te relajaras manteniendo tus ojos cerrados. Voy a describirte una escena y a continuación voy a describirte a ti teniendo uno de esos pensamientos. Quiero que levantes la mano tan pronto como comiences a pensar en ese pensamiento desagradable, incluso si solo estoy describiendo la escena. No intentes conseguir que el pensamiento aparezca con todos los detalles. Es importante que levantes tu mano tan pronto como detectes que comienza. Siéntate cómodamente y cierra los ojos".

Dicho esto, se procederá a relatar una escena típica y a describir uno de los pensamientos disruptivos. Cuando, en consecuencia, el paciente levante su mano, el terapeuta debe gritar muy fuerte "¡alto!" e indagará qué ha ocurrido con el pensamiento desagradable que se había producido. Lo más probable es que haya desaparecido al haber sido interrumpido. Como no es posible gritar de esta manera en el entorno natural, se tratará de ir generando una asociación entre la palabra "alto" o una similar con la parada del pensamiento.

En un segundo paso, se comienza de nuevo y se le pide al sujeto que, a la vez que levanta su mano y el terapeuta grita "alto", imagine una escena alternativa con todo el detalle que le sea posible, levantando de nuevo su mano cuando consiga visualizar una imagen clara. Se pedirá en este momento al paciente que valore del 0 al 100 el grado de malestar y realismo asociado al pensamiento intrusivo. Asimismo, se analizará la capacidad del sujeto de generar la imagen alternativa y si consiguió hacer desaparecer el pensamiento desagradable.

Se continúan diez minutos con el ejercicio de parada de pensamiento, empleando distintas escenas generadoras y diferentes pensamientos. La escena alternativa producida debe mantenerse en la mente durante más de un minuto. Tras la imaginación de esta escena, se dejará un lapso de tiempo de 30 segundos de relajación tras los cuales se procederá a puntuar el grado de malestar y realismo del pensamiento disruptivo.

El siguiente paso de la técnica consiste en la descripción de las escenas activadoras por parte del terapeuta, pero ahora será el sujeto el encargado de decir "alto", así como de describir las escenas alternativas. Este paso se llevará a cabo durante otros cinco minutos.

Llegados a este punto, se le va a otorgar al paciente un mayor control sobre la técnica. Comenzará el ejercicio con la descripción de la escena activador por parte del terapeuta, pero ahora, a la par que levante la mano cuando irrumpa el pensamiento no adaptativo, el sujeto debe darse la orden de "alto" mentalmente, y de la misma forma generará la escena alternativa, en la que se le pedirá que se describa a sí mismo. Una vez generada la alternativa, se le pide que lo indique levantando su mano y realice de nuevo la valoración de las puntuaciones. Esta fase requerirá unos cinco minutos más.

El procedimiento hasta aquí se practicará durante dos o tres sesiones. Se encomendará al sujeto, además, la práctica diaria del ejercicio en casa, siempre en momentos de tranquilidad. La valoración de malestar y realismo debe anotarse en los ejercicios en casa.

Transcurrido este entrenamiento, el sujeto debe empezar a poner la técnica en práctica ante situaciones que le generen un moderado malestar. El paciente debe comprender que las primeras veces reaparecerán de nuevo los pensamientos muy probablemente, pero con la práctica la frecuencia de las mismas disminuirá.

Si, al inicio del entrenamiento constatamos que la persona tiene especiales dificultades para imaginar escenas mentalmente, deberá trabajarse esta habilidad previamente al entrenamiento de la técnica en sí misma.

Existen alternativas al uso de la expresión verbal como elemento de parada del pensamiento. Uno de los más utilizados es el empleo de una goma elástica colocada en la muñeca, de la cual el sujeto puede tirar y soltarla en lugar de utilizar el "alto". Pueden usarse asimismo otros elementos como sonidos a través de palmadas o chasquidos, por ejemplo.

Como indica Olivera, esta técnica se ha utilizado ampliamente en el contexto clínico para el tratamiento de obsesiones, fobias de varios tipos, ansiedad generalizada, disfunciones sexuales, problemas de estrés, estrés postraumático, depresión, insomnio o problemas de rendimiento, entre otros.

8. Intención paradójica

8.1. Objetivo de la técnica de intención paradójica

La **intención paradójica** tiene como objetivo incidir sobre el juicio de valor que el sujeto realiza sobre su problema y sobre los intentos de solución que puede emprender para controlarlo.

Al igual que la técnica anterior, no es una herramienta cognitiva estrictamente, ya que trabaja también con elementos motores o fisiológicos. Ahora bien, tiene el efecto de producir cambios a nivel cognitivo, ya que pretende cambiar la interpretación que el paciente tiene sobre la naturaleza de su problema y su propia influencia sobre él.

Como bien indica su nombre, las técnicas que se fundamentan en la intención paradójica promueven precisamente el mantenimiento del problema o incluso su empeoramiento, con la intención final de mejorar. Por tanto, se le pedirá al paciente que provoque intencionadamente sus síntomas o que haga todo lo posible por empeorarlos o evitar su mejoría, todo ello, por supuesto, en un ambiente controlado.

De lo que se trata es de eliminar los intentos de solución que el sujeto está llevando a cabo cuando son precisamente esos intentos los que están manteniendo o empeorando el problema. Al instar la paciente a mantener o agravar sus síntomas, le estamos impidiendo desplegar las soluciones que en realidad lo están manteniendo.

Esta técnica puede utilizarse en solitario o como complemento de otras técnicas de intervención.

La paradoja se produce cuando el paciente trata, bajo la petición del terapeuta, mantener o aumentar su conducta problema y no lo consigue. Pese a tratar de empeorar, paradójicamente, no lo logra. Tanto si como resultado el sujeto tiene una mayor percepción de control sobre la situación como si es incapaz de generar o agravar los síntomas, estaremos obteniendo un cambio deseable.

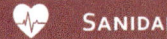
8.2. Técnicas de intención paradójica

Existen varias **técnicas** de intención paradójica:

⇨ **Técnicas que alteran la secuencia de presentación del problema y modifican las consecuencias.** Se altera, por un lado, el poder evocador de los estímulos, y, por otro, se modifica la cadena de comportamientos que solían tener lugar a continuación, produciéndose un cambio también en las consecuencias. Algunas de estas técnicas son:

- Prescripción de síntomas.

- Práctica masiva.

- Recaídas programadas.

⇨ **Técnicas que se aplican a problemas que implican una activación fisiológica elevada.** Al tratar de elevar de forma voluntaria esta activación, se provocará una diminución de la ansiedad, ya que lo que antes se evitaba precisamente por ser ansiógeno, ahora es deseable y debe producirse. La percepción de control sobre los síntomas y la constatación de la capacidad de provocarlo permitirá ver al paciente que también tiene la capacidad para reducirlo. Este tipo de técnicas pueden ser:

- Técnicas para combatir la oposición al tratamiento.

- Cambio en la percepción de la autoeficacia y la atribución de control.

La intención paradójica puede ser explicada a través de diferentes teorías:

⇨ **Teoría del doble vínculo.** Se fundamenta en los estudios de comunicación humana de Bateson, Fisch y Watzlawick y en la teoría de sistemas. El doble vínculo hace referencia a un tipo de comunicación en la que se presentan al mismo tiempo dos mensajes que son mutuamente excluyentes, por lo que solo será posible atender a uno de ellos si se desatiende el otro. Es decir, que la única forma en la que se puede acatar una norma es precisamente no cumpliéndola. Un ejemplo de este tipo de comunicación sería el mensaje "debes hacer lo que quieras".

Este tipo de mensajes son confusos, por lo que provocan parálisis en el individuo. Aplicando esta idea a la técnica de la intención paradójica, podemos afirmar que no es posible provocar a propósito la ansiedad, ya que es una respuesta que se produce de forma espontánea.

⇨ **Teoría de descontextualización del síntoma de Omer.** Pone el foco sobre la idea de que el síntoma no se prescribe de la misma forma en la que suele aparecer de forma espontánea, produciéndose en un modo y contexto diferente al habitual. Siguiendo esta teoría, se entiende que el síntoma o conducta problema lo es por su significación en el contexto en el que aparece, por lo que, si se cambia el contexto, cambiará el significado asociado al mismo. En esencia, esta explicación afirma que la técnica de la intención paradójica funciona al colocar los síntomas fuera del contexto normal.

⇨ **Teoría de la ansiedad recurrente de Ascher y Schotte.** Se centra en la ansiedad que aparece como consecuencia del miedo que se siente a tener ansiedad en el futuro. Pensar en las consecuencias que tendrá sufrir ansiedad en determinadas circunstancias y las posibles consecuencias de esa ansiedad, provoca en sí misma una ansiedad recurrente. La técnica de la intención paradójica incide sobre este proceso de anticipación, que se considera la causa de que después la actuación sea defectuosa y se produzca más ansiedad en consecuencia. Provocar a propósito la ansiedad elimina la ansiedad anticipatoria, ya que no se puede tener miedo a que se vaya a producir algo que ya se está produciendo.

⇨ **Teoría del control mental irónico de Wegner.** Plantea la existencia de un sistema bimodal. Por una parte, existiría un proceso operativo intencional, regulador, consciente y voluntario, que se enfoca en los pensamientos deseados y que se dedica a su control y a la consecución de objetivos. Por otra parte, existiría un sistema irónico de supervisión, que funciona a nivel inconsciente e involuntario y que se centra en los indicadores de que se ha fracasado en el logro de los objetivos. El papel de la intención paradójica sería el de inhibición del proceso irónico al estar provocando intencionadamente el objetivo no deseado en el nivel consciente. En consecuencia, el sistema irónico, que actúa en contra del sistema intencional, no haría más que generar la respuesta adaptativa y el objetivo terapéutico.

Para comenzar con la técnica, se requiere que el sujeto renuncie al control sobre las respuestas autonómicas o sobre la conducta de otras personas, además de acrecentar las consecuencias que le producen temor derivadas de esas respuestas o comportamientos. El proceso requiere de la ocurrencia programada de los síntomas, por lo que se le solicitará al paciente que los haga aparecer o que lo haga de alguna manera diferente para obtener peores consecuencias.

8.3. Prescripción de síntomas

 La **prescripción de síntomas** es la técnica de intención paradójica más habitual. Consiste precisamente en instar al paciente para que provoque los síntomas que trata de evitar o para que realice la conducta que no quiere realizar por temor a las consecuencias.

Los síntomas tratarán de hacerse aparecer de manera similar a su ocurrencia natural, ante estímulos semejantes y durante un tiempo determinado. Se provocarán antes de que aparezcan de forma involuntaria, o se forzará su intensificación si ya hubiesen aparecido. El contexto debe ser el mismo o lo más similar posible al de ocurrencia natural de los síntomas.

Esta modalidad suele ser útil para el tratamiento de respuestas psicofisiológicas, cognitivas o motoras sobre las cuales el sujeto no tiene sensación de control o es incapaz de controlar una vez han aparecido, como pueden ser tics o problemas de control de impulsos. También cuando se quieren controlar comportamientos desadaptativos en otros como las rabietas infantiles.

Un ejemplo de instrucción dirigido a alguien con problemas de insomnio sería la siguiente: "al acostarse en la cama y apagar la luz, debe permanecer relajado con los ojos abiertos, concentrándose en la tranquilidad y el silencio y dejando que aparezcan pensamientos acerca de si dormirá o no; en el caso de que se quede dormido, no pasa nada, podrá intentarlo mejor al día siguiente".

La prescripción de los síntomas debe ser lo más precisa posible, indicándole al paciente el qué, cómo, cuándo y dónde debe llevarse a cabo la tarea.

En las variaciones de esta técnica denominadas de **extensión y secuenciación o planificación del síntoma,** la consigna incluye algún cambio sobre la ocurrencia o forma de la sintomatología o sobre el contexto donde desarrollar la misma con el objetivo de ganar control sobre el proceso.

Para poder utilizar este formato es necesario que la conducta objeto del tratamiento pueda prolongarse a lo largo del tiempo de forma controlada, ocurra de manera habitual y genere ansiedad. En el caso de problemas interpersonales estas son técnicas recomendables. En ocasiones, el razonamiento de la tarea supone reformular el problema o las soluciones intentadas, emplear el humor o reducir al absurdo.

8.4. Restricción y contención del cambio

En esta forma de terapia se renuncia al cambio, se desaconseja e incluso se prohíbe. Se le comunican al paciente las grandes dificultades que existen para lograr los objetivos y superar el problema, desalentando cualquier viso de lograrlo. El objetivo es, por supuesto, el contrario, fomentando el cambio y aumentando la adhesión del paciente con el tratamiento.

La restricción paradójica y contención del cambio puede ser apropiada cuando las conductas a tratar son controlables por el sujeto, pero este no ejerce ese control o se resiste a cumplir las tareas capaces de conseguir el logro de los objetivos. Suele ser útil su uso con pacientes desafiantes y con actitud negativista, que no cumplen las tareas. También pueden servir en casos donde se quieran plantear nuevos objetivos o cuando el tratamiento a seguir vaya a ser largo y complicado.

Algunas de estas estrategias son:

⇨ **Estrategia de calma:** se insiste en que no debe apresurarse, en que las mejoras deben ser muy lentas y que el cambio debe realizarse de forma muy prudente. Ante una mejoría se piensa en la siguiente recaída o se niega la posibilidad de éxito por la gravedad del caso. La fundamentación de esta estrategia es que, si el sujeto no está consiguiendo lograr sus objetivos por la puesta en práctica de soluciones ineficaces, forzarle a un proceso más lento conllevará que deje de esforzarse por resolverlo y deje de utilizar estrategias inadecuadas, produciéndose una mejoría.

⇨ **Subrayar los peligros de una mejoría:** se trata de que el paciente analice los problemas que aparecerán una vez resuelto el problema motivo de la intervención, así como los beneficios que pueda estar produciéndole el mantenimiento del problema.

⇨ **Prohibir el cambio:** se desaconsejará repetir intentos eficaces de solución anteriores, al menos durante un tiempo.

⇨ **Ofrecer un cambio de dirección:** se argumenta que el tratamiento seguido hasta ahora no está siendo de utilidad, por lo que se propone un cambio de rumbo.

⇨ **Indicar cómo empeorar el problema:** se pide al sujeto que siga insistiendo en las soluciones ineficaces, con cierta ironía. Deben enumerarse todos los intentos de solución fallidos que ha puesto en marcha el paciente, constatando que puede que si deja de hacerlo o hace lo contrario el problema no empeore.

⇨ **Contraexigencia:** se indica que no debe esperarse ningún tipo de cambio hasta que transcurra cierto período de tiempo.

8.5. Replanteamiento y cambio de postura

Según Fischer, esta modalidad puede ser de utilidad con pacientes desafiantes, con aquellos que obtienen algún beneficio por el mantenimiento de la conducta problema y en aquellas situaciones familiares o de pareja donde uno de los miembros trata de ejercer el control sobre otro a través de la discusión o el mandato.

El rol del terapeuta en este caso es el de llevar el problema a una **visión catastrofista y exagerada**, con el objetivo de obtener una respuesta en la dirección opuesta.

En el caso de los problemas intrafamiliares puede utilizarse el **sabotaje benévolo** en situaciones donde se produzca una escalada en las discusiones o amenazas.

La técnica consiste en dar la razón a la otra persona y adoptar una postura sumisa. Esto produce que disminuya la ira también en el otro y que asuma a su vez un rol más sumiso. En ocasiones se le pide al paciente que lleve a cabo pequeños "descuidos" y se disculpe por ellos en cuanto sea recriminado por los mismos. Se trata así de intentar que la otra persona se deje llevar por esta forma de enfrentamiento y solución de problemas y cambie su actitud.

8.6. Reformulación del problema: reformulación y redefinición

Esta técnica, aunque no es una estrategia de intención paradójica, suele emplearse de forma conjunta con la prescripción de síntomas y la restricción. Tiene como objetivo modificar el significado de la conducta problema para después aplicar la intención paradójica de forma más efectiva.

La **reformulación** consiste en darle una valoración positiva al síntoma en base a su significado.

Por ejemplo, puede presentarse un problema de ansiedad como la oportunidad de descansar del trabajo y de que los demás se preocupen por uno. El objetivo final es que cesen los intentos fallidos de solución del problema; si el síntoma se percibe como deseable, no tratará de modificarse. Otra forma de llevarlo a cabo es pedir al sujeto que no trate de evitar la sintomatología con el fin de poder analizar el problema en profundidad.

Por otra parte, puede ser útil redefinir el problema, es decir, modificar el nombre con el que nos referimos al mismo, centrándonos en las conductas concretas para ganar control sobre ellas.

8.7. Programación de recaídas, confusión e inferencia

8.7.1. Programación de recaídas

Una vez que el sujeto está mejorando y tiene control sobre la situación se le puede plantear pensar en cómo podría recaer. Se fuerza al paciente a pensar en todas las acciones que podían estar manteniendo el problema, lo que le ayudará a darse cuenta de los comportamientos desadaptativos que pudiera estar desarrollando o que pudieran ser la causa del problema. Se trata pues de una técnica de prevención de recaídas.

Se trata de una técnica paradójica porque se trata de que la recaída no suceda fuera de una situación controlada y se intenta que el paciente se dé cuenta de que recaída efectivamente sucederá si vuelve a actuar con los patrones desadaptativos anteriores o vuelve a poner en práctica los intentos de solución fallidos.

Prescribir una recaída puede tener dos efectos: puede que la recaída no llegue a cumplirse precisamente por el efecto paradójico de la técnica, o puede que se produzca y se interprete como una consecución de una tarea dada, otorgando control al sujeto.

Esta estrategia se ha utilizado con personas con problemas de **abuso de alcohol y drogas**.

8.7.2. Confusión e interferencia

El terapeuta utiliza a propósito un lenguaje confuso, irrelevante y ambiguo con el objetivo de que el paciente explicite la información de forma más precisa. Se utiliza con aquellos sujetos que presentan reticencias a concretar sus problemas o se resisten a una evaluación sistematizada.

8.8. Utilización

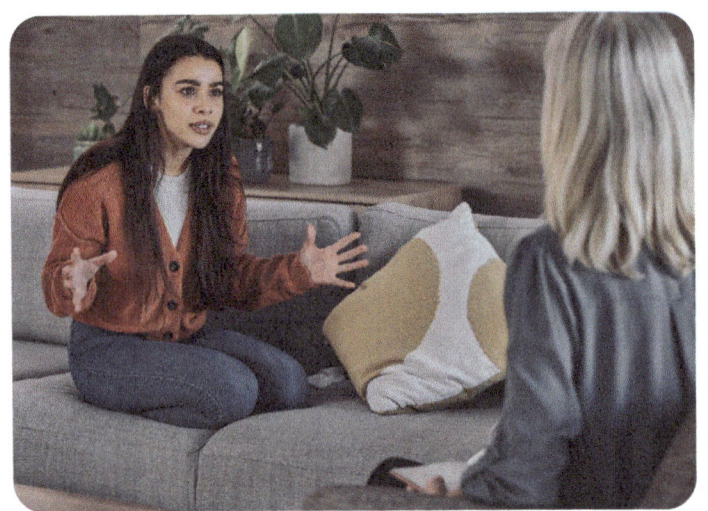

Se trata de usar **técnicas propiamente de evaluación** con el objetivo de que ese registro altere el curso del problema. También puede llevarse a cabo a través de la atribución de cualquier cambio positivo al paciente, aunque no haya dependido de él, o la valoración de cualquier cambio como un progreso de la intervención.

Otra forma de intervención podría ser la **anticipación de resultados o conductas** de forma negativa con el objetivo de obtener el resultado contrario, como decirle al sujeto que dudas de que pueda superar con éxito la siguiente tarea. En este caso hemos de estar seguros de que el mal pronóstico no se vaya a cumplir.

8.9. Práctica masiva o práctica negativa

Se trata de una variación de las técnicas paradójicas propuesta por Dunlap para el control de tics y hábitos motores nerviosos, peligrosos o molestos.

Se trata de pedir al sujeto la repetición de la conducta problema un número elevado de veces o durante un tiempo determinado.

La fundamentación de la técnica es que la práctica voluntaria y masiva de la conducta durante un período de tiempo estipulado la convertirá en aversiva y hará menos probable su aparición posterior.

En niños se propone la práctica masiva contingente, consistente en repetir la conducta problema durante 30 segundos tras su aparición espontánea.

8.10. Programa de quejas o tiempo basura

Se establece un tiempo específico para pensar de forma intencionada en las ideas negativas y recurrentes que se suelen presentar al paciente de forma involuntaria. Estos espacios de tiempo podrán ser más frecuentes en las primeras etapas de la intervención, para ir reduciéndose después.

Las técnicas de intención paradójica suelen funcionar (como técnica en solitario o como complemento de otras) con pacientes desafiantes y oposicionistas, con aquellos que acusan falta de control o mantienen su problema por el temor a las consecuencias, y siempre que tras la evaluación se constate que son los intentos de solución del paciente los que mantienen o empeoran el problema.

Los pacientes desafiantes pueden beneficiarse del uso de las técnicas de contención del cambio y redefinición negativa junto con la prescripción de síntomas. Estas técnicas solo serán útiles cuando las conductas problema que se pretenden modificar estén bajo el control del paciente.

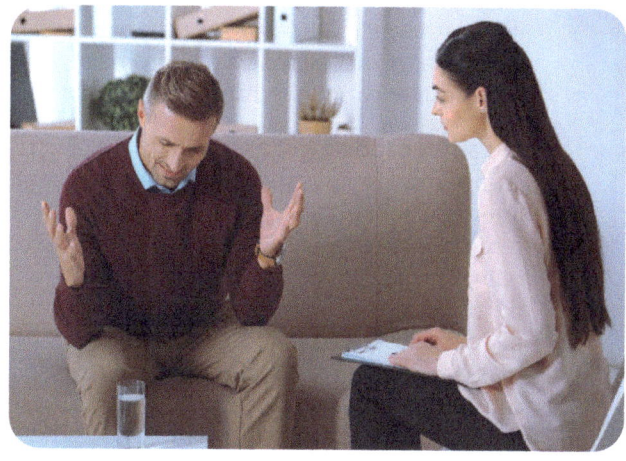

Según Mills, las técnicas de intención paradójica para casos de falta de control pueden ser de utilidad en casos de insomnio, agorafobia, pánico, ansiedad ante los exámenes, fobia social, miedo a hablar en público, hipocondría, trastorno obsesivo-compulsivo, depresión, disfunciones sexuales, tartamudez, tics nerviosos, bulimia, anorexia, trastornos de la conducta infantil, comportamiento negativista y desafiante en adolescentes, falta de motivación académica, procrastinación, trastorno evitativo de la personalidad, problemas de retención de orina, estreñimiento crónico, encopresis, colon irritable y enfermedad de Crohn, y problemas intrafamiliares. Los métodos más habituales son la reformulación y prescripción de síntomas, y en algunos casos la programación de recaídas o la contención.

 Este tipo de herramientas no deben utilizarse cuando la relación del paciente con el terapeuta no sea buena ni con pacientes paranoides o que presenten conductas autolesivas.

9. Intervención farmacológica

Si, tras un análisis en profundidad, se considera necesaria la prescripción de medicación, se recomienda siempre su uso conjunto dentro de un programa de tratamiento más amplio, y siempre bajo la **supervisión médica** pertinente. En relación con este tipo de intervención se atenderá a la información facilitada por la Organización Mundial de la Salud y el Ministerio de Sanidad.

9.1. Trastorno de ansiedad generalizada

Según la Organización Mundial de la Salud, en el caso del **trastorno de ansiedad generalizada**, puede considerarse el uso de benzodiazepinas, que reducen la ansiedad en dosis bajas e inducen el sueño en dosis más altas. Las pautas clínicas recomiendan en general prescribir las benzodiazepinas para tratar la ansiedad o el insomnio grave, discapacitante y que causa angustia extrema. El uso de benzodiazepinas está asociado a problemas de dependencia y síndrome de abstinencia y por consiguiente deben usarse en la dosis eficaz mínima durante el menor tiempo posible (máximo 4 semanas).

Las **benzodiazepinas** pueden agruparse, según su semivida de eliminación, en benzodiazepinas de semivida corta, larga e intermedia. Las de semivida corta o intermedia son: alprazolam (intermedia), lorazepam (corta), oxazepam (corta), temazepam (intermedia) y triazolam (ultracorta); las de semivida larga son: diazepam, clordiazepóxido, flurazepam y nitrazepam. Las benzodiazepinas con semivida de eliminación corta se prefieren porque reducen al mínimo la sedación diurna, pero pueden causar síntomas de rebote más a menudo que las de semivida de eliminación más larga. Las benzodiazepinas de semivida ultracorta no se recomiendan en general debido a los posibles síntomas de rebote. Las benzodiazepinas facilitan la conciliación del sueño, reducen los despertares nocturnos, aumentan la duración total del sueño y reducen la ansiedad patológica, la agitación y la tensión.

Según la lista modelo de la OMS, el diazepam es el medicamento esencial para tratar la ansiedad y los trastornos del sueño. El diazepam se indica como ejemplo de la clase cuyos datos probatorios de eficacia y seguridad son los mejores. Por lo tanto, el diazepam representa a las benzodiazepinas.

En los individuos con insomnio, si los medicamentos de semivida corta como el lorazepam están disponibles, se los usará por regla general cuando la sedación residual es indeseada, si quedarse dormido representa un problema, o en pacientes adultos mayores, cuando es necesario. Las benzodiazepinas de semivida larga como el diazepam se indicarán cuando despertarse temprano sea un problema y posiblemente cuando se necesite un efecto ansiolítico durante el día, o cuando alguna alteración de la función psicomotora pueda resultar un inconveniente soportable.

En los individuos con trastornos de ansiedad generalizada los prestadores de servicios de salud pueden considerar la posibilidad de usar una benzodiazepina solo por un tiempo limitado. El objetivo principal es paliar los síntomas lo suficiente como para permitirle al paciente empezar con tratamientos basados en las técnicas cognitivas-conductuales. Un tratamiento de corta duración (máximo 4 semanas) que comience con la dosis más baja posible durante un tiempo predefinido puede usarse como tratamiento inicial. El diazepam estará indicado cuando se necesite un efecto ansiolítico durante el día y un efecto hipnótico por la noche.

Las benzodiazepinas no deben administrarse durante más de 4 semanas, ya que el uso a largo plazo puede inducir dependencia y síndrome de abstinencia. La duración del tratamiento debe tratarse con los pacientes y se debe fijar con antelación una visita de seguimiento (si fuera posible una visita en el consultorio, por teléfono o por otro medio) para reevaluar la ansiedad y los patrones de sueño. Los prestadores de servicios de salud deben disminuir progresivamente las dosis de las benzodiazepinas. Si los síntomas de ansiedad no han desaparecido, se puede probar con un antidepresivo. Los antidepresivos tardan generalmente semanas en aliviar los síntomas y, una vez lograda la remisión, el tratamiento debe prolongarse durante 6 u 8 meses para prevenir la recaída.

La somnolencia, la sedación y la debilidad muscular son los efectos adversos más frecuentes derivados del uso de las benzodiazepinas. Otros efectos menos frecuentes son: vértigo, cefalea, confusión, depresión, disartria, cambios en la libido, temblor, trastornos visuales, retención urinaria o incontinencia, alteraciones gastrointestinales, cambios en la salivación y amnesia.

La suspensión repentina de las benzodiazepinas puede causar un síndrome caracterizado por ansiedad, depresión, deterioro de la concentración; insomnio; cefalea; mareos; tinnitus; pérdida del apetito; temblores; sudoración; irritabilidad; alteraciones de la percepción como hipersensibilidad a estímulos físicos, visuales y auditivos y sabor anormal; náuseas y vómitos; calambres abdominales; palpitaciones, hipertensión sistólica leve, taquicardia, e hipotensión ortostática.

Los síntomas de abstinencia benzodiazepínica empiezan generalmente a las pocas horas de la suspensión de una benzodiazepina de acción corta, pero en el caso de las benzodiazepinas de acción más larga puede que no se desarrollen hasta 3 semanas después de la suspensión. La desaparición de los síntomas puede durar varios días o meses. La dependencia inducida por las benzodiazepinas de acción corta y prolongada parece ser cualitativamente similar, aunque los síntomas de abstinencia quizá sean más graves con las benzodiazepinas de acción corta. Los efectos de rebote son también más probables con las benzodiazepinas de acción corta.

Los prestadores de servicios de salud deben administrar las benzodiazepinas con precaución a los pacientes adultos mayores o debilitados ya que pueden ser más propensos a los efectos adversos. En los individuos con insuficiencia renal o hepática puede ser necesario administrar dosis reducidas. La utilización de benzodiazepinas debe evitarse en la insuficiencia hepática grave. Por otro lado, el uso a largo plazo puede exacerbar la demencia subyacente en los pacientes adultos mayores. Debe evitarse la utilización de benzodiazepinas durante el embarazo.

9.2. Trastornos obsesivo-compulsivos y ataques de pánico

En el caso de **los trastornos obsesivo-compulsivos y los ataques de pánico**, se puede considerar el uso de un inhibidor de la recaptación de la serotonina. Según la Lista modelo de la OMS, el medicamento esencial para los trastornos obsesivo-compulsivos y de pánico es la clomipramina.

La clomipramina puede recetarse inicialmente a dosis bajas y posteriormente ajustar el tratamiento hasta llegar a la posología antidepresiva normal. La respuesta al tratamiento debe evaluarse al cabo de 12 semanas. Si no se observa mejoría después de 12 semanas, los prestadores de servicios de salud pueden examinar con el paciente la posibilidad de aumentar la dosis. Para los individuos que no mejoran a pesar del aumento de la dosis, se planteará el cambio a otro antidepresivo.

9.3. Crisis de pánico

En el caso de las crisis de pánico, el Ministerio de Sanidad considera que en el tratamiento inmediato las benzodiacepinas tienen la ventaja, respecto a los antidepresivos, del inicio más rápido de su acción. Alprazolam y lorazepam son comúnmente utilizados en las urgencias. No está clara la ventaja de la utilización de la vía sublingual del alprazolam y el lorazepam con respecto a la vía oral. En el tratamiento farmacológico de mantenimiento se constata la utilización de los inhibidores selectivos de recaptación de la serotonina y los antidepresivos tricíclicos como fármacos de elección.

Otras técnicas útiles para el tratamiento de la ansiedad ya han sido descritas en referencia a los trastornos depresivos. Este sería el caso de las técnicas de resolución de problemas, las autoinstrucciones, la reestructuración cognitiva, la terapia racional emotiva, las técnicas de modelado y el entrenamiento en habilidades sociales, entre otras.

Existen numerosas técnicas que pueden sernos de utilidad en el tratamiento de los trastornos de ansiedad. Algunas de las más utilizadas son las técnicas de relajación y respiración, las técnicas de exposición y las técnicas de reestructuración cognitiva.

Ante cualquier diagnóstico de ansiedad debemos atender tanto a las peculiaridades de la persona como de la expresión de sus síntomas para diseñar un programa de intervención acorde a cada individuo. Valorar la influencia de la sintomatología cognitiva, somática y motora nos ayudará a elegir la técnica más acorde.

Es importante que una vez elegida la técnica o técnicas de intervención se expliquen de forma detallada al paciente, así como adquirir su compromiso con el tratamiento.

Será fundamental asimismo considerar la inclusión de otras técnicas dirigidas a mejorar las habilidades o capacidades del sujeto en los aspectos generales de su vida, dotándole así de mejores habilidades de afrontamiento.

Por último, debe valorarse siempre el grado de eficacia de la intervención llevada a cabo, así como programar consultas a modo de revisión algún tiempo después de finalizada la intervención.

TEST DE UNIDADES DIDÁCTICAS

ENUNCIADOS

Unidad 1

1. ¿Qué aspectos de la persona se verán alterados si sufre de depresión?:

a) Aspectos emocionales.
b) Aspectos cognitivos.
c) Aspectos conductuales.
d) Todas son correctas.

2. ¿Durante cuánto tiempo tienen que estar presentes los sentimientos disruptivos de la vida cotidiana para poder considerarlos como un posible caso de depresión?:

a) Dos semanas.
b) Una semana.
c) Un mes.
d) Cinco días.

3. ¿En qué tipo de sistema de clasificación diagnóstico es necesario que el sujeto cumpla todos los criterios que definen el trastorno para otorgarle dicho diagnóstico?:

a) Sistemas categoriales.
b) Sistemas dimensionales.
c) Sistemas prototípicos.
d) Todas son correctas.

4. ¿Cuál de los siguientes autores consideraba que los "humores" eran la causa de la depresión?:

a) Beck.
b) Hipócrates.
c) Seligman.
d) Burton.

5. ¿Cuál de las siguientes teorías sigue una corriente cognitiva?:

a) La teoría de disminución del refuerzo positivo.
b) La teoría del déficit en habilidades de solución de problemas.
c) La teoría de Beck.
d) La teoría de los humores.

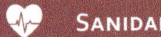
6. **¿Qué elemento forma parte de la tríada cognitiva de Beck?:**

   a) Visión negativa sobre uno mismo.
   b) Visión negativa sobre el mundo.
   c) Visión negativa sobre el futuro.
   d) Todas son correctas.

7. **¿Cuál de las siguientes versiones del DSM no se estructura en ejes categoriales?:**

   a) DSM-3.
   b) DSM-4.
   c) DSM-5.
   d) DSM-6.

8. **¿Cuál de los siguientes tipos de depresión recoge el DSM-5?:**

   a) Trastorno de depresión mayor.
   b) Trastorno depresivo debido a otra afección médica.
   c) Trastorno disfórico premenstrual.
   d) Todas son correctas.

9. **¿Cuál de los siguientes tipos de depresión recoge la CIE-11?:**

   a) Trastorno depresivo grave.
   b) Trastorno distímico.
   c) Trastorno depresivo reiterativo.
   d) Trastorno depresivo posmenstrual.

10. **En relación con el suicidio, sería correcto afirmar que:**

   a) Las personas deprimidas son menos propensas al suicidio que la población general.
   b) No es posible tomar ninguna medida preventiva.
   c) El tratamiento de la depresión puede ser clave para su prevención.
   d) Está asociado únicamente al trastorno de depresión mayor.

Unidad 2

1. **En el trastorno depresivo mayor, ¿cuál es la frecuencia con la que están presentes los síntomas?:**

   a) Mayor cantidad de días al mes.
   b) La mayor parte del día, casi cada día.
   c) Dos o tres días por semana.
   d) Una vez al día.

2. **¿Cuánto deben durar las alteraciones del estado de ánimo en un adulto para poder otorgar el diagnóstico de trastorno depresivo persistente?:**

   a) Seis meses.
   b) Un año.
   c) Dos años.
   d) Tres años.

3. **¿En qué momento del ciclo menstrual están presentes con más intensidad los síntomas de disforia y ansiedad en el trastorno disfórico premenstrual?:**

   a) En la semana anterior al inicio del ciclo.
   b) Durante la menstruación.
   c) En la semana posterior a la menstruación.
   d) Durante todo el ciclo.

4. **¿Cuál es la clave para poder afirmar que un trastorno depresivo se debe a otra afección médica?:**

   a) Que ambas ocurran al mismo tiempo.
   b) Que se pueda demostrar que la afección médica está etiológicamente relacionada con la alteración del ánimo.
   c) Que la depresión esté presente con anterioridad al diagnóstico de la enfermedad.
   d) Que la afección médica esté presente con anterioridad al diagnóstico de la enfermedad.

5. **Durante un episodio maníaco, puede aparecer:**

   a) El sentimiento de estar por encima del mundo.
   b) El emprendimiento del desarrollo de una habilidad desconocida de madrugada.
   c) La participación en salidas nocturnas que antes no se producían.
   d) Todas son correctas.

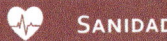
6. Según la Organización Mundial de la Salud, ¿cuál es la estimación de adultos que sufren depresión a nivel mundial?:

   a) 1%.
   b) 5%.
   c) 10%.
   d) 15%.

7. El trastorno de desregulación disruptiva del estado de ánimo es más frecuente en:

   a) Hombres.
   b) Mujeres.
   c) En ambos géneros por igual.
   d) No existen estudios sobre el tema.

8. ¿Cuál de las siguientes circunstancias supone un factor de riesgo para el desarrollo de un trastorno depresivo posparto?:

   a) Haber presentado síntomas anímicos y de ansiedad durante el embarazo.
   b) Tener antecedentes de trastorno depresivo o bipolar.
   c) Tener antecedentes familiares de trastornos bipolares.
   d) Todas son correctas.

9. ¿Cuál de los siguientes es un factor de riesgo asociado al trastorno disfórico premenstrual?:

   a) Un suceso estresante.
   b) La utilización de anticonceptivos orales.
   c) Vivir en Europa.
   d) Todas son correctas.

10. ¿Cuál de las siguientes enfermedades no muestra evidencias de asociación con un trastorno depresivo debido a otra afección médica?:

    a) Infarto cerebral.
    b) Enfermedad de Huntington.
    c) Enfermedad de Parkinson.
    d) Hipertensión arterial.

Unidad 3

1. Consideramos la conducta como:

a) Una manifestación externa, observable por otros.
b) Los pensamientos y experiencias del individuo.
c) Las reacciones psicofisiológicas del sujeto.
d) Todas son correctas.

2. Señala la afirmación correcta acerca de los test:

a) Utilizan escalas numéricas o categorías establecidas.
b) Su forma de administración varía en función de la persona a la que se lo administremos.
c) No permite comparaciones entre el sujeto y la población general.
d) Su aplicación no requiere de unas condiciones particulares ni de la explicación de instrucciones.

3. Señala la opción incorrecta con respecto a las entrevistas:

a) Su uso más habitual y recomendado es una vez establecido el diagnóstico.
b) Es un recurso interactivo, en el que el paciente debería intervenir más que el entrevistador.
c) Las respuestas del sujeto pueden verse influenciadas por sesgos culturales o convenciones sociales.
d) Es importante que el entrevistador atienda a su lenguaje no verbal.

4. ¿A qué aspectos debemos de atender cuando diseñamos la observación de una conducta?:

a) A la ocurrencia o no de la misma y su duración.
b) A la secuencia de aparición de la conducta y su frecuencia.
c) A su intensidad y adecuación a la situación.
d) Todas son correctas.

5. En la lista de adjetivos de depresión de Lubin, ¿qué respuestas hay que tener en cuenta para extraer la puntuación final?:

a) La suma de los adjetivos considerados expresión de depresión que haya marcado el sujeto.
b) La suma de los adjetivos considerados como no depresivos que haya marcado el sujeto.
c) La suma de los adjetivos considerados depresivos marcados por el sujeto más los no depresivos que no hayan sido señalados.
d) La diferencia entre los adjetivos considerados depresivos señalados y los no depresivos señalados.

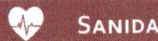

6. El objetivo del SIMS es:

a) Determinar si los síntomas psicopatológicos y neurocognitivos presentes en el sujeto están siendo falseados o exagerados.
b) Medir tanto los rasgos normales como clínicos en el sujeto.
c) Discriminar entre grupos normativos y patológicos.
d) Todas son correctas.

7. ¿Cuáles de los siguientes cuestionarios no se basan en la clasificación diagnóstica del DSM?:

a) Entrevista diagnóstica en salud mental de Vázquez y Muñoz.
b) Entrevista diagnóstica para niños y adolescentes de Saffer, Fisher y Lucas.
c) Entrevista diagnóstica internacional compuesta de la Organización Mundial de la Salud.
d) Cuestionario multifásico de personalidad de Minnesota de Starke, Hathaway y Mckinley.

8. En el inventario de síntomas SCL-90-R, ¿cuál de las siguientes se considera una dimensión primaria?:

a) La ideación paranoide.
b) Los problemas para dormir.
c) Los sentimientos de culpa.
d) El índice global de severidad.

9. En el caso de una niña, ¿cuánto tiempo tiene que durar el estado de ánimo irritable para considerarse un indicador de distimia?:

a) Cuatro meses.
b) Seis meses.
c) Un año.
d) Dos años.

10. A la hora de valorar un posible trastorno depresivo inducido por una sustancia, ¿cuál de las siguientes situaciones podría estar indicando la existencia de un trastorno depresivo independiente según el DSM-5?:

a) Los síntomas fueron posteriores al uso de la sustancia.
b) Los síntomas aparecen durante un periodo corto de tiempo.
c) Hay antecedentes de episodios recurrentes no relacionados con sustancias.
d) Ninguna es correcta.

Unidad 4

1. **¿En cuál de los siguientes casos es esperable una recuperación peor de un trastorno de depresión mayor?:**

   a) Cuando se produce con rasgos psicóticos.
   b) Cuando los periodos en remisión se producen sin síntomas depresivos.
   c) Cuando se trata de una depresión reciente de varios meses.
   d) Cuando el paciente es una mujer.

2. **Según la Organización Mundial de la Salud, ¿cuántas personas se estima que se suicidan cada año?:**

   a) Unas 100.000.
   b) Alrededor de 500.000.
   c) Más de 700.000.
   d) Casi 1.000.000.

3. **¿Cuál de los siguientes es un factor de riesgo para la conducta suicida?:**

   a) La pertenencia a un grupo discriminado.
   b) Ser víctima de abusos.
   c) Padecer un trastorno depresivo mayor.
   d) Todas son correctas.

4. **¿En qué consiste la técnica de la reatribución usada en el contexto de una restructuración cognitiva?:**

   a) En que el paciente se dé cuenta de que no es el centro de atención.
   b) En equilibrar el sentimiento de culpa, decidiendo qué parte corresponde al sujeto y cuál a otras circunstancias.
   c) En la búsqueda de interpretaciones alternativas para enfrentar los problemas del paciente.
   d) En cuestionar la evidencia de un pensamiento o creencia.

5. **¿A qué hacen referencia las siglas A-B-C-D-E en la teoría e intervención propuesta por Ellis?:**

   a) Acontecimiento-Creencia-Consecuencia-Discusión-Nueva Creencia.
   b) Acontecimiento-Emoción-Creencia-Consecuencia-Discusión.
   c) Emoción-Creencia-Consecuencia-Discusión-Nueva Creencia.
   d) Acontecimiento-Consecuencia-Creencia-Discusión-Nueva Creencia.

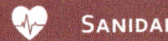

6. **¿Cuál de los siguientes elementos aumentará la probabilidad de que una conducta se lleve a cabo en el futuro?:**

a) El refuerzo negativo de la conducta.
b) La retroalimentación negativa del entorno.
c) La expectativa cognitiva de éxito.
d) La observación de consecuencias negativas a la conducta llevada a cabo por otra persona.

7. **¿Qué significa el acrónimo SCIENCE en el programa de solución de problemas de Mahoney?:**

a) Definición del problema/Recogida de información/Identificar las causas/Delimitar y experimentar/Examinar las soluciones/Comparar el progreso/Ampliar y revisar.
b) Definición del problema/Recogida de información/Identificar las causas/Examinar las soluciones/Delimitar y experimentar/Comparar el progreso/Ampliar y revisar.
c) Recogida de información/Identificar las causas/Definición del problema/Examinar las soluciones/Delimitar y experimentar/Comparar el progreso/Ampliar y revisar.
d) Identificar las causas/Definición del problema/Recogida de información/Examinar las soluciones/Delimitar y experimentar/Comparar el progreso/Ampliar y revisar.

8. **¿En qué grupo poblacional es especialmente efectivo el curso para el afrontamiento de la depresión de Lewinsohn?:**

a) Niños.
b) Adolescentes.
c) Adultos.
d) Adultos mayores.

9. **¿Sobre qué elemento se interviene fundamentalmente en la activación conductual?:**

a) Sobre las creencias.
b) Sobre las emociones.
c) Sobre los pensamientos.
d) Sobre la conducta.

10. **En caso de utilización de un tratamiento farmacológico, su pauta y retirada debe ser:**

a) En ambos casos progresiva, comenzando con una dosis baja que irá aumentando gradualmente y suspendiéndose de forma paulatina.
b) Se pautará la dosis máxima en el inicio, pudiendo regularse después y la suspensión será gradual.
c) Se comenzará con una dosis baja que irá aumentando gradualmente y se suspenderá de una vez.
d) Se pautará la dosis máxima en el inicio, pudiendo regularse después y se suspenderá de una vez.

Unidad 5

1. **¿Cuál de las siguientes manifestaciones evidenciaría un estado de ansiedad normal?:**

a) Aquella que interfiere sobre el funcionamiento social y laboral de la persona.
b) Aquella que aparece todos los días.
c) Aquella que ocurre ante un estímulo peligroso.
d) Aquella que ocurre ante una gran cantidad de estímulos y situaciones, que muchos consideran inofensivas.

2. **¿Cuál de las siguientes distorsiones cognitivas se asocian con los trastornos de ansiedad según Clark?:**

a) Generalización negativa.
b) Infravaloración de los recursos de afrontamiento.
c) Sobrevaloración de la probabilidad de ocurrencia de sucesos negativos.
d) Todas son correctas.

3. **¿En qué niveles se manifiesta la ansiedad?:**

a) Cognitivo, fisiológico y motor.
b) Hormonal, fisiológico y motor.
c) Cognitivo y fisiológico.
d) Fisiológico, endocrino y cognitivo.

4. **Siguiendo la explicación biológica de Everly, ¿qué sistema se activa ante una situación de estrés prolongado?:**

a) Neural.
b) Neuroendocrino.
c) Endocrino.
d) Todos los sistemas se pondrán en marcha.

5. **Según las teorías interactivas de la personalidad, ¿cuál es el elemento más determinante para la aparición o no de la ansiedad?:**

a) Los procesos cognitivos.
b) La conducta.
c) Las emociones.
d) Los elementos fisiológicos.

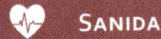

6. **Según el modelo de diátesis-estrés, ¿qué aspecto es el determinante en el desarrollo de la ansiedad?:**

   a) Las condiciones sociales.
   b) La vulnerabilidad hacia la ansiedad.
   c) Los niveles de estrés experimentados.
   d) La heredabilidad.

7. **Desde el punto de vista biopsicosocial, ¿cuál de los siguientes elementos constituye un factor de riesgo para desarrollar un trastorno de ansiedad?:**

   a) Un estilo de apego inseguro.
   b) Haber experimentado experiencias traumáticas.
   c) Tener familiares con un trastorno de ansiedad.
   d) Todas son correctas.

8. **¿Qué probabilidad hay de que una persona que sufre un trastorno de ansiedad desarrolle otro trastorno de ansiedad o un trastorno depresivo?:**

   a) Casi nula.
   b) Alrededor del 10%.
   c) En torno a un 25%.
   d) Alrededor del 50%.

9. **¿Cuál es el trastorno de ansiedad más común entre los niños menores de 12 años?:**

   a) Trastorno de ansiedad por separación.
   b) Mutismo selectivo.
   c) Fobia específica.
   d) Trastorno de ansiedad generalizada.

10. **En términos generales, ¿a cuántos estímulos o situaciones teme una persona con fobia específica como media?:**

   a) Uno.
   b) Tres.
   c) Cinco.
   d) Ocho.

Unidad 6

1. ¿Cuál es la base del miedo en una persona que sufre ansiedad por separación?:

a) Los pensamientos sobre las consecuencias que tendrá la separación o pérdida de la figura de apego.
b) La interacción con otras personas.
c) El daño que puede sufrir su figura de apego.
d) Son correctas a) y c).

2. Una persona que padece "aracnofobia" tiene un miedo intenso a:

a) Ardillas.
b) Arañas.
c) Arbustos.
d) Armarios.

3. Un ataque de pánico supone:

a) La presencia de ansiedad la mayor parte del día.
b) La presencia de ansiedad como consecuencia de un proceso de evitación.
c) La aparición súbita de miedo intenso, que alcanza su pico de intensidad en minutos.
d) La puesta en marcha del sistema de lucha-huida.

4. ¿Cuál de los siguientes entornos sería un posible problema para una persona que sufra agorafobia?:

a) El metro en hora punta.
b) Estar en casa sola.
c) Esperar la cola para pagar en el supermercado.
d) Todas las respuestas son correctas.

5. Para poder otorgar un diagnóstico de trastorno de ansiedad generalizada, la ansiedad y preocupación excesiva debe estar presente:

a) Más días de los que ha estado ausente durante al menos seis meses.
b) Más días de los que ha estado ausente durante al menos tres meses.
c) Menos días de los que ha estado ausente durante al menos seis meses.
d) De forma habitual durante al menos seis meses.

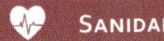

6. **¿A qué se refiere la palabra "compulsivo" en el trastorno obsesivo-compulsivo?:**

   a) A la presencia de pensamientos recurrentes y persistentes.
   b) A las conductas repetitivas que la persona se siente impulsado a realizar en respuesta a una obsesión.
   c) A la ansiedad que sufre la persona que padece este trastorno.
   d) A las imágenes que generan ansiedad.

7. **¿En cuál de los siguientes supuestos no se produciría el diagnóstico del trastorno de acumulación?:**

   a) Cuando la persona siente malestar ante la idea de deshacerse de sus cosas.
   b) Cuando hay zonas de la casa abarrotadas que impiden su uso normal.
   c) Cuando la persona compra más cosas de las que necesita o tiene sitio para guardar.
   d) Cuando la acumulación se atribuye a otra afección médica.

8. **Los tirones de pelo que generan la pérdida de cabello constituyen el eje central del trastorno denominado:**

   a) Excoriación.
   b) Tricotilomanía.
   c) Trastorno obsesivo-compulsivo.
   d) Trastorno de acumulación.

9. **¿Cuándo debe aparecer el trastorno de apego reactivo para considerarse como tal?**

   a) Antes de los dos años.
   b) Antes de los cinco años.
   c) Antes de los diez años.
   d) No se establece una edad de referencia.

10. **El malestar intenso clínicamente significativo en respuesta a un factor de estrés conforma un trastorno de:**

    a) Adaptación.
    b) Estrés postraumático.
    c) Estrés agudo.
    d) Ansiedad generalizada.

Unidad 7

1. **¿Cuál es el formato del inventario de ansiedad de Beck?:**

   a) Autoinforme.
   b) Entrevista estructurada.
   c) Observación.
   d) Registro.

2. **¿Cuál de los siguientes instrumentos tiene como objetivo su uso en atención primaria?:**

   a) Entrevista para los trastornos de ansiedad y relacionados de Brown y Barlow.
   b) Cuestionario de preocupación y ansiedad de Dugas y colaboradores.
   c) Cuestionario de screening de ansiedad de Wittchen y Boyer.
   d) Inventario de situaciones y respuestas de ansiedad de Cano y Vindel.

3. **¿En cuál de las siguientes escalas se mide el nivel de ansiedad en personas con enfermedades físicas?:**

   a) Cuestionario de ansiedad de Hamilton.
   b) Escala de ansiedad y depresión hospitalaria de Zigmond y Snaith.
   c) Cuestionario de salud general de Goldberg.
   d) Inventario de actividad cognitiva en los trastornos de ansiedad de Cano y Vindel.

4. **¿Cuál de los siguientes cuestionarios incluye la valoración del nivel de evitación del estímulo temido?:**

   a) Cuestionario de miedos (FQ) de Marks y Mathews.
   b) Inventario de conductas-objetivo de Bados.
   c) Medida de miedo circunscrito (CFM) de McCraw y Valentiner.
   d) Todas son correctas.

5. **Si queremos medir la urgencia en la necesidad de rascarse del sujeto y sus cogniciones asociadas utilizaremos:**

   a) Escala de evaluación de arrancamiento de cabello del Hospital General de Massachusetts.
   b) Escala de excoriación de Yale Brown (NE-YBOCS).
   c) Escala de acumulación de Yale-Brown (Y-BOCS-HO) de Frost, Steketee y Tolin.
   d) Escala de evaluación del trastorno dismórfico corporal (BDDQ) de Phillips.

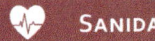
6. **¿A qué hace referencia el término *burnout*?:**

   a) A la reexperimentación de una experiencia traumática.
   b) Al nivel de estrés que experimenta el individuo en un momento dado.
   c) Al estrés laboral asociado normalmente con profesiones dedicadas a servicios.
   d) A las creencias asociadas con una experiencia traumática.

7. **¿Cómo podemos distinguir el mutismo selectivo de un trastorno de la comunicación?:**

   a) El mutismo selectivo ocurre en niños más pequeños que el trastorno de la comunicación.
   b) No hay diferencias entre ellos.
   c) El trastorno de la comunicación se limita a una situación social, mientras que el mutismo selectivo ocurre en todas las situaciones.
   d) El trastorno de la comunicación no se limita a una situación social específica, lo que sí ocurre en el mutismo selectivo.

8. **La respuesta más probable en una persona con fobia específica a las serpientes será:**

   a) Respuesta vasovagal.
   b) Activación del sistema nervioso simpático.
   c) Disminución de la activación del sistema nervioso simpático.
   d) Desmayo.

9. **La aparición súbita de miedo intenso sin un desencadenante obvio o apreciable por el sujeto constituye:**

   a) Trastorno de agorafobia.
   b) Ataque de pánico inesperado.
   c) Trastorno de ansiedad generalizada.
   d) Fobia específica.

10. **Si el paciente presenta ansiedad y evitación asociadas a situaciones relacionadas con un evento traumático, el diagnóstico más probable será el de:**

    a) Trastorno por estrés postraumático.
    b) Agorafobia.
    c) Fobia específica.
    d) Trastorno de ansiedad generalizada.

Unidad 8

1. **¿Cuál es el procedimiento a seguir en la técnica de relajación progresiva?:**

a) Tensar el músculo - concentrarse - relajar el músculo - concentrarse.
b) Relajar el músculo - concentrarse - tensar el músculo - concentrarse.
c) Visualizar una imagen - relajar el músculo - concentrarse.
d) Imaginación de colores y formas.

2. **¿En cuál de las siguientes técnicas se emplea una palabra o imagen para instar la relajación?:**

a) Relajación progresiva.
b) Relajación condicionada.
c) *Biofeedback*.
d) Relajación pasiva.

3. **¿Cuál de las siguientes sensaciones se genera en el entrenamiento autógeno?:**

a) Calor.
b) Tensión.
c) Ansiedad.
d) Tristeza.

4. **¿Qué técnica permite al sujeto conocer las variaciones en la actividad eléctrica de sus músculos?:**

a) Meditación.
b) Relajación progresiva.
c) *Biofeedback*.
d) Hipnosis.

5. **¿Para cuál de las siguientes dolencias puede ser útil el entrenamiento en técnicas de respiración?:**

a) Insomnio.
b) Fobia específica.
c) Dolor crónico.
d) Todas son correctas.

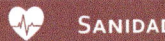
6. La imaginación de escenas temidas en un estado de relajación es la base de:

   a) Inundación.
   b) Intención paradójica.
   c) Relajación condicionada.
   d) Desensibilización sistemática.

7. La presentación masiva de estímulos generadores de ansiedad previniendo su evitación representa la técnica:

   a) Desensibilización sistemática.
   b) Detención del pensamiento.
   c) Inundación.
   d) Intención paradójica.

8. ¿A qué tipo de pacientes puede beneficiar la técnica de intención paradójica?:

   a) Desafiantes.
   b) Faltos de control.
   c) Los que mantienen el problema con sus propias soluciones.
   d) Todas son correctas.

9. ¿Cuál es el tiempo máximo que se recomienda el uso de benzodiacepinas?:

   a) Dos semanas.
   b) Cuatro semanas.
   c) Dos meses.
   d) Cuatro meses.

10. ¿Cuál es el medicamento recomendado para la ansiedad según la Organización Mundial de la Salud?:

   a) Diazepam.
   b) Antidepresivos.
   c) Alprazolam.
   d) Clomipramina.

TEST DE UNIDADES DIDÁCTICAS

SOLUCIONES

Unidad 1

1. **d)** Todas son correctas.
2. **a)** Dos semanas.
3. **a)** Sistemas categoriales.
4. **b)** Hipócrates.
5. **c)** La teoría de Beck.
6. **d)** Todas son correctas.
7. **c)** DSM-5.
8. **d)** Todas son correctas.
9. **b)** Trastorno distímico.
10. **c)** El tratamiento de la depresión puede ser clave para su prevención.

Unidad 2

1. **b)** La mayor parte del día, casi cada día.
2. **c)** Dos años.
3. **a)** En la semana anterior al inicio del ciclo.
4. **b)** Que se pueda demostrar que la afección médica está etiológicamente relacionada con la alteración del ánimo.
5. **d)** Todas son correctas.
6. **b)** 5%.
7. **a)** Hombres.
8. **d)** Todas son correctas.
9. **a)** Un suceso estresante.
10. **d)** Hipertensión arterial.

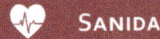
Unidad 3

1. **d)** Todas son correctas.

2. **a)** Utilizan escalas numéricas o categorías establecidas.

3. **a)** Su uso más habitual y recomendado es una vez establecido el diagnóstico.

4. **d)** Todas son correctas.

5. **c)** La suma de los adjetivos considerados depresivos marcados por el sujeto más los no depresivos que no hayan sido señalados.

6. **a)** Determinar si los síntomas psicopatológicos y neurocognitivos presentes en el sujeto están siendo falseados o exagerados.

7. **d)** Cuestionario multifásico de personalidad de Minnesota de Starke, Hathaway y Mckinley.

8. **a)** La ideación paranoide.

9. **c)** Un año.

10. **c)** Hay antecedentes de episodios recurrentes no relacionados con sustancias.

Unidad 4

1. **a)** Cuando se produce con rasgos psicóticos.

2. **c)** Más de 700.000.

3. **d)** Todas son correctas.

4. **b)** En equilibrar el sentimiento de culpa, decidiendo qué parte corresponde al sujeto y cuál a otras circunstancias.

5. **a)** Acontecimiento-Creencia-Consecuencia-Discusión-Nueva Creencia.

6. **c)** La expectativa cognitiva de éxito.

7. **b)** Definición del problema/Recogida de información/Identificar las causas/Examinar las soluciones/Delimitar y experimentar/Comparar el progreso/Ampliar y revisar.

8. **b)** Adolescentes.

9. **d)** Sobre la conducta.

10. **a)** En ambos casos progresiva, comenzando con una dosis baja que irá aumentando gradualmente y suspendiéndose de forma paulatina.

Unidad 5

1. **c)** Aquella que ocurre ante un estímulo peligroso.

2. **d)** Todas son correctas.

3. **a)** Cognitivo, fisiológico y motor.

4. **d)** Todos los sistemas se pondrán en marcha.

5. **a)** Los procesos cognitivos.

6. **b)** La vulnerabilidad hacia la ansiedad.

7. **d)** Todas son correctas.

8. **d)** Alrededor del 50%.

9. **d)** Trastorno de ansiedad por separación.

10. **b)** Tres.

Unidad 6

1. **d)** Son correctas a) y c).

2. **b)** Arañas.

3. **c)** La aparición súbita de miedo intenso, que alcanza su pico de intensidad en minutos.

4. **d)** Todas son correctas.

5. **a)** Más días de los que ha estado ausente durante al menos seis meses.

6. **b)** A las conductas repetitivas que la persona se siente impulsado a realizar en respuesta a una obsesión.

7. **d)** Cuando la acumulación se atribuye a otra afección médica.

8. **b)** Tricotilomanía.

9. **b)** Antes de los cinco años.

10. **a)** Adaptación.

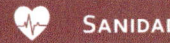
Unidad 7

1. **a)** Autoinforme.

2. **c)** Cuestionario de screening de ansiedad de Wittchen y Boyer.

3. **b)** Escala de ansiedad y depresión hospitalaria de Zigmond y Snaith.

4. **d)** Todas son correctas.

5. **b)** Escala de excoriación de Yale Brown (NE-YBOCS).

6. **c)** Al estrés laboral asociado normalmente con profesiones dedicadas a servicios.

7. **d)** El trastorno de la comunicación no se limita a una situación social específica, lo que sí ocurre en el mutismo selectivo.

8. **b)** Activación del sistema nervioso simpático.

9. **b)** Ataque de pánico inesperado.

10. **a)** Trastorno por estrés postraumático.

Unidad 8

1. **a)** Tensar el músculo - concentrarse - relajar el músculo - concentrarse.

2. **b)** Relajación condicionada.

3. **a)** Calor.

4. **c)** Biofeedback.

5. **d)** Todas son correctas.

6. **d)** Desensibilización sistemática.

7. **c)** Inundación.

8. **d)** Todas son correctas.

9. **b)** Cuatro semanas.

10. **a)** Diazepam.

GLOSARIO

Adaptativo

Ajuste positivo y eficaz a las situaciones y al contexto.

Adhesión

Grado de seguimiento de las recomendaciones terapéuticas ante un tratamiento dado.

Aferencia

Información sensorial que viaja hacia el sistema nervioso central.

Anhedonía

Pérdida del interés o el placer por actividades que solían ser gratificantes.

Apego

Vinculación afectiva duradera que se establece entre una persona y sus progenitores o cuidadores.

Aprensión

Recelo hacia algo. En el contexto de la ansiedad, temor desproporcionado a lo que ocurrirá en el futuro.

Arousal

Nivel de activación fisiológica y cognitiva en respuesta a un estímulo.

Autoestima

Valoración subjetiva sobre uno mismo y la percepción que se tiene sobre su propia persona.

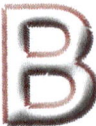

Basal

Nivel de actividad o función fisiológica en reposo.

Brainstorming (lluvia de ideas)

Proceso creativo que implica la generación de ideas sin restricciones.

Burnout

Agotamiento físico y emocional consecuencia del estrés prolongado producido en un contexto laboral.

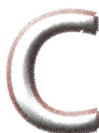

Catatonia

Síndrome con sintomatología mental, motora, conductual y autonómica presente en enfermedades psiquiátricas o neurológicas

Cognición

Capacidad para procesar la información a partir de la percepción y la experiencia; proceso mental que incluye el conocimiento, la percepción, la memoria y el pensamiento.

Comorbilidad

Existencia de varios trastornos o enfermedades concurrentes, sucediendo al mismo tiempo.

Compulsión

Comportamiento repetitivo o acto mental que una persona realiza como respuesta a su ansiedad.

Comunicación

Intercambio de información verbal y no verbal.

Concomitante

Que acontece de forma simultánea a otro fenómeno.

Conducta

Manifestación observable de acciones o respuestas.

Contexto

Entorno o conjunto de circunstancias que rodean al sujeto.

Crasis

Término que hace referencia al equilibrio entre los cuatro humores del cuerpo.

Cuestionario

Instrumento estructurado para recopilar información relevante sobre síntomas, pensamientos o comportamientos.

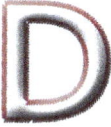

Declarativo

Información basada en hechos, conceptos o ideas sobre las que se tiene un conocimiento consciente.

Demanda

Expresión de la necesidad de ayuda en relación con la sintomatología o problemas motivo de la consulta.

Desadaptativo

Conducta o respuesta que dificulta la adaptación al medio.

413

Destreza

Habilidad o capacidad para desarrollar tareas o habilidades específicas.

Diagnóstico

Identificación y clasificación de un trastorno o enfermedad en base a la evaluación de su sintomatología.

Diagnóstico diferencial

Proceso mediante el cual se distinguen diferentes condiciones médicas, psicológicas o trastornos con síntomas similares.

Disforia

Estado emocional de malestar, inquietud o insatisfacción.

Disociativo

Estado de desconexión o separación de pensamientos, emociones o identidad.

Displacer

Estado emocional de malestar o desagrado.

Duelo

Proceso emocional y psicológico que se produce como consecuencia de una pérdida.

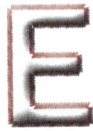

Eferencia

Información enviada desde el sistema nervioso central hacia otros lugares del organismo.

Ego

Instancia psíquica que se reconoce como yo, parcialmente consciente, que controla la moralidad y media entre los instintos del ello, los ideales del superego y la realidad del mundo exterior.

Ello

Impulsos que luchan por salir del plano inconsciente, regidos por el placer.

Empírico

Procedimiento basado en la observación y en la experiencia.

Entorno

Ambiente físico y social que rodea a un individuo.

Epidemiología

Estudio de la aparición de enfermedades y de otras características relacionadas con la salud.

Epistemología

Estudio del conocimiento científico.

Escala

Instrumento de medición empleado para la cuantificación y evaluación de los constructos o síntomas.

Escalada

Aumento gradual o progresivo de un fenómeno, como la intensidad o frecuencia de los síntomas.

Estereotipia

Repetición involuntaria y rígida de movimientos.

Estímulo

Evento o situación susceptible de provocar una respuesta.

Estímulo condicionado

Estímulo que, tras la asociación repetida con un estímulo incondicionado, es capaz de provocar por sí mismo una respuesta condicionada.

Estímulo incondicionado

Estímulo que desencadena de forma natural una respuesta, sin necesidad de aprendizaje previo.

Etiología

Origen o causa de una enfermedad o trastorno.

Eutímico

Estado emocional equilibrado y dentro de los rangos considerados normales, con ausencia de ansiedad o depresión.

Evitación

Comportamientos dirigidos a soslayar las situaciones o estímulos temidos.

Experiencia

Percepción subjetiva y conocimiento sobre algo adquirido al realizarlo, vivirlo o sentirlo.

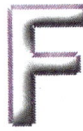

Factor

Dentro de un test, cada uno de los elementos o variables que se miden.

Fenotipo

Manifestación observable de las características genéticas, conductuales o físicas de una persona.

Filogénesis

Desarrollo evolutivo de una especie.

Fisiológico

Relativo a las funciones y procesos corporales.

Flashback

Vivencia intensa de un evento pasado.

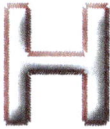

Habilidad

Capacidad para realizar una tarea específica.

Habituación

Proceso mediante el cual la exposición repetida a un estímulo disminuye la respuesta emocional.

Heteroadministrado

Método por el cual un cuestionario o tratamiento es administrado por alguien distinto al sujeto.

Hiperactivación

Aumento excesivo de la actividad fisiológica o cognitiva.

Hipocapnia

Niveles bajos de dióxido de carbono en la sangre, vinculados con respiración irregular.

Huida

Respuesta comportamental que implica la evasión ante una situación o estímulo temido.

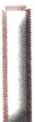

Idiosincrasia

Conjunto de características únicas de una persona.

Indolencia

Falta de interés, energía o motivación.

Interoceptivo

Relativo a la percepción de las sensaciones internas del cuerpo.

Ítem

En un cuestionario, cada pregunta o afirmación de evaluación.

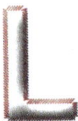

Labilidad

Cambios rápidos en el estado de ánimo durante breves periodos de tiempo.

Mantra

Palabra o frase que se repite en el contexto de una técnica de meditación.

Meditación

Práctica que implica la concentración y plena atención con el objetivo de intervenir sobre los problemas de ansiedad y estrés.

Melancolía

Término utilizado por algunos autores para hacer referencia a la depresión.

Menarquia

Primer periodo menstrual.

Modelado

Aprendizaje basado en la observación y la reproducción de comportamientos.

Morbilidad

Proporción de una enfermedad en una población.

Mutismo

Incapacidad persistente para hablar en determinadas situaciones específicas.

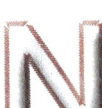

Natural

Todo lo relativo a las condiciones innatas a la naturaleza humana.

Neuroticismo

Tendencia a experimentar emociones de forma intensa y persistente.

Neutralización

Estrategia cognitiva consistente en contrarrestar los pensamientos negativos con acciones o rituales.

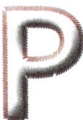

Paroxístico

Aquello que ocurre de manera súbita e intensa.

Paruresis

Dificultad para orinar en lugares públicos.

Polisomnografía

Evaluación del sueño que analiza variables fisiológicas como la actividad cerebral, ocular y muscular.

Precipitante

Factor, estímulo o evento que desencadena o contribuye a la aparición de determinados síntomas.

Prevalencia

En epidemiología, proporción de individuos que presentan una característica determinada dentro de un periodo de tiempo.

Procrastinación

Tendencia a posponer tareas.

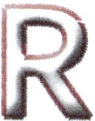

Reactividad

Respuesta exagerada o intensificada a estímulos o situaciones.

Recaída

El sujeto vuelve a sufrir un episodio o trastorno tras seis meses considerándose recuperado.

Recurrencia

Reaparición de síntomas tras un periodo de mejoría.

Refractario

Resistente al tratamiento. También aumento del tiempo de reacción ante un estímulo consecuencia de haber sido precedido por otro.

Refuerzo

Estímulo o consecuencia que aumenta la probabilidad de que un comportamiento se repita en el futuro.

Relajación

Estado de baja tensión física y mental.

Remisión

Periodo durante el cual los síntomas de un trastorno o enfermedad desaparecen.

Respuesta

Reacción física, emocional o cognitiva ante una situación o estímulo.

Retroalimentación / Feedback

Información acerca de la ejecución de una acción, proceso o comportamiento del sujeto.

Rol

Comportamientos y funciones asociadas o esperadas en una persona.

Role-playing (juego de roles)

Técnica en la que las personas representan determinados roles con el fin de experimentar distintas situaciones.

Rumiar

Reiterar pensamientos negativos de forma persistente.

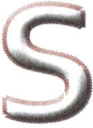

Sacádico

Movimiento ocular rápido.

Saliencia

Capacidad de un estímulo de destacar por encima de los demás.

Sensibilización

Proceso por el cual una persona desarrolla una respuesta de ansiedad o miedo exagerada o desproporcionada hacia un estímulo o situación específica, aumentando su reactividad ante la misma.

SID (fobia a la Sangre-Inyección-Daño)

Se caracteriza por un miedo excesivo o irracional desencadenado por la presencia o anticipación de sangre, heridas, la posibilidad de recibir inyecciones u otras intervenciones médicas de carácter invasivo.

Sistema nervioso parasimpático

Parte del sistema nervioso autónomo encargado de contrarrestar la activación del organismo.

Sistema nervioso simpático

Parte del sistema nervioso autónomo encargado de preparar al organismo para responder ante las situaciones de estrés.

Situación

Entorno o medio que rodea al individuo.

Somático

Relativo al cuerpo y sus funciones físicas.

Súper-yo

En la teoría psicoanalítica, conciencia moral del sujeto.

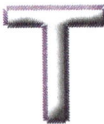

Terapia

Tratamiento psicológico que tiene como objetivo la mejora de la salud mental.

Trastorno

Condición psicológica que provoca malestar o disfunción en la vida cotidiana de la persona.

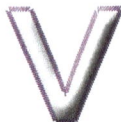

Vicario

Tipo de aprendizaje basado en la observación del comportamiento realizado por otra persona.

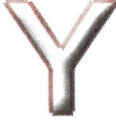

Yo

En la teoría psicoanalítica, parte consciente de la mente.

BIBLIOGRAFÍA

WEBGRAFÍA

Bibliografía

A continuación, relacionamos una serie de manuales que consideramos interesantes como bibliografía relacionada con el temario:

- *Guía de práctica clínica para el manejo de pacientes con trastornos de ansiedad en atención primaria.* Ministerio de Sanidad y Consumo. 2008.

- *Guía sobre la prevención del suicidio para personas con ideación suicida y familiares.* Servicio Andaluz de Salud. 2010.

- *Manual diagnóstico y estadístico de los trastornos mentales.* DSM-5. Editorial médica panamericana. 2014.

- *Neurofisiología de la conducta. Cerebro y comportamiento.* Edición por Genaro A. Coria Ávila. Universidad Veracruzana. Dirección General Editorial. 2015.

- *Salud mental en datos: prevalencia de los problemas de salud y consumo de psicofármacos y fármacos relacionados a partir de registros clínicos de atención primaria.* BDCAP-Series 2. Datos 2017. Fecha del informe: diciembre 2020. Ministerio de Sanidad.

- *Tratamiento farmacológico de los trastornos mentales en la atención primaria en salud.* Organización Mundial de la Salud. 2010.

- AGUILAR, R.: *Modelos teóricos que explican la personalidad.* San Marcos. 2020.

- BADOS, A.: *Fobias específicas.* Facultat de Psicología. Departament de Psicología Clínica i Psicobiología. Universitat de Barcelona. 2017.

- BEATO, M. S.: *Explicaciones teóricas de la depresión: del conductismo al cognitivismo.* Revista de Historia de la Psicología 1993, vol. 14, nº 3-4.

- BELLOCH, A.; SANDÍN, B.; RAMOS, F.: *Manual de psicopatología.* McGraw Hill. 2020.

- BENITO LAHUERTA, M. P; SIMÓN, M. J.; , SÁNCHEZ MORENO, A.; MATACHANA FALAGÁN, M.: *Promoción de la salud y apoyo psicológico al paciente.* McGraw Hill. 2017.

- CABALLO, V. E.: *Manual de técnicas de terapia y modificación de conducta.* 1998.

- CLARK, D. A.; BECK, A. T.: *Terapia cognitiva para trastornos de ansiedad.* Serie psicoterapias cognitivas. Desclée de Brouwer. 2012.

- DE ANSORENA CAO, A.; COBO REINOSO, J.; ROMERO CAGIGAL, I.: *El constructo ansiedad en Psicología: una revisión.* Estudios de Psicología, nº 16 - 1983.

427

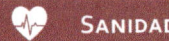

- De Castro, A. M.; De la Ossa, J. C.; Del Cristo Eljaude, A.: *Experiencia de ansiedad desde la perspectiva humanista existencial en estudiantes universitarios de Cali y Cartagena.* Itinerario Educativo. 2016.

- Ferández-Ballesteros, R.: *Evaluación psicológica. Conceptos, métodos y estudio de casos.* Pirámide. 2011.

- González, M.; Ibáñez, I.; García, L; Quintero, V.: *El "cuestionario de preocupación y ansiedad" como instrumento de cribado para el trastorno de ansiedad generalizada: propiedades diagnósticas.* Universidad de la Laguna. 2018.

- González Martínez, M. T.: *Aproximación al concepto de ansiedad en Psicología: su carácter complejo y multidimensional.* Facultad de Educación. Universidad de Salamanca. 1993.

- Izquierdo, A.: *Empleo de métodos y técnicas en terapia de conducta.* Promolibro. 1988.

- Labrados Encinas, F. J.: *Técnicas de modificación de conducta.* Psicología Pirámides. 2011.

- Martín, G.; Pear, J.: *Modificación de conducta: qué es y cómo aplicarla.* Pearson Prentice Hall. 2007.

- Martínez García, M.; Huguet Roselló, A.; Nieto Luna, R.: *La entrevista, los sistemas de clasificación y los instrumentos.* Universitat Oberta de Catalunya. 2013.

- Matud Aznar, M. P.: *Psicología del género.* Fotocopias Drago. 2012.

- Molina Hernández, R.: *Evaluación y tratamiento del trastorno de estrés postraumático.* 2021.

- Olivares Rodríguez, J.; Méndez Carrillo, F. J.: *Técnicas de modificación de conducta.* Biblioteca nueva. 2014.

- Pérez Álvarez, M.: *La activación conductual (AC): un nuevo acercamiento al tratamiento de la depresión.* Universidad de Oviedo. 2006.

- Requena varón, E.; Sáez Codina, R.: *Guía de estudio de psicopatología de adultos.* UOC (Universitat Oberta de Catalunya). 2009.

- Ruiz, M. A.; Díaz, M. I.; Villalobos, A.: *Manual de técnicas de intervención cognitivo-conductuales.* Desclée de Brouwer. UNED. 2017.

- Salaberría, K; Fernández, J.; Echeburúa, E.: *Ansiedad normal, ansiedad patológica y trastornos de ansiedad, ¿un camino discontinuo?* Boletín de Psicología, nº 48. Septiembre 1995.

- VÁZQUEZ, FERNANDO L.; MUÑOZ, RICARDO F.; ELISARDO, B.: *Depresión: diagnóstico, modelos teóricos y tratamiento a finales del siglo XX.* Psicología conductual, vol. 8, nº 3, 2000.

- VALLEJO RUILOBA, J.: *Introducción a la psicopatología y a la psiquiatría.* Elsevier Masson. 2015.

Webgrafía

Además, presentamos un listado de sitios web que consideramos de interés también para ampliar información:

- **Beck Institute.** El hogar de la terapia cognitivo-conductual y la terapia cognitiva orientada a la recuperación.

  https://beckinstitute.org/

- **Bienestar Psicoanálisis.** Consulta de Psicoanálisis en Madrid.

  https://bienestarpsicoanalisis.com/

- **Cibersam.** Página web del Centro de Investigación Biomédica en Red de Salud Mental.

  https://www.cibersam.es/

- **CIE-11.** Clasificación Internacional de Enfermedades, 11.a revisión.

  https://icd.who.int/es

- **COP.** Consejo general de la psicología de España.

  https://www.cop.es/index.php

- **Ministerio de Sanidad.**

  https://www.sanidad.gob.es/

- **Organización Mundial de la Salud.** Depresión.

  https://www.who.int/es/news-room/fact-sheets/detail/depression

- **Pearson.** Test y evaluaciones digitales.

  https://www.pearsonclinical.es/

- **Porque quiero estar bien.** Test gratuitos de salud mental.

  https://porquequieroestarbien.com/

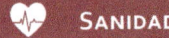

- **Psicoactiva.** Blog de psicología, test y ocio inteligente.

  https://www.psicoactiva.com/

- **Psicología-online.**

  www.psicologia-online.com

- **Psicología y mente.** Consultas de profesionales cercanos.

  https://psicologiaymente.com/

- **Psiquiatría.com.** La web para psiquiatras, psicólogos profesionales de la salud mental.

  https://psiquiatria.com/index

- **Servicio Andaluz de Salud.** Consejería de Salud y Consumo.

  https://www.sspa.juntadeandalucia.es/servicioandaluzdesalud/

- **TEA Ediciones.** Líder mundial en evaluación psicológica en lengua española.

  https://web.teaediciones.com/Inicio.aspx

- **Universidad Autónoma de Madrid.** Biblioteca de Psicología.

  https://www.uam.es/uam/vida-universitaria/bibliotecas/biblioteca-psicologia